食品质量与安全丛书

# 食品安全学导论

主编　魏益民

副主编　潘家荣　郭波莉

科学出版社

北　京

## 内 容 简 介

本书以联合国粮食及农业组织/世界卫生组织及国际食品法典委员会的相关文件和指南为基础，介绍了食品安全学的基本概念、基本原理、管理原则、基本方法，以及与其他相关学科的关系。全书的章节构成和内容安排以食品安全风险分析的三大要素（风险评估、风险管理和风险交流）为核心内容和出发点，论述了三大要素的科学基础、相互关系及技术体系，同时选编了部分案例和参考资料。

作为一部指导管理实践、提高知识水平和满足消费者需求的学术性兼知识性论著，本书适合于从事食品质量与安全研究的科教人员、负责食品安全监管的行政管理人员、食品加工与流通企业的管理人员阅读；也可作为食品质量与安全专业本科生及硕士研究生的教材，或博士研究生及专业培训班的参考书籍。

**图书在版编目（CIP）数据**

食品安全学导论/魏益民主编．—北京：科学出版社，2009
（食品质量与安全丛书）
ISBN 978-7-03-024574-8

Ⅰ．食…　Ⅱ．魏…　Ⅲ．食品卫生学　Ⅳ．R155.5

中国版本图书馆 CIP 数据核字（2009）第 072908 号

责任编辑：莫结胜　刘　晶/责任校对：赵桂芬
责任印制：赵　博/封面设计：耕者设计工作室

科学出版社 出版
北京东黄城根北街 16 号
邮政编码：100717
http://www.sciencep.com
北京厚诚则铭印刷科技有限公司印刷
科学出版社发行　各地新华书店经销
*
2009 年 5 月第　一　版　　开本：B5（720×1000）
2025 年 1 月第三次印刷　　印张：13 3/4
字数：277 000

**定价：98.00 元**

（如有印装质量问题，我社负责调换）

# 序　一

进入21世纪以来，食品安全问题引发了多起公共安全事件、贸易纠纷、政府危机。食品安全已成为全世界消费者、管理者、生产者和销售者共同关注的热点话题。食品安全管理在发达国家也仅有百余年历史，在世界范围内只有三十多年的管理实践。21世纪初，中国开始了全面的食品安全科学与技术的系统研究、人才培养和食品安全控制管理实践。

食品安全属于公共安全范畴，和食品科学与工程、公共卫生、农业科学、管理学和法学等学科有关。食品安全是指食物是否含有有损于消费者健康的急性或慢性危害物。食品安全科学与技术是指实施食品安全控制时所需要的科学依据和技术支撑。食品安全学是研究和降低食物对人体健康危害风险，以及保障食物尽可能无危害的学科。食品安全学的基本理论体系由风险分析、“从农田到餐桌”全程控制理念、管理过程的透明性原则和法规效应评估四大体系构成。风险分析是食品安全学的理论核心；“从农田到餐桌”全程控制理念是食品安全学实践的方法学基础；管理过程的透明性原则体现了利益攸关者的参与及知情权；法规效应评估强调食品安全管理决策对产业发展和社会稳定的影响。

《食品安全学导论》是作者在参与科技部“十五”、“十一五”食品安全关键技术项目的科研实践中形成的思路，也是作者在食品安全科学问题研究和技术问题探索中讨论的结果。该书在构思上强调了“基本概念、基本原理、基本方法”的原则，在叙述上基本做到通顺、流畅、易懂；在读者对象上考虑到教学、科研、管理、生产和媒体交流工作者的知识需求，力求成为符合国际理念、适合中国国情、满足消费需求、指导管理实践、提高知识水平的食品安全学的启蒙教材，成为理解和建设中国食品安全法规体系、管理体系和科技体系的参考文献。

愿《食品安全学导论》的出版能为从事食品质量与安全管理研究和教学的学子、教师、科研人员、监管人员、生产者和消费者提供帮助，共同促进食品安全科学与技术的发展，保障人类和社会的可持续发展。

中国工程院院士　陈君石

2009年2月25日

# 序　二

在当今社会生活中，食品安全不仅涉及消费者的健康问题，还涉及法律、管理、科学与技术等问题，甚至成为国际贸易、执政理念和社会热点问题。

胡锦涛总书记在中国共产党第十七次全国代表大会上的报告中指出要“确保食品药品安全”，“加强动植物疫病防控，提高农产品质量与安全水平。”可见，食品安全已经成为中国执政党的执政理念、中国政府执政能力的体现和中国建设小康社会的重要目标。

2009年2月28日，全国人民代表大会常务委员会通过了《中华人民共和国食品安全法》，这是中国法制建设的重要内容，是和谐社会建设的重要措施，是人民生活健康的重要保障。《中华人民共和国食品安全法》的颁布与实施，也必然影响和改变食品全管理体系、保障体系，促进食品安全科学与技术的发展。

2001年，《食品安全学导论》一书作者在西北农林科技大学食品科学与工程学科建设中提出了设立“食品质量与安全本科专业”的概念，并为此新设专业的设立和建设投入大量的精力。2002年秋，作者在中国农业科学院研究生院建议设立农产品质量与食物安全博士点，并为此规划了学科方向和研究内容。该书作者在教学和科学研究实践中，感受到了中国经济和社会发展对食品科学与技术的需求，认识到了发展食品质量与安全理论与技术的现实意义。此外，作者参与了科技部“十五”、“十一五”食品安全关键技术项目的管理咨询、科研实践，积极参加国际会议和国内研讨会，使作者逐步形成了构建食品安全学体系的设想，并为其设想赋予了内涵和思路。难能可贵的是，作者经过长时间的思考与准备，完成了《食品安全学导论》的编写任务。

我相信，《食品安全学导论》的出版能够在《中华人民共和国食品安全法》的贯彻和落实过程中发挥作用，关注食品质量与安全的利益攸关者能从中有所收获，食品质量与安全专业的学生能从中学到新的知识。

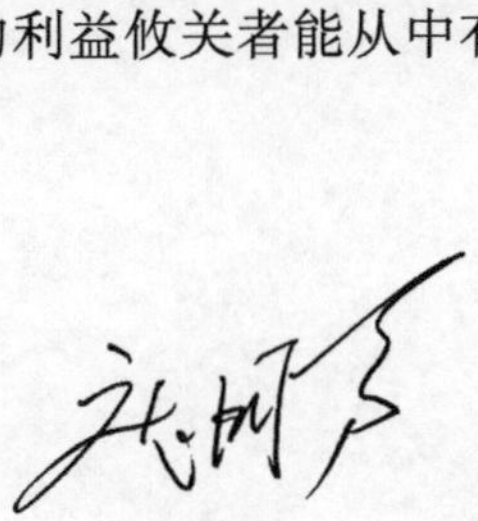

中国工程院院士　庞国芳

2009年3月28日

# 序

在当今社会生活中，食品安全不仅涉及消费者的健康问题，还涉及农业、贸易、科学与技术等问题，甚至成为国际贸易、政治和社会经济问题。

胡锦涛总书记在中国共产党第十七次全国代表大会上的报告中指出要"确保食品药品安全"，"加强动植物疫病防控，提高农产品质量安全水平"。可见，食品安全已经成为中国政府执政的理念，也是政府执政能力的体现和中国建设小康社会的重要目标。

2009年2月28日，全国人民代表大会常务委员会通过了《中华人民共和国食品安全法》，这是中国法制建设的重要内容，是和谐社会建设的重要措施，是人民生命健康的重要保障。《中华人民共和国食品安全法》的颁布与实施，也必将影响和促进食品安全管理体系、保障体系，促进食品安全科学与技术的发展。

2001年，《食品安全导论》一书作者在西北农林科技大学食品科学与工程学院建设中提出了设立"食品质量与安全本科专业"的概念，并为此做了大量的设立和建设人才的准备。2002年秋，作者在中国农业科学院研究生院建立了农产品质量与食物安全博士点，并开始规划了学科方向和研究内容。该书作者在教学和科研实践中，深感我国急需对食品科学与技术的需求，认识到了发展食品质量与安全学的重要意义。此外，作者参与了科技部"十五"、"十一五"食品安全关键技术项目的管理咨询、科研实践，参加国际会议和国内研讨会，使作者逐步形成了构建食品安全学体系的构想。[illegible]成了《食品安全导论》的编写体系。

我相信，《食品安全导论》的出版将为《中华人民共和国食品安全法》的贯彻和落实起到积极作用，对于食品质量与安全的科学技术发展和从事有关专业的学生能从中受到新的启示。

中国工程院院士　旭日干

2009年3月28日

# 前　言

随着社会生产力的发展和人民生活水平的提高，食品安全和人类健康日益受到中国政府的广泛关注。“十五”期间，科技部设立了重大科技专项——食品安全关键技术。2002年，西北农林科技大学设立了食品质量与安全本科专业；2003年，中国农业科学院研究生院等单位设立了食品质量与安全，或农产品质量与食物安全博士点。2003年，中国设立了国家食品药品监督管理局，食品安全管理正式被列入政府部门的管理职责。21世纪初，中国开始了全面的食品安全科学与技术的系统研究、人才培养和食品安全控制管理实践。

2001年春，在国家自然科学基金委员会和德意志研究基金会（DFG）的支持下，中国和德国农业及食品方面的科学家在北京召开了一次双边学术研讨会，主题为“可持续农业”，副题为“食品质量与安全”。这次会议使作者第一次完整接触到“食品质量与安全”的概念。2001年夏，作者访问了美国康奈尔大学食品学院，双方共同讨论了食品科学与技术专业的改革问题，并得到了“食品分析”专业改革讨论意见文件。2001年秋，西北农林科技大学食品学院学术委员会讨论设立新的本科专业问题，作者在会议上提出了设立“食品质量与安全专业”的建议，并介绍了当时了解到的相关背景。2002年5月，作者应德意志研究基金会（DFG）的邀请，在德国参加了“功能食品安全性展望”研讨会，系统了解到了欧盟食品安全的政策、管理改革意见。这些访问和交流，特别是在“食品质量与安全本科专业”批准招生之后，使作者产生了朦胧的“食品安全学”概念。作者参与科技部“十五”、“十一五”食品安全关键技术项目的管理咨询以及科研实践，为本书的编写赋予了内涵和思路；参加国际会议和国内研讨会使作者逐步形成了食品安全控制必须构建食品安全法规体系、管理体系和科技体系的设想。

食品安全是指食物是否有有损于消费者健康的急性或慢性危害物。食品安全学是研究和降低食物对人体健康危害风险，以及保障食物尽可能无危害的学科。食品安全科学与技术是指实施食品安全控制时所需要的科学依据和技术支撑，包括基于科学的风险评估、流行病学调查和分析、监测与预警技术、检测技术、食品及污染物溯源技术、全程质量与安全控制技术，以及管理理论与技巧，信息交流等支持体系。食品安全属于公共安全范畴，与食品科学与工程、公共卫生、农业科学、管理学和法学等学科有关。

食品安全学的基本理论体系由风险分析、“从农田到餐桌”全程控制理念、管理过程的透明性原则和法规效应评估四大体系构成。其中，风险分析是食品安全学的理论核心，是指对食品的安全性进行风险评估、风险管理和风险交流的过程。风险评估是风险分析的核心内容，是以科学为基础对食品可能存在的危害进行确定、危害特征描述、暴露量评估和风险描述的过程。在欧盟（EU）及其成员国中，食品安全风险评估由政府授权的、独立的、与管理机构平行的专门科学研究机构承担具体工作，对国家食品安全风险评估委员会负责；国家食品安全风险评估委员会审查并批准风险评估报告，上报授权的政府或部门，向政府或部门提出风险管理建议或意见，并参与政府或部门组织的风险交流活动。风险管理是由政府或部门对风险评估的结果进行咨询，对消费者的保护水平及可接受程度进行讨论，对公平贸易的影响程度进行评估，以及对政策变更的影响程度进行权衡，选择适宜的预防和控制措施的过程。风险交流是指在食品安全科学工作者、管理者、生产者、消费者以及感兴趣的团体之间进行风险评估结果、管理决策基础意见和见解传递的过程。风险分析是食品安全学的理论核心；“从农田到餐桌”全程控制理念是食品安全学实践的方法学基础；管理过程的透明性原则体现了利益攸关者的参与；法规效应评估强调食品安全管理决策对产业发展和社会稳定的影响。风险分析的核心内容之一是风险评估，其理论基础是毒理学和药理学；“从农田到餐桌”全程控制理念实践的基本方法是良好农业规范（Good Agricultural Practice，GAP）、良好操作规范（Good Manufacture Practice，GMP）、良好兽医规范（Good Veterinary Practice，GVP）、良好溯源规范（Good Traceability Practice，GTP）等，以及危害分析与关键控制点（Hazard Analysis Critical Control Point，HACCP）；管理过程的透明性原则是基于食品安全的社会属性、公共安全属性和保障消费者知情权的角度提出来的，因为食品安全涉及每一个社会成员；法规效应评估是基于消费者的健康保护要求和经济、社会、科学、文化，甚至宗教等承受能力的角度考虑管理效率和执法效果。

在当前的教学、科研、管理、生产和媒体交流过程中，作者深深地体会到亟需一套符合国际理念、适合中国国情、满足消费需求、指导管理实践、提高知识水平的食品安全学启蒙教材。因此，在2002年食品质量与安全专业批准招生之后，萌发了编写《食品安全学导论》教材的愿望。基于食品安全学的基本理论，《食品安全学导论》围绕风险分析框架，即以风险评估、风险管理和风险交流为核心内容和章节顺序，编写和论述其主要的理论基础、技术体系、实施案例、背景资料等，介绍和阐述食品安全学的最新研究结果和实践经验，探讨和构建食品安全学的理论和技术体系，推动和完善食品安全管理改革和食品安全科技发展。

本书共分为9章。第1章“食品安全学概论”由魏益民编写；第2章“食品安全风险分析框架”由郭波莉、魏益民编写；第3章“食品安全风险评估”由潘家荣、毕金峰编写；第4章“转基因食品安全风险评估”由刘阳、邢福国编写；第5章“食品安全风险管理”由刘为军、魏益民编写；第6章“食品安全风险交流”由魏益民、魏帅编写；第7章“食品质量与安全法规”由魏益民、张国权编写；第8章“国家食品安全管理体系建设”由郭波莉、刘为军编写；第9章“国家食品安全控制体系及其相互关系”由魏益民编写；陈天金、魏帅参加了相关附录的编写工作。

本书虽然经过了六年多的酝酿和准备，但仍有许多不足和遗憾，很难谈得上是一本成熟的教材。而一门新学科的发展是需要社会需求驱动的，一本教材的编写是需要科学知识积累的，一册导论的出版是需要满腔热情投入的。《食品安全学导论》的完善和提高还需要读者和作者的不懈努力，还需要食品安全科技的大力发展，还需要食品安全管理实践的全面进步。

谨以此书献给从事食品质量与安全工作的学子、教师、科研人员、监管人员和生产者，献给以人类健康和社会可持续发展为己任的所有相关人员。

魏益民

2009年2月3日于北京

# 目　　录

# 第1章　食品安全学概论

随着全球经济的发展，消费者生活水平的提高，城市化进程的加快，新的有毒、有害物质的发现，以及食品科学与技术的发展，食品安全日益成为消费者和政府关注的焦点。食品安全事件时有发生，常常使行业受损，引发普遍的社会问题，因此，食品安全监督管理已成为世界各国和国际组织的工作重点。例如，瑞典在1973年设立了食品安全管理局；联合国粮食及农业组织（简称联合国粮农组织）和世界卫生组织（FAO/WHO）在1976年就出版了《发展有效的国家食品控制体系指南》。在过去30年间，有关食品质量管理的理论和技术体系得到了迅速发展，正在被科学界、食品工业界及政府管理部门所接受，并在生产、加工、储藏、销售和消费领域发挥作用。而食品安全的概念在21世纪初才在许多国家广为流传，逐渐被一些与食品科学、食品工程和质量控制有关的学者和管理部门所接受。

进入21世纪，食品安全科技得到了迅速的发展。在联合国粮农组织和世界卫生组织的推动下，从2002年起，一个个全球性的、地区性的食品安全研讨会和论坛在世界各地接连举行，国家级的食品安全管理机构也在不断地重组和加强，食品安全的专业研究机构和学科专业相继产生，人才队伍也日益发展壮大。国内食品安全科技支撑能力建设也取得了长足的发展。2002年，我国第一个食品质量与安全本科专业开始招生；2003年，我国设立了食品质量与安全，或农产品质量与食物安全博士点，开始招收和培养食品质量与安全方面的专业人才。2003年，政府设立国家食品药品监督管理局，在国家层面协调和处理食品安全问题，食品安全监管被写入各级政府的管理职责。

人们在从事食品安全管理、教学和研究的同时，希望对食品安全的基本内涵、食品安全学基本理论和技术体系有一个清楚的了解。本章在作者研究国际组织有关文件、学术报告、会议文集，以及亲自考察、学术讨论和自我理解的基础上，归纳了食品安全学的理论基础，提出了食品安全学的学科构架，探讨了食品安全学的技术体系，供食品安全领域工作的学者、管理人员和技术人员讨论和参考，以推动食品安全学的教学、科研和监管能力建设，促进国家食品安全战略目标的实现。

## 1.1　食品安全的基本概念

### 1.1.1　食品安全

食品安全（food safety）是指食物是否含有有损于消费者健康的急性或慢性

危害物（hazard）。随着科学技术的进步，新的致畸、致病、致突变危害物有可能不断被发现，一些潜在的慢性危害和环境危害有可能对消费者的健康构成新的威胁。

### 1.1.2 食品质量

食品质量（food quality）涉及针对消费者而言的其他性状，即食品的使用价值，有正面的性状，如风味、颜色、质地、营养等；也有负面的性状，如腐败性、变色、变味等。

### 1.1.3 食品卫生

食品卫生（food hygiene）是指在食品链的各环节中，为保证食品的安全性和适宜性所必备的一切条件和措施。

### 1.1.4 食品控制

食品控制（food control）被定义为强化国家或地方当局对消费者利益的保护，确保所有食品在生产、加工、储藏、运输及销售过程中是安全的、健康的、宜于人类消费的一种强制性的规则行为，同时保证食品符合安全及质量的要求，并依照法规所述诚实、准确地对食品的质量与信息予以标注。食品控制的首要任务是强化食品立法，以确保食品消费安全，使消费者远离不安全、不卫生和假冒的食品，通过禁止出售消费者不期望购买的非天然或不合质量要求的食品的方式来实现。

### 1.1.5 食品安全学

食品安全学（foodsafetiology）是研究食物对人体健康危害的风险，降低或保障食物无危害风险的科学。食品安全（food safety）关注的重点是接受食品的消费者的健康问题；食品质量（food quality）关注的重点则是食品本身的使用价值和性状。食品质量和食品安全在有些情况下容易区分，在有些情况下较难区分，因为多数消费者将食品安全问题理解为食品质量问题。食品安全和食品质量的概念必须严格加以区分，因为这涉及相关政策的制订，以及食品管理体系的内容和构架。

### 1.1.6 食品危害物及分类

根据国际惯例和联合国粮农组织出版物的有关定义，食品危害物（food hazard）被分为以下五类，假冒食品也被列在其中：

（1）微生物危害；

（2）杀虫剂残留；

(3) 滥用食品添加剂；

(4) 化学危害，包括生物毒素；

(5) 假冒食品。

假冒食品之所以也被列为食品危害物，是因为它违反了“食品应准确、诚实地予以标注”的法律规定。食品危害物还可以延伸到转基因食品、过敏原、兽药残留，以及在动物产品中为促进生长而添加激素等。

## 1.2 食品安全学的基本原理

### 1.2.1 食品安全管理的原则

当国家在建立、升级、强化或改变食品安全管理体系时，必须对很多支撑食品管理行动的原则和价值取向给予考虑，这些原则包括：

(1) 在食品链中尽可能充分地应用预防性原则，以最大限度地降低食品危害的风险；

(2) 对“从农田到餐桌”链条的定位；

(3) 建立应急机制以处理特殊的危害（如食品召回制度）；

(4) 建立基于科学原理的食品控制战略；

(5) 建立危害分析的优先制度和风险管理的有效措施；

(6) 建立与经济损益和目标风险统一的整体行动；

(7) 认识到食品安全管理是一种多环节且具有广泛责任的工作，并需要各种“利益攸关者”的积极互动。

### 1.2.2 食品安全学原理

经过30多年的科学探索和交流，特别是对食品安全管理问题的实践和讨论，科学家们归纳出了食品安全学的四大基本原理，即“从农田到餐桌”（from farm to table）的整体管理理念、风险分析理论、透明性原则及法规效益评估。

1. “从农田到餐桌”的整体管理理念

最有效降低风险的途径就是在食品生产、加工和销售链条中遵循预防性原则。要最大限度地保护消费者的利益，最基本的就是把食品质量和安全建立在食品生产中从种植（养殖）到消费的整个环节。这种“农业种植者（养殖者）—加工者—运输者—销售商—消费者”的链条叫做“从农田到餐桌”，这个链条中的每一个环节在食品质量与安全控制中都是非常关键的（图1-1）。

食品危害和品质的损失可能发生在食品链上的不同环节，要一一找出这些危害是非常困难的，并且成本也是十分昂贵的。一种有机地组织起来的、对食品链中多个环节进行控制的预防性方法可以有效地保障食品质量与安全。

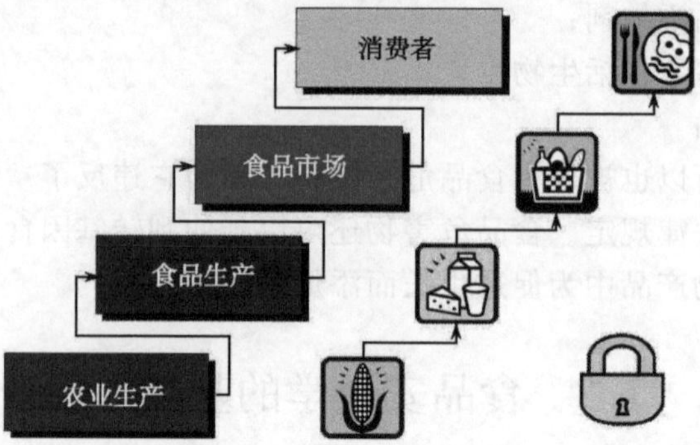


图 1-1　食品的产业链

对食品链上一些潜在的危害可以通过应用良好操作规范加以控制，如良好农业规范（GAP）、良好卫生规范（GHP）、良好兽医规范（GVP）、良好操作规范（GMP）等。一种有机组织起来的、重要的预防性方法——危害分析与关键控制点（HACCP）法可应用于食品生产、加工和处理的各个阶段，可以有效地保证食品的质量与安全。HACCP 已成为提高食品安全性的一个基本工具。

2. 风险分析

风险分析（risk analysis）是指对食品的安全性进行风险评估、风险管理和风险交流的过程。风险评估（risk assessment）是以科学为基础对食品可能存在的危害进行界定、特征描述、暴露量评估和描述的过程。风险管理（risk management）是对风险评估的结果进行咨询，对消费者的保护水平和可接受程度进行讨论，对公平贸易的影响程度进行评估，以及对政策变更的影响程度进行权衡，选择适宜的预防和控制措施的过程。风险交流（risk communication）是指在食品安全科学工作者、管理者、生产者、消费者以及感兴趣的团体之间进行风险评估结果、管理决策基础意见和见解传递交换的过程（图 1-2）。

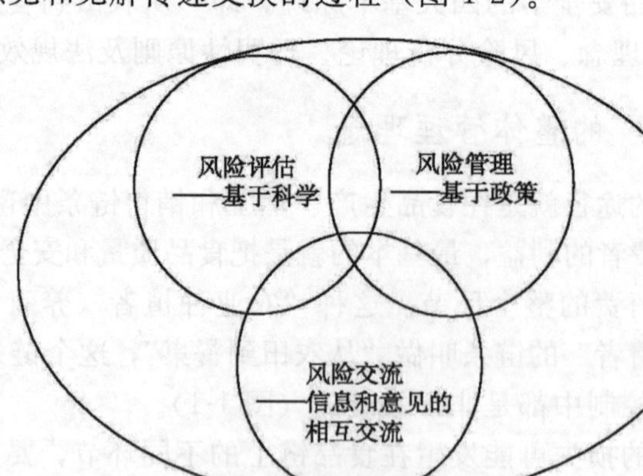


图 1-2　风险分析框架图

食品法典委员会（CAC）在国际层面上规范了风险分析的程序，并将其引入卫生和植物检疫措施协议（SPS）。由于进行风险分析高成本及技术支撑和人力投入等问题，有关国际组织鼓励其成员国在本国食品管理体系中认可国际风险分析的结果。

### 3. 透明性原则

食品安全管理必须发展成一种透明行为（transparency）。消费者对供应食品的质量与安全的信心是建立在对食品控制运作和行动的有效性及整体性的能力之上的。应允许食品链上所有的“利益攸关者”都能发表积极的建议，管理部门应对决策的基础给予解释。因此，决策过程的透明性原则是重要的，这有助于加强所有有关团体之间的合作，提高食品安全管理体系的认同性。

食品安全权威管理部门应该将一些与食品安全有关的信息及时介绍给公众。这些信息包括对食品安全事件的科学意见、调查行动的综述、涉及食源性疾病食品细节的发现过程、食物中毒的情节，以及严重的食品造假行为等。这些信息的公布过程都可以作为对消费者进行食品安全风险交流的一部分，使消费者能更好地理解食源性危害，并在食源性危害发生时最大限度地减少损失。

### 4. 法规效应评估

在制定和实施食品控制措施的过程中，必须考虑食品工业为遵循这些措施所花的费用（包括资源、人员和所用的资金），因为这些费用最终会分摊到消费者身上。重要的问题在于：法规所带来的益处的代价是否合理？最有效的管理方式是什么？出口检验是为了确保出口食品的安全和质量，这有助于保护国际市场、增加交易量并获得回报。动植物的检疫措施可以保护农业和提高农业生产率。但与之相反，食品安全是实现公众健康所必需的，可能会增加生产者的成本，而且在食品安全上的投资也不一定能及时从市场上获得回报。

法规效应评估（regulatory impact assessment，RIA）在确定优先重点方面的重要性在日益增加，这有助于食品控制机构调整和修订其战略，以便获得最佳的效果。然而，开展这样的评估相当困难。这里建议使用两种方法来确定食品安全法规措施的成本和收益。

（1）支付意愿法：发展一种理论模型，以估计为减少疾病率和死亡率的支付意愿（willingness to pay，WTP）情况。

（2）疾病成本估计法：对一生中为偿付医疗费用和丧失生产力的疾病成本（cost of illness，COI）进行估计。

这两种方法均需要大量的数据资料加以解释。疾病成本估计法虽然未能衡量风险降低的所有价值，但对于政策制定者而言，这种方法可能较容易理解，因此已被广泛应用于食品控制措施的评价。而支付意愿法则较多应用于出口检验措施方面，其操作要比在法规措施中更为简易。

# 1.3 食品安全学的学科与技术体系

## 1.3.1 食品安全学的学科体系

食品安全在管理层面上属于公共安全问题，在科学层面上属于食品科学领域。如同食品科学一样，食品安全学不像数学、化学和物理学等学科界线十分清楚、学科内涵相对集中，它不仅包括了食品科学的内容，还包括了农学、医学、理学、管理学、法学和传媒学的内容，另外，它甚至与分子生物学也有一定的关系。因此，食品安全学的学科基础和学科体系相对较为宽广，学科的综合性也较强。

食品安全学的核心问题是保障人类健康，服务对象是人，研究对象是食品危害物及对人类的危害和控制方式，因此，它与医学领域的毒理学、公共营养与卫生学、药学学科有关；食品安全的研究对象还涉及食品生产、加工、储运、消费过程可能产生的危害，因此，它与食品原料学、食品微生物学、食品化学、食品科学等也密切相关；食品安全在社会层面上主要是管理问题，政府从事食品安全管理主要依靠法律法规，而食品安全执法又需要标准和检测技术及方法的支持，风险分析过程也需要管理学的理论，因此，它又需要法学、管理学的支持。另外，由于消费者保护意识和参与意识的增强，以及媒体的广泛参与，基于对食品安全事件增加透明度的原则，在进行风险交流时，传媒学也已成为其重要的学科体系组成之一（图 1-3）。

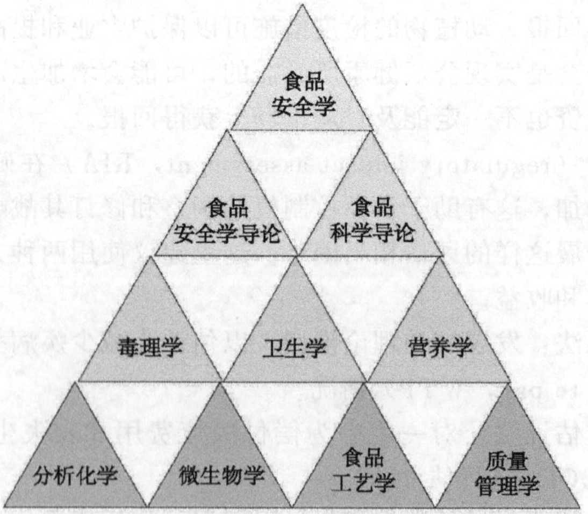


图 1-3 食品安全学的学科体系

### 1.3.2 食品安全学的技术体系

从食品安全学的学科体系中可以看出，食品安全学的技术体系也涉及多个学科、多项技术。从食品安全的管理过程来看，食品安全学涉及风险评估技术、检测技术、溯源技术、预警技术、全程控制技术、规范和标准实施方法与管理；从学科领域的角度来看，食品安全学涉及分析化学技术、毒理学评价技术、微生物分析技术、食品卫生检验技术、同位素技术、信息学技术、质量控制技术，以及分子生物学技术等（图 1-4）。

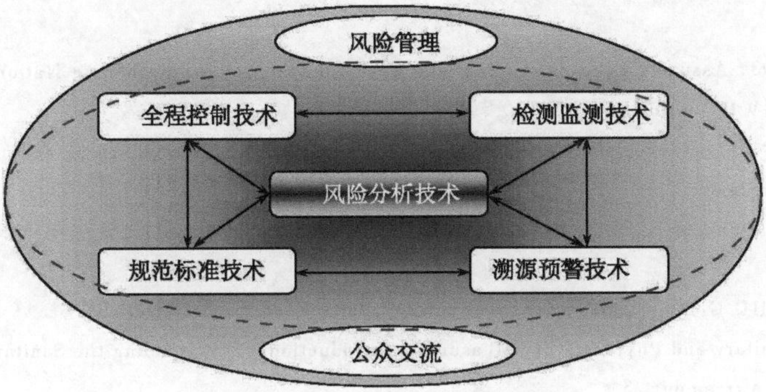


图 1-4　食品安全学的技术体系

食品安全在社会管理层面上属于公共安全问题，在科学层面上属于食品科学领域。食品安全（food safety）是指食物是否含有有损于消费者健康的急性或慢性危害物（hazard）。食品质量（food quality）涉及对消费者而言的其他性状，即食品的使用价值，有正面的性状，如风味、颜色、质地、营养等；也有负面性状，如腐败性、变色、变味等。食品安全学（foodsafetiology）是研究食物对人体健康危害的风险和降低食物危害风险的科学。食品安全学的理论基础由“从农田到餐桌”的整体管理理念、风险分析、透明性原则、法规效益评估四大理论体系构成。食品安全学的学科体系涉及工学、农学、医学、理学、管理学、法学、传媒学的内容，属于综合性较强的学科，其支柱学科为食品安全学和食品科学。食品安全学的技术体系由风险评估技术、检测技术、溯源技术、预警技术、全程控制技术、规范和标准实施技术和方法等技术体系所支撑。讨论、交流和正确理解食品安全学的理论基础与技术体系将有助于促进食品安全学的科学研究、学科建设和人才培养，有助于强化国家食品安全管理和监管能力建设，以及促进政府管理目标的实现。

（魏益民）

## 参考文献

波特 N N. 2001. 食品科学. 第5版. 王璋，钟芳，徐增良等译. 北京：中国轻工业出版社. 471～487

陈锡文，邓楠. 2004. 中国食品安全战略研究. 北京：化学工业出版社. 4～17

吴永宁. 2003. 现代食品安全学. 北京：化学工业出版社. 1～6

Development Research Center of the State Council China et al. 2004. Global Food Safety Forum. Beijing, China

FAO/WHO. 2002. Global forum of food safety regulators. Proceedings of Forum. Jan. 28～30, Marrakesh, Morocco. 5～7, 17

FAO/WHO. 2002. Pan-European Conference on Food Safety and Quality. Feb. 25～28, Budapest, Hungary. 3～10

FAO/WHO. 2003. Assuring Food Safety and Quality: Guideline for Strengthening National Food ControlSystem. FAO/WHO, Rome. 1～5, 10～16

FAO/WHO. 2004. The 2nd global forum of food safety regulators. Proceedings of Forum. Oct. 10～14, Bangkoko, Thailand

Pennington S R, Dunn M J. 2002. 蛋白质组学：从序列到功能. 钱小红，贺福初等译. 北京：科学出版社. 6～19

WHO. 2003. WHO Global Strategy for Food Safety: Safer Food for Better Health

WTO. 1998. Sanitary and Phytosanitary Measures: Introduction Understanding the Sanitary and Phytosanitary Measures Agreement. 5

# 第2章 食品安全风险分析框架

自20世纪90年代以来，一些危害人类生命健康的重大食品安全事件不断发生，食品安全已成为日益引起关注的全球性问题，例如，1996年肆虐英国的疯牛病，1997年侵袭香港的禽流感，1998年席卷东南亚的猪脑炎，1999年比利时的二噁英风波，2001年初法国的李斯特菌污染事件等。即使在美国这样的发达国家，每年食源性疾病的发生也高达8100万例。为此，有关国际组织和各国政府都在采取措施，保障食品的安全。为了保证各种措施的科学性和有效性，最大限度地利用现有的食品安全管理资源，迫切需要建立一种新的国际食品安全宏观管理模式，以便在全球范围内科学地建立各种管理措施和制度，并对其实施的有效性进行科学的评价。借鉴金融和经济管理领域的理念，食品安全风险分析概念应运而生。

## 2.1 风险分析框架概要

### 2.1.1 风险分析的概念

风险分析（risk analysis）是一门正在发展中的新型学科，其根本目的在于保护消费者的健康和促进公平的食品贸易。风险分析是指对某一食品危害进行风险评估、风险管理和风险交流的过程，具体为通过对影响食品安全的各种生物、物理和化学危害进行鉴定，定性或定量地描述风险的特征，在参考有关因素的前提下，提出和实施风险管理措施，并与利益攸关者进行交流。风险分析在食品安全管理中的目标是分析食源性危害，确定食品安全性保护水平，采取风险管理措施，使消费者在食品安全性风险方面处于可接受的水平。

### 2.1.2 风险分析的要素及其关系

风险分析包括风险评估、风险管理和风险交流三部分内容。风险评估是整个风险分析体系的核心和基础，也是有关国际组织和区域组织工作的重点。风险管理是政府机构根据风险评估的结果制定政策，采取管理措施的过程。风险交流是在食品安全利益攸关者之间交换意见的过程。

### 2.1.3 风险分析在食品安全管理中的作用

风险分析是针对国际食品安全需求应运而生的一种宏观管理模式，通过风险分析，可保证食品安全管理政策的科学性和完整性。风险分析在世界贸易组织

（WTO）的工作机制中，是制定食品安全标准和解决国际食品贸易争端的依据。另外，风险分析体系的建立，也为各国在食品安全领域建立合理的技术标准提供了一个具体的操作模式。按照目前的发展趋势，风险分析将成为将来制定食品安全政策、解决一切食品安全事件的总模式；同时，还将指导设计进出口检验体系、食品放行或退货标准、监控和调查程序、提供制定有效管理策略的信息，以及根据食品危害类别全面分配食品安全管理资源等。

# 2.2 风险评估

## 2.2.1 风险评估的概念

风险评估（risk assessment）是指建立在科学基础上的，包含危害鉴定、危害描述、暴露评估、风险描述四个步骤的过程，具体为利用现有的科学资料，对食品中某种生物、化学或物理因素的暴露对人体健康产生的不良后果进行鉴定、确认和定量。

## 2.2.2 风险评估的基本程序

风险评估的基本程序为危害鉴定、危害特征描述、暴露评估和风险特征描述（图 2-1）。

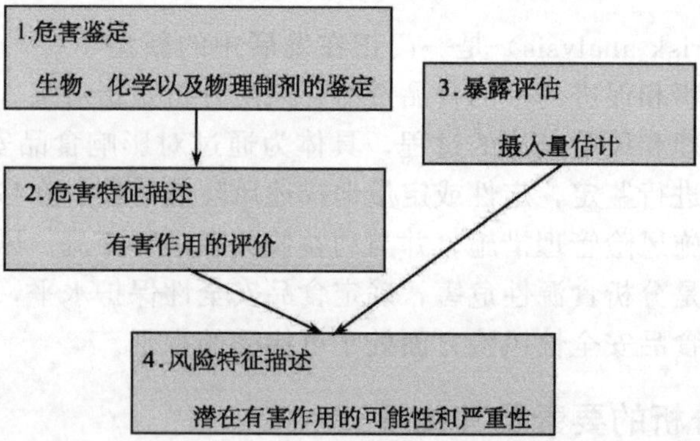


图 2-1　食品安全风险评估框图

危害鉴定（hazard identification）指识别可能对健康产生不良效果，且可能存在于某种或某类特别食品中的生物、化学和物理因素。对于化学因素（包括食品添加剂、农药和兽药残留、重金属污染物和天然毒素）而言，危害识别主要是指要确定某种物质的毒性（即产生的不良效果），在可能时对这种物质导致不良效果的固有性质进行鉴定。由于研究和数据资料往往不足，因此最好采用所谓的“证据力”（weight-of-evidence）方法。这种方法要求对从适当的数据库、同行评审的文献，以及可获得的其他来源（如企业界）未发表的研究文献中得到的科学信息进行充分的评议。通常按照下列顺序对不同的研究给予不同的重视：流行病学研究、动物毒理学研究、体外试验和定量的结构-活性关系。阳性的流行病资料以及临床资料对于危害的识别十分有用。但是，由于流行病学研究的费用较高，对于大多数危害的研究而言提供的数据有限。因此，实际工作中，危害识别一般采用动物试验和体外试验的资料作为依据。动物试验包括急性和慢性毒性试验，它们必须遵循广泛接受的标准化试验程序，同时必须实施良好实验室规范（good laboratory practice，GLP）和标准化的质量保证/质量控制（quality assurance/quality control，QA/QC）程序。最少数据量应当包含规定的品种数量、两种性别、适当的剂量选择、暴露途径和足够的样本量。动物试验的主要目的在于确定无明显作用的剂量水平（no-observed effect level，NOEL）、无明显不良反应的剂量水平（no-observed adverse effect level，NOAEL），或者临界剂量。通过体外试验可以增加对危害作用机制的了解。通过定量的结构-活性关系研究，对于同一类化学物质（如多环芳烃、多氯联苯、二噁英），可以根据一种或多种化合物已知的毒理学资料，采用毒物当量的方法来预测其他化合物的危害。

危害特征描述（hazard characterization）指对与食品中可能存在的生物、化学和物理因素有关的健康不良效果的性质的定性和（或）定量评价。对化学因素应进行剂量-反应评估；对生物或物理因素，如可得到数据时，应进行剂量-反应评估。评估方法一般是由毒理学试验获得的数据外推到人，计算人体的每日允许摄入量（acceptable daily intake，ADI）。严格来说，对于食品添加剂、农药和兽药残留，制定ADI值；针对蓄积性污染物如铅、镉、汞，制定暂定每周耐受摄入量（provisional tolerable weekly intake，PTWI）；针对非蓄积性污染物如砷，制定暂定每日耐受摄入量（provisional tolerated daily intake，PTDI）；对于营养素，制定推荐膳食摄入量（recommended daily intake，RDI）。目前，国际上由联合食品添加剂委员会（Joint FAO/WHO Expert Committee on Food Additives，JECFA）制定食品添加剂和兽药残留的ADI值以及污染物的PTWI/PTDI值，由农药残留联席会议（Joint Meeting on Pesticide Residue，JMPR）制定农药残留的ADI值。由于食品中所研究的化学物质的实际含量很低，而一般毒理学试验的剂量又必须很高，因此在进行危害特征描述时，就需要根据动物试验的结论对人类的影响进行估计。为了与人体的摄入水平相比，需要把动物试验的数据外推到低得多的剂量，这种剂量-反应关系的外推存在质和量两方面的不确定性；此外，剂量的种属间度量系数也是目前争论很大的问题。致癌物可分为遗传毒性致癌物和非遗传毒性致癌物，前者能够直接或者间接引起靶细胞的遗传变异，其主要作用的靶是遗传物质；后者作用于非遗传位点，可能导致细胞增殖和（或）靶位点的持续性的功能亢进/衰竭。某些非遗传毒性致癌物（称为啮齿类动物特异性致癌物）在剂量大小不同时会产生不同的效果（致癌或不致癌），相反，遗传毒性致癌物没有这种作用。因此，从原则上讲，非遗传毒性致癌物可以采用阈值方法，如NOEL-安全系数法进行管理，最重要的就是要根据NOEL或者NOAEL值除以安全系数得出ADI值。目前，安全系数一般选为100，用以估计试验动物与人体，以及人群不同个体之间的差异。遗传毒性致癌物应当采用非阈值法进行管理，一是禁止该种化学物质的商业性使用，二是制定一个极低的可忽略不计的、对健康影响甚微或者社会可接受的风险水平。后者需要对致癌物进行定量的风险评估。

暴露评估（exposure assessment）是指对于通过食品的可能摄入和其他有关途径暴露的生物因素、化学因素和物理因素的定性和（或）定量评价。暴露评估主要根据膳食调查和各种食品中化学物质暴露水平调查的数据进行。通过计算可以得到人体对于该种化学物质的暴露量。进行暴露评估需要有有关食品的消费量和这些食品中相关化学物质浓度两方面的资料，一般可以采用总膳食研究、个别食品的选择性研究和双份饭研究进行。因此，进行膳食调查和国家食品污染监测计划是准确进行暴露评估的基础。

风险特征描述（risk characterization）是指根据危害鉴定、危害特征描述和暴露评估，对某一特定人群的已知或潜在健康不良效果的发生可能性和严重程度进行定性和（或）定量的估计，其中包括伴随的不确定性。具体为就暴露对人群产生健康不良效果的可能性进行估计，对于有阈值的化学物质，比较暴露量和ADI值（或者其他测量值），暴露量小于ADI值时，健康不良效果的可能性理论上为零；对于无阈值的物质，人群的风险是暴露和效力的综合结果。同时，风险特征描述需要说明风险评估过程中每一步所涉及的不确定性。将动物试验的结果外推到人可能产生以下两种类型的不确定性。

(1) 动物试验结果外推到人时的不确定性。例如，喂养丁基羟基茴香醚（beta hydroxy acid，BHA）的大鼠发生前胃肿瘤及喂养甜味素引发小鼠神经毒性作用可能并不适用于人。

(2) 人体对某种化学物质的特异易感性未必能在试验动物上发现。例如，人对谷氨酸盐的过敏反应。

在实际工作中，这些不确定性可以通过专家判断和进行额外的试验（特别是人体试验）加以克服。这些试验可以在产品上市前或上市后进行。

### 2.2.3 风险评估的类别与作用

风险评估的类别按照危害物的性质主要分为化学危害物、生物危害物和物理危害物的风险评估。

在化学危害物（包括食品添加剂、农药残留和兽药残留、环境污染物和天然毒素）的风险评估中，危害鉴定主要是指要确定人体摄入某种物质的潜在不良效果、产生这种不良效果的可能性，以及产生这种不良效果的确定性和不确定性。

暴露评估的目的在于求得某种危害物对人体的暴露剂量、暴露频率、时间长短、路径及范围，主要根据膳食调查和各种食品中化学物质暴露水平调查的数据进行。风险特征描述是就暴露对人群产生健康不良效果的可能性进行估计，是危害鉴定、危害特征描述和暴露评估的综合结果。对于有阈值的化学物质，就是比较暴露量和 ADI 值（或者其他测量值），暴露量小于 ADI 值时，健康不良效果的可能性理论上为零；对于无阈值物质，人群的风险是暴露量和效力的综合结果。同时，风险描述需要说明风险评估过程中每一步所涉及的不确定性。

生物危害物（包括致病性细菌、病毒、蠕虫、原生动物、藻类和它们产生的某些毒素）的风险评估，相对于化学危害物而言，目前尚缺乏足够的资料，以建立衡量食源性病原体风险的可能性和严重性的数学模型。而且，生物性危害物还会受到很多复杂因素的影响，包括食物从种植、加工、储存到烹调的全过程，宿主的差异（敏感性、抵抗力），病原菌的毒力差异，病原体的数量动态变化，文化和地域的差异，等等，因此对生物病原体的风险评估以定性方式为主。定性的风险评估取决于特定的食物品种、病原菌的生态学知识、流行病学数据，以及专家对生产、加工、储存、烹调等过程有关危害的判断。

物理危害风险评估是指对食品或食品原料本身携带或加工过程中引入的硬质或尖锐异物被人食用后对人体造成危害的评估。食品中物理危害造成人体伤亡和发病的概率较化学和生物的危害低，一旦发生，则后果非常严重，必须经过手术方法才能将其清除。物理性危害的确定比较简单，不需要进行流行病学研究和动物试验，暴露的唯一途径是误食了混有物理危害物的食品，也不存在阈值。根据危害识别、危害特征描述以及暴露评估的结果给予高、中、低的定性估计。

## 2.3 风险管理

### 2.3.1 风险管理的概念

风险管理是根据风险评估的结果，同时考虑社会、经济等方面的有关因素，对各种管理措施的方案进行权衡，并且在需要时加以选择和实施。风险管理的首要目标是通过选择和实施适当的措施，尽可能有效地控制食品风险，从而保障公众健康。具体措施包括制定最高限量，制定食品标签标准，实施公众教育计划，通过使用其他物质或者改善农业或生产规范，以减少某些化学物质的使用。

### 2.3.2 风险管理的程序

风险管理可以分为四个部分：风险评价、风险管理选择评估、执行管理决定，以及监控和审查。

风险评价的基本内容包括确认食品安全问题、描述风险概况、就风险评估和风险管理的优先性对危害进行排序、为进行风险评估制定风险评估政策、决定进行风险评估，以及风险评估结果的审议。

风险管理选择评估的程序包括确定现有的管理选项、选择最佳的管理选项（包括考虑一个合适的安全标准），以及最终的管理决定。为了做出风险管理决定，风险评价过程的结果应当与现有风险管理选项的评价相结合。保护人体健康应当是首先考虑的因素，同时，可适当考虑其他因素（如经济费用、效益、技术可行性、对风险的认知程度等），可以进行费用-效益分析。

执行管理决定指的是有关主管部门，即食品安全风险管理者执行风险管理决策的过程。食品安全主管部门，即风险管理者，有责任满足消费者的期望，采取必要措施保证消费者能得到高水平的健康保护。

监控和审查指的是对实施措施的有效性进行评估，以及在必要时对风险管理和（或）评估进行审查。执行管理决定之后，应当对控制措施的有效性以及对暴露消费者人群风险的影响进行监控，以确保食品安全目标的实现。重要的是，所有可能受到风险管理决定影响的有关团体都应当有机会参与风险管理的过程。这些团体可能包括（但不应仅限于）消费者组织、食品工业和贸易代表、教育和研究机构，以及管理机构。它们可以以各种形式进行协商，包括参加公共会议、在公开文件中发表评论等。在风险管理政策制定过程的每个阶段，包括评价和审查中，都应当吸收有关团体参加。

### 2.3.3 风险管理的一般原则

食品安全风险管理的一般原则包括以下几方面的内容。

（1）风险管理应当采用一个具有结构化的方法，包括风险评价、风险管理选择评估、执行管理决定，以及监控和审查。在某些情况下，并不是所有这些方面都必须包括在风险管理活动当中。

（2）在风险管理决策中应当首先考虑保护人体健康。对风险的可接受水平应主要根据对人体健康的考虑决定，同时应避免风险水平上随意性的和不合理的差别。在某些风险管理情况下，尤其是决定将采取措施时，应适当考虑其他因素（如经济费用、效益、技术可行性和社会习俗）。这些考虑不应是随意性的，而应当清楚和明确。

（3）风险管理的决策和执行应当透明。风险管理应当包含风险管理过程（包括决策）所有方面的鉴定和系统文件，从而保证决策和执行的理由对所有有关团体是透明的。

（4）风险评估政策的决定应当作为一个特殊的组成部分包括在风险管理中。风险评估政策是为价值判断和政策选择制定准则，这些准则将在风险评估的特定决定点上应用，因此，最好在风险评估之前，与风险评估人员共同制定。从某种意义上讲，决定风险评估政策往往是进行风险分析实际工作的第一步。

（5）风险管理应当通过保持风险管理和风险评估二者功能的分离，确保风险评估过程的科学完整性，减少风险评估和风险管理之间的利益冲突。但是应当认识到，风险分析是一个循环反复的过程，风险管理人员和风险评估人员之间的相互作用在实际应用中是至关重要的。

（6）风险管理决策应当考虑风险评估结果的不确定性。如有可能，风险的估计应包括将不确定性量化，并且以易于理解的形式提交给风险管理人员，以便他们在决策时能充分考虑不确定性的范围。例如，如果风险的估计很不确定，风险管理决策将更加保守。

（7）在风险管理过程的所有方面，都应当包括与消费者和其他有关团体进行清楚的相互交流。在所有有关团体之间进行持续的相互交流是风险管理过程的一个组成部分。风险交流不仅仅是信息的传播，其更重要的功能是将对有效进行风险管理至关重要的信息和意见并入决策的过程。

（8）风险管理应当是一个考虑在风险管理决策的评价和审查中所有新产生资料的连续过程。在应用风险管理决定之后，为确定其在实现食品安全目标方面的有效性，应对决定进行定期评价。为进行有效的审查，监控和其他活动可能是必需的。

### 2.3.4　风险管理的作用

风险管理的首要目标是通过选择和实施适当的措施，尽可能有效地控制食品安全风险，将风险控制到可接受的范围内，从而保障公众健康。风险管理措施包括制定最高限量，制定食品标签标准，实施公众教育计划，通过使用其他物质或者改善农业或生产规范以减少某些化学物质的使用等。风险管理措施的实施不仅能保证广大消费者的食品卫生安全，将食源性危害降到最低程度，而且能维护食品生产企业的合法权益，对食品行业的健康发展起到巨大的促进作用。

## 2.4　风险交流

### 2.4.1　风险交流的概念

风险交流（risk communication）是在风险评估人员、风险管理人员、消费者和其他有关的团体之间就与风险有关的信息和意见进行相互交流。

### 2.4.2　风险交流的形式

风险交流的对象可包括国际组织（CAC、FAO、WHO、WTO）、政府机构、企业、消费者和消费者组织、学术界和研究机构，以及大众传播媒介（媒体）。进行有效的风险交流的要素包括：风险的性质即危害的特征和重要性，风险的大小和严重程度，情况的紧迫性，风险的变化趋势，危害暴露的可能性，暴露的分布，能够构成显著风险的暴露量，风险人群的性质和规模，最高风险人群。此外，还包括利益的性质、风险评估的不确定性，以及风险管理的选择。其中一个特别重要的方面，就是将专家进行风险评估的结果及政府采取的有关管理措施告知公众或某些特定人群（如老人、儿童，以及免疫缺陷症、过敏症、营养缺乏症患者），并建议消费者可以采取自愿性和保护性措施等。

### 2.4.3 风险交流的作用

为了确保风险管理政策能将食源性风险减小到最低限度，在风险分析的全部过程中，相互交流起着十分重要的作用。通过风险交流所提供的一种综合考虑所有相关信息和数据的方法，为风险评估过程中应用某项决定及相应的政策措施提供指导，在风险管理者和风险评估者之间，以及他们与其他有关各方之间保持公开的交流，以增加决策的透明度，增强对各种结果的可能的接受能力。

风险交流的作用主要体现在以下几方面：

（1）在风险分析过程中使所有的参与者提高对所研究的特定问题的认识和理解；

（2）在达成和执行风险管理决定时增加一致性和透明度；

（3）为理解建议的或执行中的风险管理决定提供坚实的基础；

（4）改善风险分析过程中的整体效果和效率；

（5）制订和实施作为风险管理选项的有效信息和教育计划；

（6）培养公众对于食品供应安全性的信任和信心；

（7）加强所有参与者的工作关系和相互尊重；

（8）在风险交流过程中，促进所有有关团体的适当参与；

（9）就有关团体对于与食品相关问题的风险知识、态度、估价、实践、理解进行信息交流。

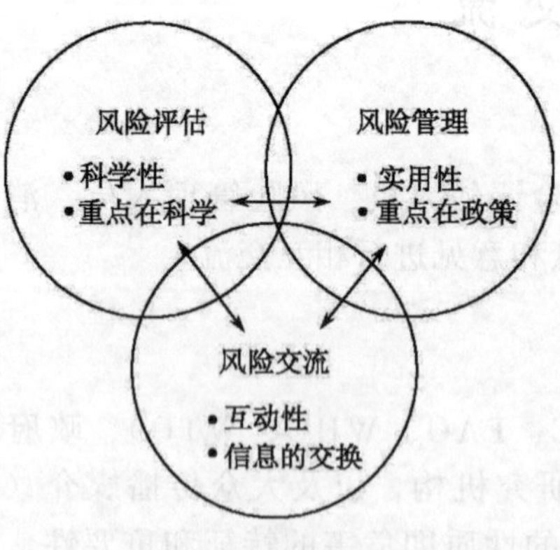


图 2-2　食品安全风险分析框图

综上所述，风险分析是一个由风险评估、风险管理、风险交流组成的连续过程。风险管理中决策部门、消费者及有关企业的相互交流和参与形成了反复循环的总体框架，充分发挥了食品安全性管理的预防性作用。风险评估、风险管理和风险交流三部分相互依赖，并各有侧重。在风险评估中强调所引入的数据、模型、假设及情景设置的科学性，风险管理则注重所做出的风险管理决策的实用性，风险交流强调在风险分析全过程中的信息互动（图 2-2）。

（郭波莉　魏益民）

## 参考文献


毕金峰，魏益民，潘家荣．2004．微生物风险评估的原则与应用．农产品加工，(11)：19～20

范梅华，张建华．2007．风险分析：我国食品安全管理的必由之路．中国禽业导刊，24 (24)：26～29

金发忠．2006．关于农产品质量安全风险分析共性问题研究．农业质量标准，1：7～10

李荣林，李优琴，石志琦．2008．食品重金属污染风险评估研究及其意义．江苏食品与发酵，2：14～17

刘秀兰，夏延斌．2008．食品安全风险分析及其在食品质量管理中的应用．食品与机械，24 (4)：421～424

宋卫国，赵志辉．2008．农产品安全风险评估方法及应用探讨．中国农学通报，24 (2)：101～105

孙俐，贾伟．2008．食品安全风险分析的发展与应用．食品研究与开发，29 (6)：164～166

滕月．2008．发达国家食品安全规制风险分析及对我国的启示．哈尔滨商业大学学报，5：55～57

王芳，陈松，钱永忠．2008．国外食品安全风险分析制度建立及特点分析．世界农业，9：44～47

王可山，李秉龙．2006．食品安全的风险分析．中国禽业导刊，23 (4)：10，11

王李伟，刘弘．2008．食品中化学污染物的风险评估及应用．上海预防医学杂志，20 (1)：26～28

魏益民，吴永宁，周乃元等．2005．中国食品安全科技发展方向讨论．中国工程科学，(11)：1～4

邹小南，谭红，钟英鹏等．2008．食品安全风险评估及其在农药残留上的应用．贵州农业科学，36 (3)：169～172

Coleman M E，Marks H M．1999．Qualitative and quantitative risk assessment．Food Control，10：289～297

Hathaway S C，Cook R L．1997．A regulatory perspective on the potential uses of microbial risk assessment in international trade international．Journal of Food Microbiology，36：127～133

Hoornstra E，Notermans S．2001．Quantitative microbiological risk assessment international．Journal of Food Microbiology，66：21～29

Schlundt J．1999．Principles of food safety Risk management．Food Control，10：299～302

# 第3章　食品安全风险评估

危害（hazard）是指有意或无意造成的，或者在自然界中天然存在的、对人体健康产生潜在不良作用的食品中生物、化学、物理因素或食品状态。风险（risk）是指食源性危害产生不良健康作用的概率和程度。风险评估（risk assessment）是指对人体接触食源性危害而产生的已知或潜在风险的科学评价过程。

风险评估的目的是提供一种基于科学证据的、与食品/危害相关联的健康风险描述。其最终目的为：①保护公众健康，增强消费者信心；②促进国际贸易。由于其一方面关注食品中危害是否引起死亡或健康伤害，另一方面关注是否满足出口需要，所以对于不同的国家，优先关注程度会有所差异，这主要取决于该国公众的食品安全意识及其关注的重点，以及该国对外食品贸易的具体情况。

## 3.1　风险评估的原则

### 3.1.1　有效性原则

（1）所有的科学信息均立足于证据；

（2）利用最有用的科学信息；

（3）制定可行的暴露评估方案，最好涉及高风险人群；

（4）尽可能进行定量评估；

（5）尽可能利用本国数据；

（6）尽可能考虑整个食品链的生产、储藏和操作过程；

（7）正确识别风险评估结果的不确定性和局限性。

### 3.1.2　透明性原则

对风险评估的程序和结果进行广泛的评价，包括内部评价和外部评价。

### 3.1.3　统一性原则

应该采用统一的风险评估程序，遵循统一的国际规范，即WHO/FAO的食品法典委员会（Codex Alimentarius Commission，CAC）、食品添加剂专家联合委员会（Joint Expert Committee on Food Additives，JECFA）、农药残留联席会（Joint Meeting on Pesticide Residue，JMPR）、微生物风险评估专家联席会（Joint Expert Meetings on Microbiological Risk Assessment，JEMRA）等机构

制定的风险评估指南。

### 3.1.4 独立性原则

风险评估的独立性可从两个方面理解：第一，食品安全风险评估的机构是独立的，它不从事或参与食品安全立法、食品安全管理，不代替任何食品安全管理机构；第二，食品安全风险评估的过程和结果是独立的。风险评估的目的只有一个，那就是以消费者健康为最高目的。风险评估的过程不受食品安全立法和管理等行为的影响，一切以科学为依据，得出的结果是独立的。

## 3.2 风险评估的基本原理

风险评估的结果是提供一种基于科学证据的对食品/危害产生可能的健康风险描述，它既是定性的，也是定量的。在定性方面，用描述的方式评估已有的信息，利用暴露与危害关系的简单模型，描述风险的大小；在定量方面，需要建立数学模型，以定量描述风险与影响暴露因素之间以及影响暴露因素相互之间的所有关系。

### 3.2.1 风险评估的程序

风险评估是一个基于科学的过程，包括四个步骤：危害鉴定、危害特征描述、暴露评估和风险特征描述。其相关关系可用图 3-1 表示。

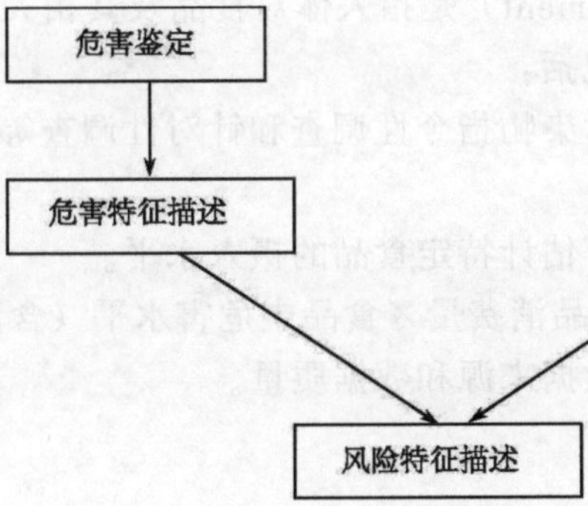


图 3-1 风险评估的步骤及其相互关系

1. 危害鉴定

危害鉴定（hazard identification），又称为危害的认定或危害的识别。危害鉴定是指对存在于某一特定食品或一类食品中且能产生不良健康作用的生物、化学或物理因素进行鉴定，确定是否会产生不良健康作用、会产生什么类型的不良健康作用。其目的就是基于潜在的不良健康作用对引起这些不良健康作用的因素进行分类和分级。

## 2. 危害特征描述

危害特征描述（hazard characterization）属于定量风险评估的范畴，它是指对危害产生或潜在的不良健康作用的程度进行定性或定量评价。剂量-效应评估是其中的重要评价方式，如用未观察到的有害作用剂量（NOEL）描述引起不良健康作用的频率和强度等。

危害特征描述的参考指标有：

（1）每日允许摄入量（acceptable daily intake，ADI），如食品添加剂、农药残留和兽药残留等；

（2）暂定每周耐受摄入量（provisional tolerable weekly intake，PTWI）或暂定每日耐受摄入量（provisional tolerated daily intake，PTDI），如污染物等；

（3）推荐膳食摄入量（recommended daily intake，RDI），如营养成分；

（4）安全限量上阈值，如营养成分；

（5）实际可达到合理的剂量（as low as reasonably achievable，ALARA），如微生物；

（6）传统食品的类似物，如转基因食品、辐照食品、新型食品等。

## 3. 暴露评估

暴露评估（exposure assessment）是指人体对食品及其相关来源危害的摄入或接触进行定量和定性评估，包括：

（1）通过如总膳食调查、污染物指令性调查和针对性调查等措施确定某一特定食品的危害水平；

（2）通过如国家营养调查等估计特定食品的摄入水平。

膳食暴露水平＝食品消费量×食品中危害水平（含量）

其结果的准确程度依赖于数据来源和数据质量。

## 4. 风险特征描述

风险特征描述（risk characterisation）是指对某一危害发生不良健康作用的概率和严重程度进行定性和定量的估计。在风险特征描述中还要考虑风险评估结果的不确定度和危害对敏感人群如儿童、老人的特殊效应。

风险评估的结果描述如下。

（1）安全评价：某一食品是否存在危害。

（2）风险等级：根据风险的相对重要性进行分级。

（3）风险分类：识别危害并在文本中叙述。

（4）同等原则：只要其他控制措施产生相似的食品安全结果，则认为是同等的。

（5）不确定度。

### 3.2.2 风险评估结果的不确定性

无论如何进行风险评估，均会存在结果的可变性和不确定性。不确定性主要是由于数据的不完整和不精确造成的。不确定度大小取决于科学数据的类型和质量，即数据的针对性、数据之间的相关性、获取数据方法的合理性、研究设计的完整性、数据统计的合理性、数据的重现性以及与文献结论的一致性等。

风险评估结果的不确定性来源于以下几方面。

（1）数据的质量。数据代表的范围和相互关联，以及来源的确定性。

（2）数据与目标人群的相关性。将动物试验的结果外推到人时存在不确定性，例如，喂养 BHA 的大鼠发生前胃肿瘤和喂养阿斯巴甜引发小鼠神经毒性效应的结果可能不适用于人。

（3）保守的暴露研究方案。传统的暴露研究方案或许不能很好地适合各种人群。

（4）安全性因子（物种变异）。现采用的安全性因子可能会因为物种变异而不同。

风险评估结果的可变性是因为来源于特定人群的相关指标不同，如食品消费不同、接触时间不同、预期寿命不同等。

### 3.2.3 风险评估的基本类型

（1）化学性风险评估，包括添加剂、农药兽药残留等，属于定量评估范畴，如一般的食品市场准入评估。

（2）微生物性风险评估，包括沙门氏菌、弧菌等，属于定性和半定量评估范畴。

（3）营养成分风险评估，包括维生素、矿物质等，属于定量评估的范畴，如一般的食品市场准入评估。

（4）完整食品安全性评价，包括转基因食品和辐照食品等，属于定性评估的范畴。

## 3.3 化学性风险评估

### 3.3.1 化学性评估面临的问题

（1）食品中某种化学物的毒性如何？

（2）人类接触食品中某种化学危害的水平如何？

（3）如何判定该危害是否存在潜在的公众健康风险，如急性中毒、致癌、肾脏病变等，并通过剂量-效应关系，判定低剂量时是否存在健康危害？

## 3.3.2 化学性风险评估的对象

化学风险评估的对象可分为：

（1）食品添加剂和加工助剂；

（2）环境污染物；

（3）加工过程污染物；

（4）农用和兽用化学物残留；

（5）天然生物毒素。

不同的对象其包含的因素各异，风险评估的重点有所不同。

### 1. 食品添加剂和加工助剂

（1）抗氧化剂（丁香羟基茴香醚、二丁基羟基对甲酚、抗坏血酸、维生素E等）；

（2）着色剂（胭脂红、柠檬黄、天然色素等）；

（3）乳化剂（甘油脂肪酸酯、多山梨醇酯等）；

（4）天然或人造的调味剂；

（5）强甜味剂（糖精、天冬氨酰苯丙氨酸甲酯、新糖等）；

（6）防腐剂（安息香酸、亚硫酸盐、山梨酸等）；

（7）增稠剂（变性淀粉等）。

食品添加剂和加工助剂在食品中发挥了重要的作用，被广泛应用于食品加工过程中，消费者的接触暴露范围广、剂量大。但是，一般而言，食品添加剂和加工助剂多为低毒性，存在较少的潜在健康不良反应。然而对国际贸易而言，它们也是被高度控制的。

### 2. 环境污染物

（1）重金属，如镉、铅、汞、砷、锡；

（2）工业化学物，如多氯联苯（polychlorinated biphenyl，PCB）、二噁英、多环芳香烃（polycyclic aromatic hydrocarbon，PAH）；

（3）放射性核素，如铀、放射性锶等。

### 3. 加工过程污染物

（1）来源于包装材料的化学物，如塑料（包括回收塑料）、纸张、陶瓷、玻璃、金属、木材、纺织品、石蜡等。

（2）生产过程中形成的化学物，如淀粉食品中的酰胺、酱油中的氯丙醇、烤肉中的杂环胺等。

环境污染物和加工污染物统称为食品污染物，是食品生产、加工过程中产生的，非故意的或天然的，人为控制几乎不可能，通过人类活动很难达到目的，或者要达到目的所付出的代价则是昂贵的。同时，它在食品中的存在常常不易被觉察，但可以通过污染控制措施得到缓解。例如，国家不同层面进行的管理，包括废物管理、工业园区管理、水与空气质量控制、环境保护、规范的农业措施和食品操作措施等。

环境污染物对人体的暴露是低水平的，具有广泛性，其一般是剧毒的，如果不采取措施，则会存在潜在的健康问题，对贸易的影响是巨大的。

加工污染物则是不易控制的低剂量暴露，其本身低毒，潜在健康风险很小，在国际贸易中没有严格要求。近年来，西方媒体对加工污染物越来越关注，故对国际贸易也存在潜在危害。

4. 农用和兽用化学物残留

农用和兽用化学物残留主要包括以下三类。

（1）由于过量使用、滥用和空气喷洒农药等引起的农药残留；

（2）兽用化学物残留；

（3）促进生长的抗生素。

农用和兽用化学药物在农业中广泛应用，只有在过量使用或误用时才存在潜在危害。但其残留很难清除，且这些残留一般毒性高，在国际贸易中控制严格，对贸易影响巨大。

5. 天然生物毒素

（1）真菌菌素，如黄曲霉素（玉米）、赭曲霉素（小麦、玉米、干果、酒）、麦角菌毒素（谷类粮食）、展青霉素（苹果酱）、拟茎点霉毒素（羽扇豆）和镰刀菌毒素（谷类粮食）等；

（2）水产品中的生物毒素，如西加鱼毒（鱼）、麻痹性贝毒、失忆性贝毒、神经性贝毒和腹泻性贝毒（甲壳动物）等；

（3）吡咯烷生物碱（蜂蜜和谷类粮食）；

（4）植物毒素，如欧洲蕨毒素等。

天然毒素在食品中相对普遍存在，但常常不被注意，对消费者有害，其本身一般为高毒，具有或高或低的潜在健康风险，严重影响着食品的国际贸易。国际上对生物毒素越来越关注。

### 3.3.3 化学性风险评估过程

#### 1. 危害鉴定

化学性危害鉴定的目的是确定该化学性危害物是否可能引起不良健康反应，引起什么类型的不良健康反应，如急性中毒、癌症、肾伤害等，并对这种不良健康反应进行分类和分级。为了便于结果的应用，危害鉴定通常用毒性分类和毒性分级。毒性分类和分级的依据是汇集现有的数据并进行质量评价。进行危害鉴定的数据主要来源于三个方面：毒理学试验、流行病学数据和非食用效应等。由于这些数据与该危害物的关联程度不同，一般采用证据加权法进行毒性分类，其重要程度的顺序为：流行病学数据、毒理学试验和非食用效应。在实际情况下，流行病学研究非常昂贵，获得数据困难，所以危害鉴定一般以毒理学试验结果为依据。

#### 2. 危害特征描述

对化学物的危害特征描述的核心是剂量-反应关系评估，即确定化学物在低剂量和高剂量条件下会引起何种健康风险或者健康伤害。

剂量指某种化学物的摄入量，即浓度、进食量和接触时间的乘积。反应是指最敏感和关键的不良健康作用的变化。剂量-反应关系的评估就好似确定化学物的摄入量与不良健康效应的强度和频率，包括剂量-效应关系和剂量-反应关系。剂量-效应关系是指不同剂量的外源化学物与其个体或群体中所表现的剂量效应大小的关系；剂量-反应关系则是指不同剂量的外源化学物与其个体或群体中所表现的质效应大小的关系。

危害鉴定和危害特征描述统称危害评估，需要以下三方面的数据。

**1）毒理学规范实验**

毒理学试验主要是实验室研究和动物试验研究，包括以下内容。

（1）动物对化学性危害物的吸收、代谢和排泄，毒物代谢动力学和毒效学等毒性作用机制。

（2）确定遗传毒性的体外 DNA 损害试验。

（3）确定靶器官的短期饲喂研究，并可以确定半致死剂量（$LD_{50}$）。$LD_{50}$ 常用来进行急性毒性的分级。

（4）确定是否是畸胎剂，是否存在对生殖细胞的生长发育和繁殖的不良影响。

（5）鉴别慢性毒性和致癌性的长期研究，主要针对的毒理学效应终点包括致癌性、生殖与发育毒性、神经毒性和免疫毒性等。

毒理学试验可以得出观察到的有害作用的最低剂量（LOAEL）、未观察到的有害作用剂量（NOAEL）或最大耐受剂量（MTD）。

致癌物的判断与分类主要根据化学物对人群作用的流行病学数据，其次是动物试验的致癌试验结果。WHO 的国际癌症研究中心（IARC）和美国环保署（EPA）设立了致癌的基准，即致癌物分为 4 类。1 类：人致癌物，人群数据证据足够；2A 和 2B 类：动物数据证据足够或有限；3 类：证据不足；4 类：非致癌物。

对于不同种类的危害物，需要的毒理学试验也各异，通过以下三个例子加以说明。

**例 1**：新糖。新糖是一种强甜味剂，属于新的食品添加剂，它可能广泛应用到食品产业中，所以可能有高暴露人群。投入市场前需要做如下研究：作用机制和动力学研究、短长期试验研究、生长发育和繁殖研究、代谢物研究、遗传毒性研究和人体忍受性研究等，从而提出食品中新糖的建议允许水平。

**例 2**：新杀虫剂。它可能广泛应用到农业和家庭中，所以可能有高暴露人群。投入市场前需要做如下研究：作用机制和动力学研究、短长期试验研究、生长发育和繁殖研究、代谢物研究、遗传毒性研究。对杀虫剂不需要人体研究等。

**例 3**：食品加工新酶。由于其使用是限量的，加工过程中酶可能会受到破坏，所以人群暴露机会少，甚至可以忽略。这类物质只需要有限的研究，如短期动物毒性研究和遗传毒性研究，确定其是否含有毒性物质即可。

毒理学研究必须在规范的实验室中进行，需要遵循良好实验室规范（GLP），对实验过程和结果进行详细的记录，进行内部和外部审核，在实验过程中需引用国际经济合作与发展组织（OECD）或类似组织的指南。例如，OECD 与美国环保署（EPA）制定的化学品的风险评估程序；中国制定的《食品安全性毒理学评价程序和方法》等。

毒理学研究需要建立人体对化学物的响应模型，其基本要求如下：

(1) 高剂量试验，以确定阈值；

(2) 大量动物试验，以获得权威性的结果；

(3) 进行临床实验和病理学实验，以研究危害物的作用机制。

**2）人体研究**

人体研究主要包含：

(1) 流行病学研究，已经在一些国家成功应用，其结果与人体健康高度相关，但是较难建立因果关系；

(2) 中毒案例研究；

(3) 人体耐受研究，适用于低毒化学物质，其结果可佐证动物毒性实验结果。

例如，鼻咽癌在许多国家鲜有发生，其发病率约为 1∶100 000，而在中国和越南发病率较高，分别约为 10.8∶100 000 和 6.75∶100 000。经过研究发现存在三种风险因素：广东腌鱼、发酵食品和 Epstein-Bar 病毒。又如，肝癌在亚洲和非洲发病率高，在日本、欧洲和美国发病率低，究其原因主要是黄曲霉毒素和乙型肝炎。

镉是天然存在或人造的化学物，在食品中存在是非故意加入的，经日本的流行病学研究，发现镉暴露与肾、骨疾病相关。杀虫脒是一种杀螨剂，可杀死螨虫、扁虱等昆虫，在水稻、棉花和蔬菜种植中广泛使用。一般人群对其的暴露主要通过消费食品中的残留，1992 年停止生产。案例和流行病学研究结果表明，杀虫脒与膀胱癌相关，但动物实验表明，杀虫脒并未引发小鼠的膀胱癌。

一般来说，流行病学数据不精确，但与人体健康效应密切相关；而毒理学数据较精确，但与人体健康效应相关度低。两方面的数据结合便可得出危害的评估结果，即了解化学物的代谢和动力学，鉴别靶器官，了解化学物的可能作用机制，评估剂量-反应关系，确定阈值（如 NOAEL 等）。

危害物毒性作用的阈值确定：图 3-2 表示在不同危害物剂量时观察到的毒性效应。对酶诱导、贫血和肾损害而言，酶诱导最敏感，最先观察到了不良反应，因此，可以将酶诱导效应的未观察到不良反应的剂量作为该化学物的未观察到不良反应剂量（NOAEL）。

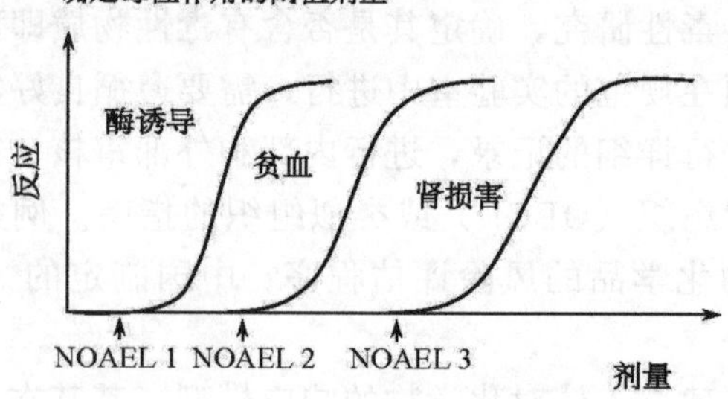


图 3-2　不同危害物剂量观察到的毒性效应

NOAEL 表示未观察到不良反应剂量

人体安全剂量的确定：假如人类是最敏感的动物种群，且要保护人类中最敏感的人群，应用安全性因子（通常设为 100）即敏感毒性终点为动物实验获得的 NOAEL 的 1%，作为人体的安全剂量（图 3-3）。

对于食品添加剂、农药兽药残留，每日允许摄入量（ADI，人类终身摄入某一种化学物对健康无不良作用的每日摄入量）＝动物实验获得的最敏感作用的 NOAEL[mg/(kg bw・d)][①]/100（安全性因子）。对于环境污染物或生物毒素，由于这是不可避免的，安全剂量应该是实际可达到合理的最低剂量（ALARA）。同时由于其摄入是可耐受的，而不是可接受的，应引入每日（周）可耐受摄入量

① mg/(kg bw・d) 表示毫克/(千克体重・天)。

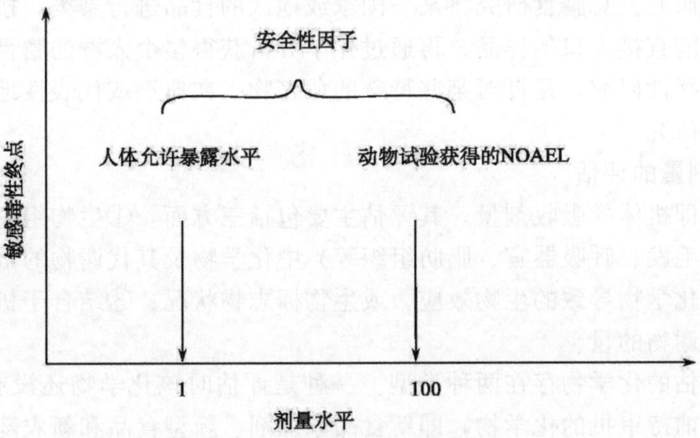


图 3-3　人体的安全暴露水平

(在一段时间内摄入的、不导致可观察到不良健康作用的污染物剂量)。每日可耐受摄入量（TDI）适用于非累积性污染物，每周（月）可耐受剂量（TWI/TMI）适用于累积性污染物。

此外，还有一些污染物无法确定其每日（周）可耐受摄入量，尤其对那些缺乏足够的毒性数据、现有资料还不能确定安全阈值的污染物，如遗传毒性致癌剂。例如，黄曲霉素是一种强诱变剂和致癌剂，还有可能通过遗传机制致癌，很难确定其摄入的安全剂量。

**3）对非食用方面的数据**

了解非食用方面的危害信息和数据。

## 3. 暴露评估

人体与化学物的接触显然发生在外部环境与机体的交换界面，如胃肠道、皮肤或肺等，化学物的暴露评估是指对人体与化学物接触进行的定性和定量评估，包括暴露强度、频率和时间、暴露途径、摄入和摄取速率，包括外剂量和内剂量的估计。内剂量是指人体通过机体与外部环境接触界面对化学物的吸收量；外剂量是指化学物摄入量，即与界面接触的化学物的量。

**1）摄入量的评估**

摄入量的评估需要两方面的数据，即食品中化学物的含量和该食品的消费水平。前者来源于广泛的监测和实验，后者来源于可靠的食物消费量数据，即人群（平均人群和不同敏感人群）的食物消费数据，包括消费量、消费频率和消费时间。食物消费数据可通过全国或地区范围的个人膳食调查获得，包括个人膳食日记、24h 的膳食回忆记录和膳食历史调查。

一般而言，膳食摄入量评估有三种方法：总膳食研究、单个食品的选择性研究和双份饭研究。总膳食研究将某一国家或地区的食品进行聚类，按丹迪莱谱进行烹调成为能直接入口的样品，再通过化学分析获得整个人群的膳食摄入量。单个食品的选择性研究，是针对某些特殊的危害物，在典型或代表性地区选择指示性食品进行研究。

**2）内剂量的评估**

内剂量即机体的吸收剂量，其评估主要包括三方面：①生物组织或体液（血液、尿液、毛发、呼吸器官、脂肪组织等）中化学物及其代谢物的浓度；②人体由于暴露于化学物导致的生物效应，或生物标志物状况；③结合于机体分子的化学物及其代谢物的量。

暴露评估的化学物存在两种类型。一种是评估时该化学物还没有人类暴露，如市场准入前待审批的化学物，即新食品添加剂、新型食品和新农药兽药等，可通过每种食品中某一种新化学物最大允许剂量、全人群对含有该化学物食品的平均摄入量和95%人群的摄入量，计算全人群每日平均摄入量和95%人群每日摄入量。另一种是评估时该化学物已经存在人类暴露，如食品中现有的污染物、食品添加剂和天然毒素等。可通过平均人群和95%人群对含某一种化学物食品的摄入量和监测获得的现有食品中该化学物的平均含量或中值含量，计算全人群每日平均摄入量和95%人群每日摄入量。

## 4. 风险特征描述

风险特征描述，是危害鉴定、危害特征描述和暴露评估的综合结果，是对人体摄入某一种化学物产生不良健康反应的频率和程度进行评估。

化学性风险特征描述需考虑的因素包括：

(1) 可观察毒性的剂量是否达到了阈值，即是否能确定每日允许摄入量或每日耐受量？

(2) 是否存在敏感亚人群？

(3) 现有数据的不确定性是什么？

(4) 暴露后多长时间会产生不良健康反应？

(5) 风险管理的可选择途径是什么？

对于能确定每日允许摄入量或每日耐受摄入量的化学物，需要进行各种人群的每日允许摄入量和预期（或已知）暴露水平的比较研究，还需考虑确定每日允许摄入量的依据、任何不良作用的发生时间、超过每日允许摄入量剂量进行短期暴露的可能性、暴露数据的不确定性和未观察到不良作用的可能性。例如，味精，根据动物实验确定其每日允许摄入量，多数人不产生不良作用，其主要不良作用是引起味精综合征和哮喘患者的支气管狭窄症，可能存在敏感人群。再如，重金属汞，胎儿对汞的毒性反应比成年人更敏感，需要考虑其每日TDI，在孕妇中暴露需要更严格的控制。对于不能确定每日允许摄入量或每日耐受摄入量的化学物，需要对每种人群在不同水平暴露下的健康风险进行估计，如致癌化学物质，可通过癌症发生的流行病学数据确定剂量-反应关系，引入安全边界或暴露边界概念。黄曲霉素是引发肝癌的一种病因，不能确定其毒性阈值，但有足够的流行病学数据可说明肝癌发生与食品中黄曲霉素含量密切相关，使黄曲霉素的风险评估成为可能。再如，硝基呋喃，一些国家将其用作动物和水产动物的抗生素，动物实验发现了其致癌的证据。在进出口蜂蜜中发现了低残留，得出了暴露的边界：对虾中残留为 400 000，蜂蜜中残留为 50 000 000。

对于那些已经有暴露历史的污染物，如二噁英和镉等，在获得毒性证据前已经有数十年的低剂量暴露。对于这类污染物，超过每日耐受量的短期暴露是没有健康风险的，其主要健康风险是累积性风险。

某化学物风险特征描述结果的表达方式为：

（1）评估数据的说服力和缺陷。评估数据的说服力取决于数据的数量和质量，而缺陷主要来源于数据缺乏、数据质量差和作用机制的假定，还有膳食暴露的局限性。

（2）评估数据及结果的不确定性。不确定性主要来源于基本作用机制的假定、数据的可靠性和安全因子的适用程度。

（3）为风险管理提供的建议。

为风险管理提供的定量结果，包括：

（1）基于健康的指导剂量，如添加剂、农兽药残留和可避免性污染物的每日允许摄入量或每口（周、月）耐受摄入量；

（2）不同暴露水平的风险，如不可避免的污染物等。可用暴露边界的概念，即毒性反应或 NOEL 与估计人群暴露之间的比例。

为风险管理提供的定性结果，包括：

（1）一些每日允许摄入量不是必需的，如在遵守 GMP 前提下不需要限制使用的低毒性食品添加剂；

（2）按说明书使用认为是安全的，如限量使用的添加剂；

（3）避免食用某种食品，如某种来源的、含有黄曲霉素的荚果食品；

（4）避免某种加工过程，如某种消毒方式；

（5）改变某种生产工艺；

（6）减少某种食品的摄入。

### 3.3.4 国际化学性风险评估介绍

FAO/WHO 专家委员会中，农药残留联席会（JMPR）主要负责农药残留的风险评估，食品添加剂联合专家委员会（JECFA）主要负责食品添加剂、污染物（重金属和工业污染物）、天然毒素和兽药残留的风险评估。

1. 农药残留联席会

农药残留联席会受 FAO 和 WHO 共同管理，于 1963 年召开第一次会议，至今已经对 230 种农药进行了风险评估，其目的是为 FAO/WHO 及其成员国政府和食品法典委员会提供建议。其中，FAO 的任务是对农药残留的行为及其分析方法进行评价，农药残留的行为包括使用方式、代谢和环境中去向；WHO 的任务是对毒理学及相关数据进行评价。联席会利用行业提供的毒性数据进行广泛的评估，调整适合的安全因子确定每日允许摄入量（ADI），同时根据行业 GAP 规范残留试验、利用公认的残留分析方法和考虑残留滞留时间的结果确定最大残留限量（MRL）。

2. 食品添加剂联合专家委员会

食品添加剂联合专家委员会受 FAO 和 WHO 共同管理，于 1955 年召开第一次会议，至今已经召开了 61 次会议，其目的也是为 FAO/WHO 及其成员国政府和食品法典委员会提供建议。

食品添加剂联合专家委员会又分为第一委员会和第二委员会。前者负责兽药残留的评估，后者负责食品添加剂、污染物、天然毒素、新食品配料和营养成分的评估。其中，FAO 的任务是提供评估化学物的性质及特征数据、适宜的分析方法并进行膳食暴露评估；WHO 的任务是进行毒性评价，确定每日允许摄入量或每日耐受量。

### 3.3.5 化学性风险评估案例

1. 食品添加剂

**案例 1**：新糖（neotame），是一种强甜味剂，属于新的食品添加剂，经过危害鉴定和危害特征描述，它的每日允许摄入量确定为 2mg/(kg bw · d)，预计，它可能广泛应用到食品行业中，有高暴露人群，但从总膳食暴露估计来看，总膳食暴露量将小于每日允许摄入量，因此在遵循 GMP 的前提下，可以应用到所有食品中，但必须设立产品的技术指标。

**案例 2**：糖精（cyclomate），一种正在使用的强甜味剂，经过危害鉴定和危害特征描述，它的每日允许摄入量能够确定，而现有的暴露数据表明，总膳食暴露量接近每日允许摄入量。对于这类添加剂，除了必须设立产品的技术指标外，每一种食品都应建立专门的最大允许用量。

**案例 3**：天冬氨酰苯丙氨酸甲酯，已在食品中广泛应用。现已建立了每日允许摄入量，但也有许多未被证明的不良健康效应报道，并且可能与脑瘤和多发性硬化有关。苯丙酮酸尿患者对天冬氨酰苯丙氨酸甲酯会产生特定反应，不能进行苯丙氨酸代谢，存在特定敏感人群。建议多数国家对其进行严格管理，可提交JECFA进行进一步的评价，应加强对其的监测以确保合理使用，需要警告标识。

2. 农药、兽药残留

农药、兽药的风险评估必须回答以下几个问题。

(1) 能否确定其ADI，即当遵循GAP时，残留水平不会超过最大残留限量？

(2) 考虑农药残留水平的变异性，是否需要急性参照剂量（acute reference dose，ARFD)？

(3) 短期超ADI剂量暴露的风险是什么？

(4) 是否存在一些人群，在ADI下暴露也会产生某种风险？

对于农兽药残留，许多国家很难进行规范的管理，其主要安全问题是过量使用和滥用，如果适当使用，在食品中的残留没有安全隐患，过量暴露的症状一般容易辨认。在国际上设立了每日允许摄入量和某些情况下的急性参照剂量以及最大残留限量（JECFA)。

3. 污染物

污染物的风险评估必须回答以下几个问题。

(1) 能否确定其TDI或TWI?

(2) 在缺乏TDI或TWI的前提下，如何确定食品中的最大限量？

(3) 是否存在特定的个体风险？

由于大部分污染物是天然的或非故意的，食品污染物水平应该达到实际可达到的合理最低水平（ALARA)，但是对于敏感人群，污染食品必须是安全的。确定最大限量主要取决于潜在公众健康安全风险的大小（包括性质和受影响人群的比例等）和法规标准进行有效管理的能力。同时还应考虑对象是农产品而不是食品，低于最大残留量的残留水平通过生产措施便可达到。对于污染物，最大限量仅仅适用于在污染物暴露中起主导作用的食品种类，其量可大于现有污染物水平或在其高端。

对于重金属，对总膳食暴露贡献小的食品没有必要设立最大限量，如锑、锌和硒等，可删除现有的锑、锌和硒最大限量，在一般的食品暴露中不会存在健康风险；而鱼和甲壳类动物中的镉不能确定最大限量，不可能进行有效管理。汞存在敏感人群，胎儿的敏感性大于成年人，需要使用不同的每日耐受量，并对孕妇和预期孕妇进行严格的暴露控制。

## 3.4 微生物风险评估

由于许多不同种类的细菌、真菌、寄生虫和病毒可通过食物传播，因此微生物风险评估是利用现有的科学资料，对食品中某些微生物危害的暴露对人体健康产生的不良后果进行鉴定、确认和定量，最后做出风险特征描述的过程。来自食品，包括水产品微生物危害的风险与人类健康密切相关，这些微生物包括致病性细菌（副溶血性弧菌、霍乱弧菌、沙门氏菌、产气荚膜梭菌和肉毒芽孢梭菌等）、霉菌、病毒（甲型肝炎病毒、诺沃克病毒和肠病毒等）和寄生虫（旋毛虫、中华分支睾吸虫、后睾吸虫、毒浆虫和贾第虫等）等，它们对健康的不良反应主要为产生毒素造成的症状和摄入具有感染性的病原活体而产生病理学反应。前者易于进行风险评估，后者更复杂、更困难，因为食品中微生物处于不断的死亡或繁殖之中，摄入数目难以准确估计，微生物难以培养和计算，对其鉴别也相当复杂，所以微生物性风险评估只有有限的信息，它的技术和程序远没有化学性风险评估那样成熟。由于微生物风险评估是一门处于发展中的科学，涉及的知识较广，微生物风险评估需要良好的微生物学及其致病性的知识，因此，这些规范的执行还需要一段时间，而且需要专业化的培训。

### 3.4.1 微生物风险评估的过程

1. 危害鉴定

对微生物来说，危害鉴定的目的是确认引起不良健康反应的微生物危害及其传播方式、人体暴露于微生物危害引起的不良健康反应，是一个定性分析过程。危害可以由相关数据资料得以鉴定。例如，沙门氏菌是一种细菌，对热敏感，传播方式是人、食物和水，不良健康反应是恶心、呕吐、腹痛、头痛、寒战和腹泻等，在肉类、蛋类、奶制品中均可能存在。而大肠杆菌可以通过水、动物、食品传播和母婴垂直传播。确定是否存在敏感人群，也是危害鉴定的一项内容。危害信息可以从科学文献以及食品工业、政府机构和相关国际组织的数据库中获得，也可以通过向专家咨询得到。相关的信息主要包括临床研究、流行病学研究、实验室动物研究、微生物习性、微生物与生存环境间的相互作用关系、类似微生物及其生存环境研究等领域。例如，脂肪和糖类可能对摄入的微生物起保护作用(脂肪对沙门氏菌有保护作用)。

2. 危害特征描述

危害特征描述通常表达为剂量-反应关系，即描述微生物种类、数量与其产生不良健康反应频率和程度之间的关系，如图 3-4。在危害特征描述中，数据应包括与微生物本身有关和与宿主相关的数据。与微生物本身有关的数据包括：微生物有繁殖再生能力；微生物毒性和传染性会根据它与寄主和环境的相互作用而发生变化；基因物质的传递导致了抗药能力和毒性的传递；微生物可以通过间接传染或第三方传染而扩散；从接触病菌到临床症状的出现可能有很大的延迟；微生物可能在特定的寄主中长期存活，造成不断的微生物排泄和将传染扩散的危险；在特定情形下，即使是少量的某些微生物也可能造成严重的副作用；食品的属性有可能改变微生物的致病基因，如食品中过高的脂肪含量。与宿主相关的数据包括：基因因素，如人体白细胞抗原（HLA）的类型；由于生理机能屏障的瓦解而更加严重的免疫力脆弱；特定寄主的特性，如年龄、怀孕、营养、健康和医疗状况；同时发生的其他感染；免疫力状况和病史；全体人群的特性，如全体人群的免疫力、医疗水平以及对微生物的抵抗力。

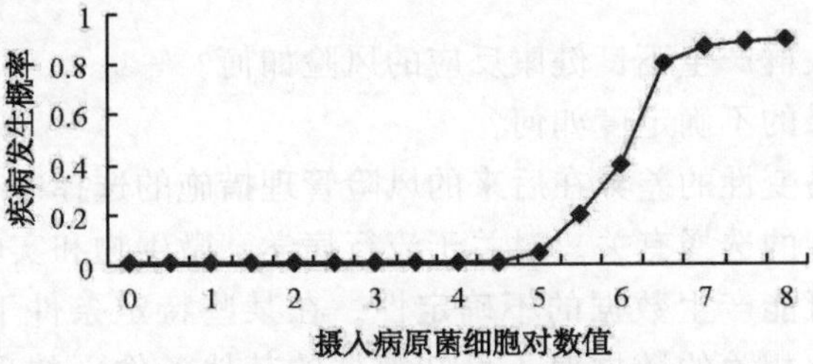


图 3-4 摄入病原菌数量与疾病发生概率的关系

危害特征描述期待得到的结果是理想地建立起剂量-反应关系。在建立剂量-反应关系时，应考虑到不同的方面，如感染或疾病。当不存在一个已知的剂量-反应关系时，风险评估工具（如专家的启发等）可以用于判断描述危害特征所必需的各种因素，如传染性。另外，专家能制订出用于描述疾病严重性和持续时间的等级系统。

3. 暴露评估

暴露评估包括对实际的或预测的人体对感染性病原活体数量和毒素的接触剂量的评估。对毒素来说，暴露评估可参照化学性暴露评估的方法，估算总膳食暴露量。而对于微生物感染性病原活体来说，除了估算总暴露量外，还要考虑影响食品中微生物数量的因素，如：食品原料的最初污染（包括对产品的地区差异和季节性差异的考虑）；食品与致病菌生长的相关关系；食品加工与处理会不会造成致病菌的潜伏性，以及微生物的生存、繁殖、生长和死亡的变化；包装、储藏环境（包括储藏环境的温度、相对湿度、气体成分、pH、水分含量、水的活性、抗菌物质的存在，以及竞争的微生物区系等）。

4. 风险特征描述

风险特征描述综合考虑危害鉴定、危害特征描述和暴露评估的结果，对危害导致的人体健康反应的概率和程度作出评价。微生物性风险特征描述正是描述通过食品摄入的病原体及其毒素产生不良健康反应的概率和程度，对产生不良健康作用的风险进行估计。

微生物风险特征描述结果的表达形式如下。

（1）每年被微生物危害物污染产生中毒事件的人数，例如，每年100 000名食用蒸煮剥皮虾的人中，有300例沙门氏菌食品中毒事件发生。

（2）当病原体数量达到什么级别时，会使人体得病？病情严重程度如何？这通常是利用剂量-反应预测模型根据既定剂量预测产生不良健康反应的概率。

（3）食用某种被病原体污染食品的概率有多大？食用时食品中病原体数量有多少？

（4）对某一人群产生不良健康反应的风险如何？

（5）评估结果的不确定度如何？

不确定性和易变性的差异在后来的风险管理措施的选择中很重要。不确定性与数据本身和模型的选择有关。对关于流行病学、微生物和实验动物的研究信息的评价和推断，可能产生数据的不确定性。在某些特定条件下将发生特定的现象，试图利用与此相关的数据对不可知数据的其他条件下的现象做出估计或预测，这就会产生不确定性。生物上的差异包括微生物群体中存在的毒素的不同，人群和特定的人群对疾病敏感性的变化。

目前全球最显著的食品安全危害是致病性细菌。就生物因素而言，目前尚未形成一套较为统一的、科学的风险评估方法。因此，一般认为食品中的生物危害应该完全消除或者降低到一个可直接接受的水平。CAC认为危害分析和关键控制点（HACCP）体系是迄今为止控制食源性生物危害最经济有效的手段。HACCP体系确定具体的危害，并制订控制这些危害的预防措施。在制订具体的HACCP计划时，必须确定所有潜在的危害，这就需要包括建立在风险概念基础之上的危害评估。这种危害评估将找出一系列显著性危害，并在HACCP计划中得到反映。需要指出的是，风险评估必须使用严格的科学资料，同时在透明的条件下采用科学的方法对这些资料加以分析。

### 3.4.2 国际微生物性风险评估介绍

基于食品法典委员会的请求，FAO/WHO于1999年开始进行一系列的微生物风险评估，如烧鸡中的沙门氏菌和即食食品中的单核细胞增多性李斯特菌的风险评估。国际微生物性风险评估主要通过一系列的联合专家咨询方式进行，即FAO/WHO微生物风险评估专家联席会（JEMRA）利用创新性的微生物性风险评估程序进行透明的评价。评价的数据主要来源于监管部门、企业和政府等。目前JEMRA的微生物风险评估对象集中于烤肉中的沙门氏菌、蛋制品中的沙门氏菌、即食食品中的单核细胞增多性李斯特菌、海产品中的弧菌、烤鸡中的空肠弯曲菌。

### 3.4.3 微生物风险评估案例

1. 烤鸡中空肠弯曲菌的风险评估

(1) 危害鉴定：烤鸡中空肠弯曲菌经过临床研究证明是一种有害菌。

(2) 危害特征描述：对摄入含空肠弯曲菌的烤鸡可能会造成不良健康作用的严重性和持续时间进行的定量、定性描述。如果数据充分，则应进行剂量-反应评估。

(3) 暴露评估：在运输和除内脏过程中每只鸡表面的空肠弯曲菌增多，其他过程降低；从农场到餐桌的整个过程，空肠弯曲菌会减少4～5个对数值；100%感染的活鸡制成鸡肉后，感染率降低至20%。

(4) 风险特征描述：首先形成一个描述不同加工过程中生产线上每只鸡变化情况的基线模型，再分析养殖、运输、烫洗、脱毛、除内脏、清洗、冻藏等过程中空肠弯曲菌变化的特殊模型。得出的结论是：整鸡中的空肠弯曲菌浓度经过加工过程逐渐减少，估计烤鸡含有空肠弯曲菌的概率比经过交叉污染空肠弯曲菌的风险更大，应当引起风险管理者的注意。

2. 某地蒸煮对虾中单核细胞增多性李斯特菌的风险评估

单核细胞增多性李斯特菌经过临床研究证明是一种有害菌，但蒸煮对虾中李斯特菌的风险很低，因为：

(1) 单核细胞增多性李斯特菌的食品感染率极低，约为3%，含量也很低，小于50个菌落/g；

(2) 产品加工的蒸煮可显著杀菌；

(3) 货架寿命短，限制了病原菌的生长。

（潘家荣　毕金峰）

**参 考 文 献**[①]

毕金锋，魏益民，潘家荣. 2004. 微生物风险评估的原则与应用. 农产品加工，11：25～27

吴永宁. 2003. 现代食品安全科学. 北京：化学工业出版社. 8～18

Australia New Zealand Food Authority. 1996. Framework for the Assessment and Management of Food-related Health Risks. 9

FAO/WHO. 2002. 鸡蛋和肉鸡沙门氏菌风险分析——说明性概要

Hathaway S C. 1997. Development of food safety risk assessment guidelines for foods of animal origin in in-

① 本章部分内容参考相关培训材料：A Guide to Microbiological Risk Assessment. 2004. Training material for participants attending Food Regulatory Frameworks Training Program, Nanjing, China。

ternational trade. Journal of Food Protection, 60: 1432～1438

ICPS. 1987. Environmental Health Criteria 70: Principle for the Safety Assessment of Food Additives and Contaminants in Food. Geneva: WHO

ICPS. 1990. Environmental Health Criteria 104: Principle for the Toxicological Assessment of Pesticide Residues in Food. Geneva: WHO

ICPS. 1999. Environmental Health Criteria 155: Biomarkers and Risk Assessment: Concept and Principleles. Geneva: WHO

ICPS. 1999. Environmental Health Criteria 210: Principle for the Assessment of Risks to Human Health for Exposure to Chemicals. Geneva: WHO

Microbiological Risk Assessment Series 1. 2002. Risk assessments of Salmonella in eggs and broiler chickens, interpretative summary. World Health Organization, Food and Agriculture Organization of the United Nations

Microbiological Risk Assessment Series 2. 2002. Risk assessments of Salmonella in eggs and broiler chickens. World Health Organization. Food and Agriculture Organization of the United Nations

Microbiological Risk Assessment Series 3. 2003. Hazard characterization for pathogens in food and water guidelines. World Health Organization. Food and Agriculture Organization of the United Nations

Principles and Guidelines for Incorporating Microbiological Risk Assessment in the Development of Food Safety Standards. 2002. Guidelines and related texts. Report of a Joint FAO/WHO Consultation. Kiel, Germany, 18～22 March

Principles and Guidelines for the Conduct of Microbiological Risk Assessment. 1999. CAC/GL-30

Risk Assessment of *Campylobacter* spp. 2002. in broiler chickens and *Vibrio* spp. in seafood. Report of a Joint FAO/WHO Expert Consultation. Bangkok, Thailand, 5～9 August

Risk assessment of Food Borne Bacterial Pathogens: Quantitative Methodology Relevant for Human Exposure Assessment. 2002. European Commission Health & Consumer Protection Directorate-general. Directorate C-Scientific Opinions. C1-Follow-up and dissemination of scientific opinions

WHO. 1985. WHO offset Publication No. 87: Guidelines for the Study of Dietary Intakes of Chemical Contaminates. Geneva: WHO

WHO. 1997. WHO offset Publication No. 187: Guidelines for the Study of Dietary Intakes of Pesticide Residues. Geneva: WHO

WHO. 1998. WHO Food additives Series No. 40: Safety Evaluation of Certain Food Additives and Contaminants. Prepared by the Forty-ninth Meeting of the Joint FAO/WHO Expert Committee on Food Additives (JECFA). Geneva: WHO

# 第4章 转基因食品安全风险评估

转基因食品（genetically modified food，GMF）系以转基因生物为原料，加工成为人类所食用的产品。转基因生物（genetically modified organism，GMO）是将一种或几种植物或动物乃至人类的基因植入某一种生物，从而表现出该种生物自身自然不能拥有的，而由转入基因带来的新特性，达到改善其产品品质、提高营养成分、增强抗病虫害能力、增加产量、抗逆转、延长货架期等目的。

转基因生物于1983年问世。1986年，首次批准转基因作物进行田间试验。延熟保鲜番茄于1993年在美国被批准上市，开创了转基因植物商业应用的先例。利用转基因技术提高作物产量已经成为解决世界粮食问题的主要手段，全球范围内种植转基因作物的国家数量和种植面积都在迅速增长。据农业生物技术应用国际服务组织（ISAAA）统计，2007年全球转基因作物的种植面积已经从1996年的170万公顷，增加到1.14亿公顷，11年时间增长了近百倍。目前，全球转基因作物种植仍处于迅速上升阶段，2007年增长率为12%，是最近5年的第二位，其中发展中国家发展速度更快。2007年种植面积最大的转基因农作物是大豆，达到了5860万公顷，与2006年持平；其次是玉米，种植面积为3520万公顷，高于2006年的2520万公顷；棉花种植面积为1500万公顷，高于2006年的1340万公顷；油菜籽为550万公顷，高于2006年的480万公顷。

自现代生物技术食品问世以来，世界各国和国际上许多组织就如何开展转基因食品安全评价展开了广泛的讨论。在食用安全方面，以国际食品法典委员会（CAC）、政府间特别工作组、联合国粮农组织（FAO）、世界卫生组织（WHO）、联合国经济发展与合作组织（OECD）为代表的政府和非政府组织召集各国的政府代表和科学家，就如何评价转基因食品食用安全进行了磋商。2003年7月1日，在意大利罗马召开的联合国食品标准署会议上，CAC通过了三项有关转基因食品安全问题的标准性文件（基本原则、导则）：CAC/GL44—2003《现代生物技术食品的安全风险评估原则（Principles for the Risk Analysis of Foods Derived from Modern Biotechnology)》；CAC/GL45—2003《重组DNA植物及其食品安全性评价指南（Guideline for the Conduct of Food Safety Assessment of Foods Derived from Recombinant-DNA Plants)》；CAC/GL46—2003《重组DNA微生物及其食品安全性评价指南（Guideline for the Conduct of Food Safety Assessment of Foods Produced Using Recombinant-DNA Microorganisms)》。

## 4.1 转基因食品安全性评价的基本原则

目前，进行转基因食品安全评价时，国际上普遍遵循三个公认的原则：风险分析原则、实质等同原则和个案分析原则。

### 4.1.1 风险分析原则

风险分析（risk analysis）是国际食品法典委员会（CAC）于1997年提出的用于评价食品、饮料、饲料中的添加剂、污染物、毒素和致病菌对人体或动物潜在副作用的科学程序，现已成为国际上开展食品风险评估、制定风险评估标准和管理办法，以及进行风险交流的基础和通用方法。风险分析包括风险评估、风险管理和风险交流三个部分，其中风险评估是核心环节。风险评估包括危害识别、危害特征描述、暴露评估和风险特征描述四个部分。

1. 危害识别

危害识别是对被评价对象中可能存在的生物性、化学性和物理性危害因素进行识别和分析。根据流行病学调查、动物实验、体外实验等研究结果，确定人体在暴露于某种危害后是否对健康产生不良影响。

2. 危害特征描述

危害特征描述是对食品中对健康产生不良作用的生物、化学和物理因素的定性和定量评价。对化学性因素应进行计量-反应评估。如果能够取得数据，对生物性和物理性因素也应采用剂量-反应评估。

3. 暴露评估

暴露评估是对从食物或其他相关来源可能摄入的生物、化学和物理因素进行定性和定量评估。一般情况下，摄入量的评估有三种形式：膳食研究、个别食品的选择性研究和双份饭研究。近年来，主要是通过特定的数学模型对暴露的途径、数量、变异性和不确定性等进行概率测算。

4. 风险特征描述

风险特征描述是根据危害特征描述和暴露评估所得的数据，对发生危害事件的概率及严重性进行评估。可按高、中、低和忽略不计四种危害水平进行风险特征描述。对于有阈值的化学物，可用人群的摄入量与该化学物的每人每天允许摄入量比较，或用人群的暴露量与该化学物的每人每周耐受量比较。对于没有阈值的化学物，则需计算人群的危险度。

### 4.1.2 实质等同性原则

实质等同性原则（substantial equivalence）是联合国经济发展与合作组织（OECD）于1993年提出的转基因食品安全性分析的原则，即基因工程食品及成分是否与目前市场上销售的食品具有实质等同性，这是转基因食品安全性评价的最为实际的评价原则。实质等同性的概念为：如果某种新食品或食品成分与已经存在的某一食品或成分在实质上相同，那么在安全性方面，两者可等同处理（即新食品与传统食品同样安全）。

实质等同性需比较的内容为：对植物要包括形态、生长、产量、抗病性及其他相关农艺性状；对微生物来说包括分类学特征（如培养方法、生物型、生理特征）、定殖能力或侵染性、寄主范围、有无质粒、抗生素抗性、毒性、对动物的形态、生理特征及繁殖、健康特征的影响。

食品成分比较包括：主要营养素中的脂肪、蛋白质、碳水化合物、矿物质、维生素及抗营养成分（如豆科作物中的酶抑制剂、脂肪氧化酶等）、毒素（如马铃薯中的茄碱、番茄中的番茄素、小麦中的硒等是否增加）和过敏原（如巴西坚果中的2S蛋白）。一般情况下，只需分析由于基因改变可能出现不良影响的食品成分，而没有必要分析食物的广谱成分。

实质等同性原则包括以下5项应用原则。

(1) 如果一种新食品或经过基因修饰的食品或食品成分被确定与某一种传统食品人体相同，那么更多的安全和营养方面的考虑就没有意义。

(2) 一旦确定了新食品或食品成分与传统食品大体相同，那么二者就应该同等对待。

(3) 如果新食品或食品成分的类型鲜为人知，应用实质等同原则就会出现困难，因此，对其评估时就要考虑食品或食品成分（如蛋白质、脂肪和碳水化合物等）的评估过程中积累的经验。

(4) 如果某种食品没有确定为实质等同性，那么评估的重点应放在已经确定的差别上。

(5) 如果某种食品或食品成分没有可比较的基础（如没有与之相应的或类似的传统食品作比较），评估该食品或食品成分时应该根据其自身的成分和特性进行研究。

总之，如果转基因食品与传统食品相比较，除植入的基因和表达的蛋白质不同外，其他成分没有显著差别，就认为二者之间具有实质等同性。如果转基因食品未能满足实质等同原则的要求，也并不意味着其不安全，只是要求进行更广泛的安全性评价。

### 4.1.3 个案处理原则

个案处理原则（case by case）（WHO/FAO，2000）是针对每一个转基因食品个体，根据其生产原料、工艺、用途等特点，借鉴现有的、已通过评价的相应案例，通过科学的分析，发现其可能的特殊效应，以确定其潜在的安全性问题，为安全性评价工作提供目标和线索。个案处理为评价采用不同原料、不同工艺、具有不同特性、不同用途的转基因食品的安全性提供了有效的指导，尤其是在发现和确定某些不可预测的效应及危害中起到了独特的作用。

个案处理的主要内容与研究方法如下。

(1) 根据每一个转基因食品个体或者相关的生产原料、工艺、用途的不同特点，通过与相应或相似的既往评价案例进行比较，应用相关的理论和知识进行分析，提出潜在安全性问题的假设。

(2) 通过制订具有针对性的验证方案，对潜在安全性问题的假设进行科学论证。

(3) 通过验证个案的总结，为以后的评价和验证工作提供可借鉴的新案例。

### 4.1.4 其他原则

1. 逐步原则

逐步原则的理解可以在两个层次上进行。其一，对转基因产品管理是分阶段审批，在不同的阶段要解决的安全问题不同；其二，由于转入目的基因的安全风险是不同方面的，如毒性、致敏性、标记基因的毒性、抗营养成分或天然毒素等，评价也要分步骤进行。逐步原则可以提高效率，在最短的时间内发现可能存在的风险。

2. 预防为主原则

转基因食品安全性评价可以采用预防为主的原则。由于转基因食品是现在生物技术在农业生产中的应用，发展的历史和总结的经验不多，供体、受体和目的基因的多种多样也给食品安全带来了许多不确定因素。随着转基因技术的发展，作为改善营养品质、植物疫苗、生物反应器等转基因植物、动物进入安全性评价阶段，预防为主的安全性评价原则可以在遵循科学原则的基础上把转基因食品可能存在的风险降到最低。

3. 重新评价原则

转基因技术在农业领域的广泛应用是近几年的事情。在发展的过程中会出现现在不能预计的情况，随着整体科学技术的发展，以及现代医学、预防医学和现代食品工业技术的进步，消费者对健康意识的不断更新，转基因食品的安全性评价也会随之发生变化，对现在的一些认识和方法会提出新的看法，评价技术和手段也会发展。同时，由于市场后监控过程的深入，对长期观察的资料的深入分析，也会对目前不能解答或解答不了的问题做出科学的解释，如果有必要，对已经经过安全性评价的转基因食品还可能再次提出安全性评价的要求。

## 4.2 转基因食品安全性和营养学评价的内容

### 4.2.1 基因的安全性评价

1. 基因受体的安全性评价

基因受体的背景资料包括：分类学地位，与其他物种的关系，学名、俗名和其他名称；原产地、培育和繁殖史；基因型和表型的安全性；对人体及其他生物是否有毒，如有毒，毒性存在的部位及毒性的性质如何；传染性（微生物）；是否有致敏原，致敏原存在的部位及致敏的特性；对人类是否发生过其他不良影响；生产加工过程对其食用安全是否存在影响；长期安全食用史，在日常膳食中的作用，含有的大量和微量营养元素，以及对特定人群健康的意义。

2. 基因供体的安全性评价

基因供体的背景资料包括：分类学地位，学名、通用名；基因供体及其相关部分的安全食用史（包括毒性、过敏性、抗营养作用、致病性的描述及与人类健康的关系）；基因供体本身安全性和加工方式对安全性的影响及与人类健康的关系；如果基因供体是微生物，则对其致病性和与病原体的关系进行评价；评价过去和目前食用和食用之外的其他暴露途径。

3. 基因操作的安全性评价

转基因生物中引入或修饰性状和特性的描述；插入序列的大小和结构，确定其特性的分析方法；删除区域的大小和功能；目的基因的核苷酸序列和推导表达蛋白的氨基酸序列；插入序列在转基因生物细胞中的定位（是否整合到染色体、叶绿体、线粒体，或以非整合形式存在）及其确定方法；插入序列的拷贝数；目的基因与载体的图谱，载体的名称、来源、结构、特性和安全性，包括载体是否有致病性以及是否可能演变为致病性；启动子和终止子的大小、功能及其供体生物的名称；标记基因和报告基因的大小、功能及其供体生物的名称；其他表达调控序列的名称及其来源（如人工合成或供体生物名称）；插入序列表达的资料；插入序列表达的器官和组织，如根、茎、叶、花、果、种子等；插入序列的表达量及其分析方法；插入序列表达的稳定性；插入基因对宿主其他基因的影响。

### 4.2.2 转基因食品的毒理学评价

1. 基因的表达物质（非核酸物质）的毒性评价

新生成物质包括蛋白质、脂肪、碳水化合物、维生素、代谢产物及其他成分，在进行安全评价时，可以使用从转基因生物及其产品中分离的物质，或通过其他途径产生在结构和功能上与转基因生物及其产品中该物质完全相同的物质；毒理学评价应考虑新生成物质在可食部分的含量及不同人群的暴露水平；外源基因表达蛋白质与已知有毒性的蛋白质和抗营养成分（如蛋白酶抑制剂、植物凝聚素）在氨基酸序列相似性上的特征比较。外源基因表达蛋白质与已知有安全食用历史的蛋白质不相似时，应进行经口毒理学试验，并评价其在转基因植物体内的生物学功能；外源基因表达蛋白质在加工过程和胃肠消化系统的稳定性；蛋白质以外无安全食用历史的其他成分的潜在的毒性评价应参考传统毒理学方法进行，包括毒物动力学、遗传毒性、亚慢性毒性、慢性毒性/致癌性、生殖发育毒性评价；转基因食品因基因修饰而改变特性所产生的潜在毒性效应评价，应进行喂养试验和其他必要的毒理学试验。

2. 可能致敏性的评价

人体免疫系统可与食品中特异性物质发生反应，产生抗原特异性的免疫球蛋白 E（IgE）。全球有近 2%的成人和 4%～6%的儿童有食物过敏史，90%以上的过敏反应由 8 类食物引起：鱼类、花生、大豆、奶、蛋、甲壳动物、小麦和核果等。

对在转基因食品中因基因修饰表达的蛋白质，应遵循整体、分步和个案分析的原则，对其潜在致敏性进行综合评价。

（1）来源：根据基因供体生物致敏性的信息，确定评价致敏性所采用的方法和数据。基因供体生物致敏性信息包括可获得的筛选血清、过敏类型、过敏反应程度和频度、外源基因表达蛋白质结构特征和氨基酸序列、外源基因表达蛋白质物理化学性质和免疫学特性。

（2）氨基酸序列的同源性：外源基因表达蛋白质与已知致敏原氨基酸序列的同源性比较。对于来源于已知致敏原或与已知致敏原具有序列同源性的蛋白质，如果可获得过敏血清，可采用免疫学方法评价；对于来源于非已知致敏原或与已知致敏原不具有序列同源性的蛋白质，必要时，应进行目标血清的筛选。

（3）稳定性：外源基因表达蛋白质在加工过程和胃肠消化系统的稳定性。

### 4.2.3 转基因食品的关键成分分析和营养学评价

1. 转基因食品的关键成分分析

转基因食品的关键成分分析主要包括：营养成分，包括蛋白质及氨基酸、脂肪及脂肪酸、碳水化合物（包括膳食纤维）、矿物质、维生素等；抗营养成分和天然毒素，包括抗营养因子和酶抑制剂等；营养成分以外的其他有益成分，包括植物化学物等；因基因修饰生成的新成分和其他可能产生的非预期成分。

进行关键成分分析和比较时，需要考虑该成分的摄入水平，采用相同条件种植、生长、收获的对等物。最理想的对等物是转基因食品的同源亲本植物，尽可能选择最接近的植株；用一致的方法进行比较。如观察到有统计学差异，在判断是否有生物学意义时需考虑自然变异的范围；评价的转基因食品应具有代表性，包括：转基因植物生长环境的代表性（应有足够的数量），传代次数，提供足够的转基因食品的样品量，每个试验地点重复两次；在某些条件下，需进一步考虑采用预期农艺条件下生长的转基因食品进行比较分析。

2. 转基因食品中代谢物的评价

转基因食品代谢水平和代谢物积累效应可能对人体健康存在潜在的有害作用，需要观察转基因食品中代谢的残留及代谢物水平，评价食品营养的改变情况；对于新的或含量改变的代谢产物的安全评价，可参照传统的毒理学方法来进行。

3. 转基因食品加工方式

评价加工条件（工业化生产和家庭式制作）对转基因植物及其产品主要营养成分、抗营养成分和其他有益成分含量、结构和功能及生物利用率的影响。

4. 转基因食品营养改变

以改变营养素的品质和功能为目的的转基因食品要进行额外的营养学评估，主要是营养素摄入与健康关系的评估；转基因食品的营养成分的生物学利用率发生改变的，或其成分没有对应的传统的对等物的，在进行评价时需采用动物喂养试验；对含有健康有益成分的转基因食品，在进行评价时应采用营养学、毒理学及其他适当的实验方法；当转基因食品营养特征与传统对等物相差较小时，应与其营养特征近似的传统食品进行比较；当转基因食品营养特征与传统对等物的营养特征差异较大时，对其评价应考虑消费该食品人群的整体营养状况；营养特征发生变化后，应考虑营养成分的生物利用率及在加工、储藏等过程中的稳定性；

摄入量评估应考虑特殊人群，如婴儿、儿童、孕产妇、慢性病和免疫状态低下等特殊人群；考虑地域、文化及饮食习惯的影响。

### 4.2.4 转基因食品外来化合物蓄积的评价

如在转基因食品中出现了外来化合物（如农药等）的蓄积、代谢的改变，可参照传统毒理学方法来评价其对健康的影响。

### 4.2.5 转基因食品标记基因的耐药性评价

如果转基因食品中含有耐药性的标记基因，应对耐药性进行评估。评估时考虑该微生物在临床或兽药中使用的重要性；转基因食品中的酶如果能降解抗生素，应对其降解能力做出评估。评估时应考虑抗生素的口服剂量，食品进入胃肠道之前酶的含量，在胃中的 pH 及与酶活性有关的辅酶；对耐药性基因产物的安全性评估与其他的基因产物保持相同的尺度。

### 4.2.6 非预期效应的分析

非预期效应是指在考虑了目的基因插入而产生的可预料效应的情况下，转基因系与非转基因亲本（在相同环境和条件下种植）之间的表型、反应和组成上统计学显著的差异。它可以分为两种：可预料的非期望效应是指插入了目的基因后超出预期效应的效应，但是用目前所掌握的植物学知识和有关代谢途径的整合及交流的知识是可以解释的；不可预料的非期望效应是指目前的认识水平所不能解释的变化。

## 4.3 转基因食品安全性评价的技术

### 4.3.1 食物成分营养评价技术

（1）转基因食品的主要成分析测定，包括营养和抗营养成分；

（2）人群和特殊人群对转基因食品的主要成分的摄入水平；

（3）转基因食品的主要成分的生物利用率的分析；

（4）转基因食品中代谢物的评价。

### 4.3.2 流行病学研究

通过对人群膳食、健康状况的调查，分析转基因食品对健康的作用。通过对转基因食品上市后的监测，追踪转基因食品上市后对营养和安全的影响。

### 4.3.3 生物信息学技术

与蛋白质信息数据库（Protein Information Resource，PIR）、欧洲分子生物

学实验室数据库（European Molecular Biology Laboratory，EMBL）、蛋白质序列资料库（Swiss Prot）和基因库（GenBank）的蛋白质资料进行比较，获得目的蛋白与已知蛋白质毒性和致敏性的资料。

### 4.3.4 分子生物学技术

1. 目的蛋白体外表达技术

大肠杆菌表达系统、酵母表达系统、哺乳动物表达系统。

2. 等同性分析技术

二维凝胶电泳技术、翻译后修饰技术、氨基酸序列、免疫反应性和生物活性测定。

3. 蛋白质测定技术、PCR 技术

ELISA 测定、普通 PCR、适时定量 PCR。

4. 致敏性评价技术

**1）氨基酸序列相似性比较**

从蛋白质数据库中获得所有过敏原的氨基酸序列。将要评价的蛋白质选取一段 80 个氨基酸的序列，用 FASTA 软件进行同源性比较，如果同源性超过 35%，则认为与过敏原有显著的同源性。如果氨基酸序列有 6 个连续的氨基酸相同，则需要进行抗体实验证实是否为潜在的过敏原。

**2）特异 IgE 抗体结合试验**

如果转入基因来源于人体过敏的物种，重组蛋白与已知致敏原序列相似性为阴性，则需进行与特异性 IgE 抗体的结合试验。

放射性变应原吸附抑制试验（RAST inhibition）是检测过敏原的一种重要方法，RAST 抑制试验的血清池通常含有至少 5 个过敏患者的等量血清。进行过敏性评估时抑制线斜率和 50%抑制点是比较重点，直线平行或接近平衡表明过敏原样本含相同或相近的过敏原成分。样本 RAST 抑制线间的斜率无显著差异时，可以进行 50%抑制点的比较，过敏原的抗原性越强，其抑制作用也就越强，达到 50%抑制所需的过敏原的量也就越少。应考虑用尽可能多的对不同食品过敏个体的血清，血清库的建立非常重要。

**3）定向筛选血清试验**

由于目前致敏原数据库的资料还不十分充分，所以重组蛋白与致敏原之间没有相似序列并不能表明重组蛋白质与致敏原之间没有相似性，而应该考虑蛋白质来自何种生物，用相应的、对这种生物过敏的患者血清做定向血清筛选试验。

**4）模拟胃肠液消化试验**

用提纯和浓缩的蛋白质做模拟胃肠消化试验，需要用食品中的非过敏蛋白（如大豆脂清蛋白和马铃薯酸性磷酸酶）和过敏性蛋白（如牛奶中的β-乳球蛋白和大豆胰蛋白酶抑制剂）作为对照。试验中，蛋白酶、离子成分和 pH 是三个重要的因素，应尽量符合人体胃肠道的情况。每 1000mL 模拟胃液含胃蛋白酶 3.2g，NaCl 2.0g，用 HCl 调 pH 至 1.2；每 1000mL 模拟肠液含胰蛋白酶 10.0g，用 NaOH 调 pH 至 7.5±0.1。用外援基因的原核表达产物或转基因食品（GMF）的粗提液进行模拟胃肠液消化试验。根据电泳结果判断原核表达的产物或 GMF 中目标蛋白的半衰期，一般来说，半衰期短于 5min 则判定为容易消化。

**5）动物模型**

动物模型实验可以用 Brown Norway 鼠模型和腹膜内鼠模型，以及其他动物模型，根据 Th1/Th2 抗体产生的情况来评估过敏性。一般需要用两种以上的方法或动物来评估。

2001 年 FAO/WHO 生物技术食品致敏性联合专家质询会议发布的转基因食品致敏性评估的树状分析步骤见图 4-1。

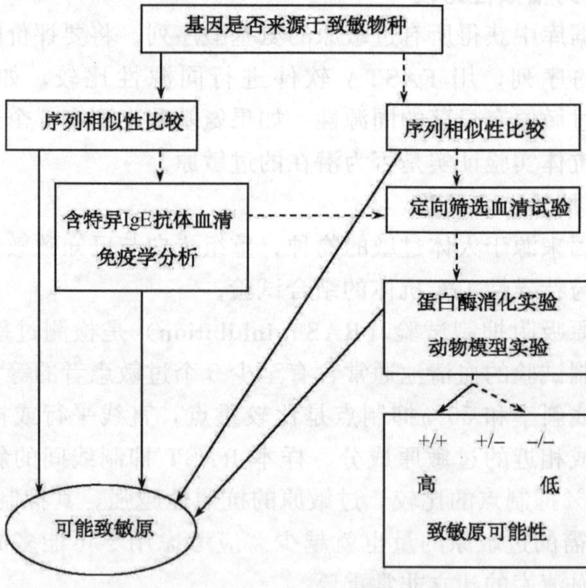


图 4-1　FAO/WHO 2001 食品致敏性评估的树状分析步骤

注：----阳性；——阴性

5. 毒理学评价技术

毒性物质是指那些由动物、植物和微生物产生的对其他种生物有毒的化学物质。从化学角度看，毒性物质包括了几乎所有种类的化合物；从毒理学角度看，毒性物质可以对各种器官和生物靶位产生化学和物理的直接作用，从而引起机体损伤、功能障碍，以及致畸、致癌甚至造成死亡等各种不良生理效应。

理论上讲，任何外源基因的转入都可能导致遗传工程体产生不可预见的或意外的变化，其中包括多向效应。由转基因生物产生的未曾安全食用过的新物质的潜在毒性应以个案的方式按照传统的毒理学评价的方法进行评估，包括代谢、毒物动力学、亚慢性毒性、慢性毒性、致癌、繁殖实验和发育毒性实验等。

动物实验是转基因食品安全性评价的最重要的方法之一，目前，我国的转基因食品安全性评价采用的是由卫生部颁布的《食品安全性毒理学评价程序和方法》法规，该法规于1983年制定，经过了三次（1995年、1996年和2003年）修改。

**1）经口急性毒性实验**

参见国家标准 GB 15193.3—2003。

**2）遗传毒性实验**

Ames试验、小鼠骨髓微核实验（国家标准 GB 15193.5—2003）、骨髓细胞染色体畸变实验（国家标准 GB 15193.6—2003）、小鼠精子畸形实验（国家标准 GB 15193.7—2003）、睾丸染色体畸变实验（国家标准 GB 15193.8—2003）。

**3）传统致畸实验**

参见国家标准 GB 15193.14—2003。

**4）短期喂养实验**

大鼠30d喂养实验，亚慢性毒理学（90d喂养）实验，参见国家标准 GB 15193.13—2003。

**5）繁殖实验**

2代或3代繁殖实验，参见国家标准 GB 15193.15—2003。

**6）代谢实验**

参见国家标准 GB 15193.16—2003。

**7）慢性毒性实验和致癌实验**

参见国家标准 GB 15193.17—2003。

检测急性和慢性中毒，可做动物饲喂实验；然后检测其他有害物质，如能引起头疼的有毒物质，动物实验是不可能得出结果的，必须在人的志愿者中进行。

转基因食品的具体评价程序和内容见图4-2。

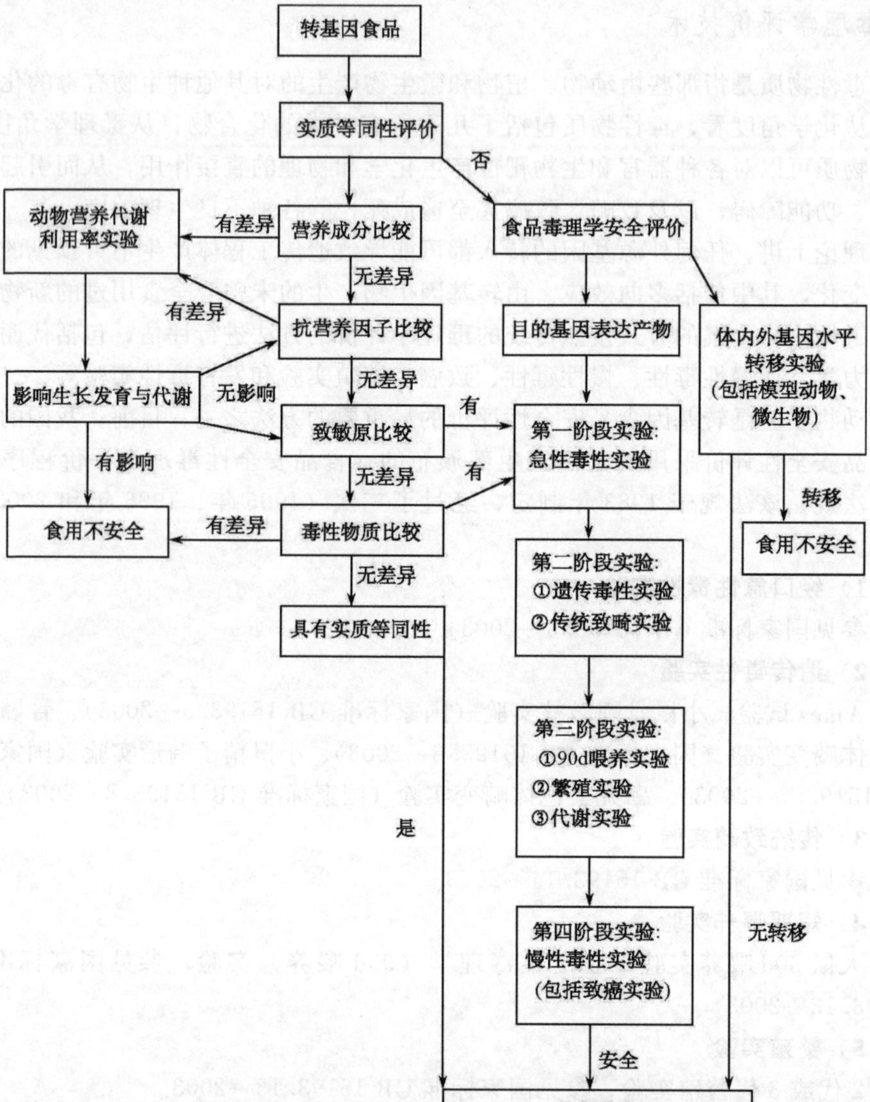


图 4-2 转基因食品的评价程序和内容

（刘 阳 邢福国）

## 参考文献

李宁．2005．转基因食品的食用安全性评价．毒理学杂志，19（2）：163～165

刘谦，朱鑫泉．2001．生物安全．北京：科学出版社

罗云波，生吉萍．2006．食品生物技术导论．北京：化学工业出版社

倪挺，胡鸢雷，林忠平等. 2002. 转基因产品致敏性评估的规范化. 中国农业科学，35（10）：1192～1196
许崇任，虞建军，董志峰. 2001. 生物安全. 北京：科学出版社
闫新甫. 2003. 转基因植物. 北京：科学出版社
中华人民共和国国家标准. 2003. 食品安全性毒理学评价程序和方法. GB 15193—2003
Codex Alimentarius Commission. 2003. Guideline for the Conduct of Food Safety Assessment of Foods Derived from Recombinant-DNA Plants. CAC/GL45-2003
Codex Alimentarius Commission. 2003. Guideline for the Conduct of Food Safety Assessment of Foods Produced Using Recombinant-DNA Microorganisms. CAC/GL46-2003
Codex Alimentarius Commission. 2003. Principles for the Risk Analysis of Foods Derived from Modern Biotechnology. CAC/GL44-2003
FAO/WHO. 1996. Joint FAO/WHO Expert Consultation on Biotechnology and Food Safety. Rome
FAO/WHO. 2000. Safety aspects of genetically modified foods of plant origin. Report of a Joint FAO/WHO Expert Consultation on Foods Derived from Biotechnology. Geneva
FAO/WHO. 2001a. Evaluation of allergenicity of genetically modified foods. Report of a Joint FAO/WHO Expert Consultation on Allergenicity of Foods Derived from Biotechnology. Rome
FAO/WHO. 2001b. Safety assessment of foods derived from genetically modified microorganisms. Report of a Joint FAO/WHO Expert Consultation on Foods Derived from Biotechnology. Geneva
James C. 2007. Global status of commercialized biotech/GM crops. The International Service for the Acquisition of Agri-biotech Applications (ISAAA) Brief No. 37
OECD. 1993. Safety Evaluation of Foods Produced by Modern Biotechnology-concepts and principles. Paris

# 第5章 食品安全风险管理

风险分析是一种制订食品安全标准的基本方法。1995年，CAC召开了一次风险分析专家咨询会，认为风险分析由既相互独立又密切关联的三部分组成，分别是风险评估、风险管理和风险交流。其中，风险管理在食品法典中被定义为在风险评估结果基础上的政策选择过程，包括选择实施适当的控制理念及法规管理措施。风险交流是在风险评估者、风险管理者以及其他相关者之间进行风险信息和意见交换的过程。在食品法典委员会系统内，风险管理的目标是形成一系列的食品安全标准、指南和建议。国家食品安全风险管理的决策可能由于判别标准及范围不同而有所不同，其总体目标是保护消费者利益以及促进食品国际贸易。

在风险管理过程中，风险管理者通过风险识别来管理风险，而风险识别也是基于风险评估过程实施的。风险管理的一项重要原则是风险管理的职能必须与风险评估相分离，即建立独立的风险评估机构。

近年来，全球范围食源性疾病的暴发已经使人们认识到，必须使用更加有效的、国际化的风险管理方法来应对食品安全控制。

## 5.1 食品安全风险管理概念

风险管理（risk management）是根据风险评估的结果，选择和实施适当的管理措施，尽可能有效地控制食品风险，保障公众健康。风险管理可以分为四个部分：风险评价（risk evaluation）、风险管理选择评估（option assessment）、执行评估（implementation assessment）、监控和回顾（monitoring and review）。

风险评价包括确认食品安全性问题、描述风险概况、就风险评估和风险管理的优先性对危害进行排序、制订风险评估政策、实施风险评估、进行风险评估结果审议等内容；风险管理选择评估包括确定现有的管理选项、选择最佳的管理选项（包括考虑一个合适的安全标准）、最终的管理决定；监控和回顾是指对实施措施的有效性进行评估，在必要时对风险管理和评估进行回顾。

## 5.2 食品安全风险管理原则

### 5.2.1 风险管理应遵循结构性方法

风险管理结构性方法的要素包括：风险评价、风险管理选择评估、风险管理决策执行以及监控和回顾。在某些情况下，不是所有的要素都是风险管理活动必需的，例如，标准制订由食品法典委员会负责，而标准及控制措施执行则是由政府负责。

### 5.2.2 风险管理决策的主要目标是保护人类健康

可接受风险水平的判定应该首先考虑人类健康，而且风险水平的差异应避免随意性或不公正性。除此之外，还应考虑到其他的一些因素，如经济成本、利益、技术可行性、社会需求等，这些因素可能被恰当地应用在风险管理中，特别是在采取措施的过程中。这些考虑不应该被随意武断决定，决策的过程应当公正透明。

### 5.2.3 风险管理的决策和活动应当透明

风险管理应当识别所有风险管理过程要素的系统程序和文件，包括决策的制定。对于所有利益相关方而言都应当遵循透明性原则。

### 5.2.4 风险评估政策的制定应是风险管理的重要组成部分

在风险评估政策的制定过程中，对于有价值的指南或政策性意见的选择，特别是有可能被应用到专门的风险评估过程决策中的意见，应当与风险评估人员事先沟通，在风险评估之前作出决策。

### 5.2.5 风险管理应当确保风险评估过程的科学独立性

风险管埋和风险评估的职能应当相互分离，这是确保风险评估过程科学完整所必需的，并且这也有利于减少风险评估和风险管理之间的利益冲突。虽然在职能上应相互分离，但风险管理者和风险评估者应当相互合作。风险分析是一个循环反复的过程，风险管理者和风险评估者之间的相互合作在风险分析的实际工作中是非常重要的，而且是不可缺少的。

### 5.2.6 风险管理应考虑风险评估结果的不确定性

在任何可能的情况下，风险评估都应包含关于风险不确定性的定量分析，而且定量分析必须采用风险管理者容易理解的形式。这样，风险决策的制定才能将所有不确定性范围的信息考虑在内。如果风险评估是高度不确定性的，那么这时的风险管理决策就必须更加谨慎。

### 5.2.7 风险管理应当保持与所有利益相关者进行充分的信息交流

保持与所有利益相关者的相互交流是风险管理整体过程中不可缺少的一项重要工作。风险交流不仅仅是一个信息交换的过程，其更为主要的功能是通过风险交流，使那些对于风险管理来说切实有效的信息和意见能够真正应用到管理决策之中。

### 5.2.8 风险管理应当是一个持续循环的过程

风险管理应当是一个持续循环的过程，该过程应不断评估和审查风险管理决策中已经产生的所有新的资料和信息。在随后的风险管理决策应用过程中，为确保该决策在解决食品安全问题时的效力，应定期对风险管理决策进行评估和审查。对信息反馈和回顾而言，监测及其他一些活动可能是必需的。

## 5.3 食品安全风险管理框架

食品安全风险管理框架包括四个部分：风险评价（risk evaluation）、选择评估（option assessment）、执行评估（implementation assessment）、监控和回顾（monitoring and review）。同时它们也是食品安全风险管理的四个要素。

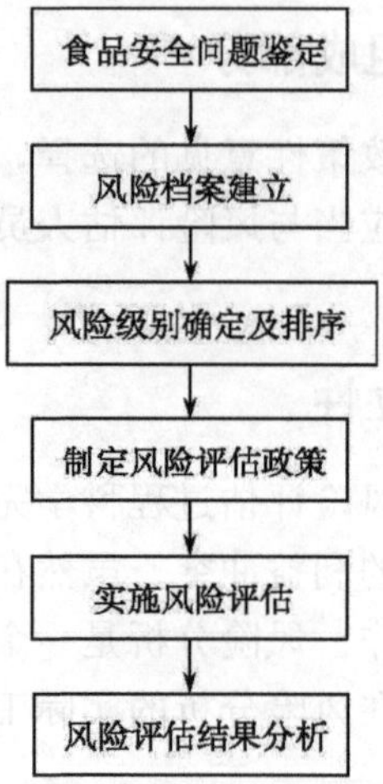

图 5-1 风险评价示意图

### 5.3.1 风险评价

风险评价包括食品安全性问题鉴定、描述风险概况建立风险档案、根据风险评估和风险管理的优先性确定风险级别，以及对危害进行排序、制定风险评估政策、实施风险评估、风险评估结果分析和审议等内容（图 5-1）。

### 5.3.2 风险管理措施的选择和评估

风险管理措施的选择和评估包括三个步骤：一是对现有可以选择的措施进行鉴定；二是最佳管理措施的选择，包括采用合理水平的食品安全标准；三是最终管理决策的制定。

第二个步骤中的“安全标准”是指可接受的风险水平，也就是风险管理者采纳的，或者说是风险管理决策中确定选择的标准，具体有以下几种。

（1）“零风险”标准：通常绝对没有危害的风险或者只有轻微危害的可接受风险水平。

（2）“均衡”标准：如成本-效益平衡标准、成本-效率平衡标准。

（3）“门槛”标准：假定某个非零风险为可接受风险水平的起始门槛标准。

（4）“程序”标准：指需经专家协商讨论或投票等程序决定的可接受风险水平。

### 5.3.3 管理决策的执行

管理决策的执行指的是有关主管部门，即食品安全风险管理者执行风险管理决策的过程。食品安全主管部门，即风险管理者，有责任满足消费者的期望，通过采取必要措施保证消费者能得到高水平的健康保护。根据风险的类型及食品安全问题的重要性，管理决策执行的内容通常包含五个方面。

（1）已知风险管理：采取以风险评估为基础的政策和措施。对已知或确定将要发生的风险，食品安全管理者应通过采用以风险评估为基础的政策和措施，以保护消费者的健康。

（2）未知风险管理：在没有充分科学依据的情况下采取预防性措施。对于未知的风险，管理部门在缺乏充分科学依据的情况下应采取预防性的措施，以管理这些不能确定的风险。

（3）“从农田到餐桌”的全程安全管理。

（4）食品产地及污染物的可追溯性风险管理。为保证切实有效，追溯制度必须涵盖整个食品链的所有阶段，从活动物或原料直到最后加工包装的产品，从饲养场、动物饲料公司直到食品部门的公司。

（5）突发食品安全事件中的风险管理。

### 5.3.4 决策的监控和回顾

监控和回顾是指对实施措施的有效性进行评估，在必要时对风险管理和评估进行回顾。其主要有两个步骤：一是评价决策的有效性；二是风险管理和风险评估审查。

为有效管理风险，风险评价过程的结果应该与风险管理政策评价相结合。为实现这一点，保护人类健康应成为主要目标，而经济成本、利润、技术可行性、预期风险等也都应恰当予以考虑。对管理决策的执行监测既要根据控制措施的效力进行，同时也要考虑已暴露至消费者人群的风险，这样才能保证食品安全目标真正实现。

另外，所有可能被风险管理决策影响的利益攸关者都有机会参与风险管理过程。这些利益攸关者群体可能包括消费者组织、食品工业和贸易代表、教育及研究单位、法规管理机构等。利益攸关者参与咨询过程有多种形式，如参加公众会议或对公众文件提出参考意见等。利益攸关者可以在风险管理政策形成过程的任何一个阶段介入，包括评价与回顾阶段。

## 5.4 食品安全风险管理实施

### 5.4.1 食品安全风险管理者行为实施

食品安全主管部门，即风险管理者，有责任满足消费者的期望，通过采取必要措施保证消费者能得到高水平的健康保护。

1. 已知风险管理

对已知或确定将要发生的风险，食品安全管理者应通过采用以风险评估为基础的政策和措施，以保护消费者的健康。

这不仅是一项建议，而且是世界贸易组织成员国的一项义务。世界贸易组织《实施卫生与植物检疫措施协定（SPS）》规定，世界贸易组织成员应以风险评估为基础制订卫生和植物检疫措施。

风险评估是一项科学工作程序，分为若干阶段，从风险识别和定性开始，进而评估可能受危险影响的程度，以便为风险定性（有关风险实际发生影响的概率）。风险评估对于新风险和正在出现的风险尤为重要。

**案例 1**：2000 年前，法国常常在进口的虾中检查到副溶血性弧菌属细菌。当时，由于副溶血性弧菌的病原特性不清楚（海鲜引起肠胃炎的主要原因之一），在发现这种微生物后即实施了预防措施（整批销毁）。因发现这种细菌的频率有所上升，风险管理人员责成对这个具体的问题进行了风险评估。风险管理人员通过这项评估形成以下观点：

（1）只有会产生溶血素这种毒素的副溶血性弧菌菌株才有致病性；

（2）可用分子技术检测出能产生溶血素的副溶血性弧菌。

鉴于以上结论，风险管理人员修改了应对副溶血性弧菌构成的风险的办法，具体如下：

（1）任何批次的虾，凡受含溶血素基因的副溶血性弧菌菌株感染的，一律予以销毁；

（2）非带溶血素型副溶血性弧菌菌株的其他批次可以在市场上销售。

风险评估也应有助于实现对消费者健康的高水平保护。因此，考虑到风险评估被用于制定食品安全法规，因此这种评估必须达到若干标准：

（1）卓越性，即极高水平的专业学科知识；

（2）独立性，即尽可能保持高度客观性，尤其是不与经济游说集团发生关系；

（3）透明度；

（4）以现有的实用科技信息为基础。

为了保证这种高质量科技信息的独立性和透明度，一些国家或区域利益集团已决定将风险评估与风险管理分开，同时从务实的角度将二者的相互作用予以重视。这项战略已得到国际上的认可，因为根据食品法典，风险评估与风险管理在功能上应当分开。

**案例 2**：法国食品安全风险评估与风险管理职能的分离。

法国于 1998 年设立了一个科学机构，称为“法国食品卫生安全署”，负责评估可能影响人类食品和动物饲料的健康及营养风险，包括人类饮用水方面的风险。该署的另一项任务是在科学和技术方面为法规的起草提供支持。

该机构在食品安全方面拥有范围很广的科学权限，从原材料（动植物产品）的生产到向最终用户的分销都在其中。

从组织结构看，该机构有若干专家委员会，分管营养学、微生物学、生物技术、传染性亚急性海绵状脑病、物理和化学污染物及残留、动物饲料、接触材料、添加剂、技术工艺辅助物质和香料、动物健康、供应水等。

法国食品卫生安全署归三个部领导，这三个部分别是农业及渔业部，经济、金融与工业部，社会团结与就业部，该署能自行提出独立的科学意见。

为保证独立性，各专家委员会成员的任命须经过公开招募候选人的程序。

此外，法国食品卫生安全署与13个全国性的专门实验室一样，构成法国食品安全领域风险管理人员的研究和技术支持中心。

风险管理人员与该机构密切合作。凡与食品安全有关的任何法规发生变动，均必须征求该机构的意见，并提出其认为适当的任何措施以保护公众健康。

法国食品卫生安全署也是一个监督机构，因此必须熟悉各种实际情况和保证透明度。法国食品卫生安全署的意见和建议均公开发表。该机构没有执行检验的权力。

## 2. 未知风险管理

对于未知的风险，管理部门在缺乏充分科学依据的情况下应采取预防性的措施，以管理这些不能确定的风险。这可以看做是采取卫生和植物检疫措施必须依靠风险评估义务的一种例外，这种例外允许各国政府即便在风险评估尚不完全的情况下也可采取卫生和植物检疫措施，并使用预防措施保护公民。《实施卫生与植物检疫措施协定》（第5.7条）规定，在有关科学证据尚不充分的情况下，世贸组织成员国可根据所具备的有关信息临时采取卫生和植物检疫措施。在这种情况下，各国应力求为进行更客观的风险评估以取得必要的进一步信息，并应在合理时限内重新审查卫生和植物检疫措施。

因此，决策者不能以科学上的不确定性作为不针对某种食品风险采取行动的借口。也就是说，如果开始出现某种潜在危险和无法逆转的情况，而又缺乏科学证据进行充分的科学评估，风险管理人员在法律和政治上有理由采取预防措施，不必等待科学上的确证。事实上，决策者有责任采取必要措施保护消费者。在这方面应当再次指出，当今的公众对食品安全的要求高于以往，他们已将食品安全排在以往可能占主导地位的其他标准之上。

**案例3**：比利时二噁英危机的预防性风险管理。

为了说明预防性方法的概念，这里列举1999年欧洲二噁英危机在风险管理方面的应用作为说明。这场危机发生在1999年5月底，当时，比利时当局通知欧洲委员会及其成员国，某些动物产品已遭受严重的二噁英污染。

此事在比利时的发生时间还要早几个月，即该年的2月份，当时一些饲养场的家禽出现异常的临床病状。比利时有关部门进行的调查发现，这些症状与饲料中可能存在的二噁英造成家禽中毒有关，并查出了问题出在制备饲料所用油脂的公司和有关的动物饲养生产商。

比利时当局随后进行了可溯源性检验，以确定所造成的损害的范围，向欧洲委员会及其成员国作了通报，并决定销毁污染的禽蛋和家禽。

考虑到二噁英公认的致癌作用以及缺乏关于污染程度的具体资料（比利时当局在某些食品中检测到世界卫生组织规定限量700倍的二噁英浓度），因此，即便风险评估在各方面尚不完全，仍必须采取紧急措施。尽管有关危险——二噁英污染——是已知的，但由于风险尚未确切查明以及影响范围尚不确定，其风险还未能得到充分的科学依据证实。

（1）风险尚未确切查明，原因是几乎不具备有关该污染物紧急污染情况下食品中二噁英允许含量的数据。有关更为常见的慢性污染资料较多。

（2）关于风险可能影响范围的评估尚不安全。根据比利时当局提供的资料以及实地研究和为确定二噁英含量而采集的动物产品样本判断，尚不清楚污染的确切程度。在这方面应当指出，检测二噁英残留量的分析方法是最困难的一种。例如，分析一份样本就需要5～6周时间。

欧盟随后采取了下列预防措施：

（1）欧洲委员会通令禁止在共同体内部销售含有比利时的奶、蛋、肉和油脂成分的产品；

（2）在法国市场上回收并销毁可能受污染的比利时产品；

（3）在法国境内对涉嫌制备问题饲料的比利时公司进行了一次可溯源性调查，目的是查明可能食用了受污染饲料的家禽，并对涉嫌受污染家禽实行了限制措施；

（4）回收并销毁涉嫌受污染的法国家禽生产的产品。

按照《实施卫生与植物检疫措施协定》，随着关于风险及其影响范围的更多确切资料（分析结果、科学意见等）逐渐明朗，欧共体修改并逐步解除了关于禁止在共同体内部销售含有原产比利时的奶、蛋、肉和油脂成分产品的决定和针对法国生产实行的预防措施。

总之，虽然这场危机的经济代价是巨大的（对384个家禽群体实行了限制措施，销毁了800万吨动物及其制品），但应当指出，有关各方都理解并接受了采取预防性措施的目的，即保护消费者。决策者也随时向消费者通报情况，因而消费者没有丧失对有关政策的信任：他们并没有从此不再购买受危机影响（品牌）的产品。最后一点，到目前为止，未发现本次污染事件对人类健康的有害影响，这证明所执行的预防性措施是有效的。

上述分析表明，预防措施的原则是在食品安全领域内十分特定的情况下使用的。风险管理人员即决策者应用这一原则的情况是：人类健康面临重大风险，并且不具备评估风险所需的全部数据之时。

按照世贸组织《实施卫生与植物检疫措施协定》的规定，这种风险管理的预防性方法并不是一成不变的，它会随着风险评估框架内科学数据的进一步积累而改变。虽然实行预防措施会暂时造成商业上的限制或障碍，但不能真正将其作为一种保护措施，因为这是一种工具，使风险管理人员能够执行临时措施，这种措施可随科学数据具备程度的变化而变化，而且唯一目的是保护消费者、动物或植物的健康，这是该协定所认可的一项权利。

应当说，这正是欧洲委员会尼斯会议所通过的决议的意图所在。欧盟成员国注重的是，在该决议中为有关国家当局使用预防措施和掌握应用情况确定了准则。它们确认，如果根据现有数据进行多学科、对抗式、独立透明的评估无法就风险程度做出确定结论，就必须根据对所需保护程度的政治评估采取风险管理措施。它们还表示，在有可能选择的情况下，这些措施作为解决的办法，必须是最少贸易限制作用、尊重比例相称原则，同时顾及远期风险和近期风险，并能联系不断发展的科学知识加以重新审查。欧洲委员会还强调了协调和充分向公众通报情况的重要性。还应当指出，在缺乏有关某种风险的科学数据或风险程度不确定的情况下，公众一般会有情绪化的反应，对此，预防原则也应着眼于把握公众对进一步的科学信息的期待。

此外，应当强调，世界各地都存在健康风险，贸易全球化又加剧了这种风险的影响，对发达国家和发展中国家可能构成严重威胁，而发展中国家在这方面可能尤其脆弱。因此，预防原则的运用不应当仅局限于发达国家，也应当被视为发展中国家的一个要素，这有助于避免各国潜在的重大健康事件的破坏性后果。

### 3. “从农田到餐桌”的全程安全管理

当国家主管部门准备建立、更新、强化或改革食品控制体系时，必须充分考虑加强食品控制活动的若干基本原则，这些原则主要包括7个方面：①在食物链中尽可能充分地应用预防原则，以最大幅度地降低食品风险；②致力于“从农田到餐桌”(from farm to table) 的整个过程；③建立应急机制以处理特殊的危害（如召回制度)；④制订基于科学原理的食品控制战略；⑤确定基于风险分析的重点领域以及风险管理的有效性；⑥制订针对风险分析的重点领域以及风险管理的效果；⑦充分认识到食品控制人人有责，需要利益攸关者积极合作。

FAO/WHO在《保障食品质量与安全——强化国家食品控制体系指南》(2003) 中特别强调了“从农田到餐桌”的综合概念，指出在食品生产、加工和销售链条中要始终遵循预防性原则，这是降低风险最有效的途径。要最大限度地保护消费者的利益，最根本的就是把食品质量和安全建立在食品生产从种植（养殖）到消费的整个环节。这个从农业种植者（养殖者)、加工者、运输者到销售者的链条称作“从农田到餐桌”，链条中的每一个环节在食品质量与安全中都是非常关键的。“从农田到餐桌”整体控制体系是食品安全全程控制技术和操作规范的理论基础，是实施食品安全管理的重要技术手段，并已成为食品安全控制的现代理念。

“从农田到餐桌”全程控制理念已被许多国家采纳。《欧盟食品安全白皮书》指出，食品安全政策的制定必须建立在统一综合的方法基础上，也就是贯穿“从农田到餐桌”整个食物链，包括所有食品、各成员国之间、欧盟内部和欧盟以外的其他国家地区，国际和欧盟决策论坛上政策制定的所有环节。在对“从农田到餐桌”各环节进行控制的同时，要明确食物链中所有投资受益者（包括饲料生产者、农民、食品生产商、运输商、成员国和第三国合格的权威机构、委员会、消费者）的任务。饲料生产商、农民和食品加工商对食品安全负主要责任。合格的权威机构通过国家监督及管理部门的运作监督履行这个职责。国家食品安全委员会将致力于通过国家级的审计和检查来评估这些权威机构是否胜任这一职责。消费者也应该认识到他们应恰当储藏、加工和烹饪食品。这样，包括饲料生产、基本生产、食品加工、储藏、运输、零售等食物链的各个环节在内的“从农田到餐桌”的政策就能系统地得到落实。

欧美国家的食品安全控制强调“从农田到餐桌”整个过程的有效控制，控制环节包括生产、加工、包装、运输、储藏和销售等，控制对象包括化肥、农药、饲料、包装材料、运输工具、食品标签等。通过全程监管，对可能会给食品安全构成潜在危害的风险预先加以防范，避免重要环节的缺失，并以此为基础实行问题食品的追溯制度。在美国，一个部门负责一种食品的安全的特点，使得“从农田到餐桌”的全程监管的责任主体明确，容易操作。欧盟《食品安全白皮书》明确提出要加强和巩固“从农田到餐桌”的控制能力，全面完善全程监管体制。

**案例 4**：1999 年比利时二噁英危机中，发现一些动物产品的二噁英污染程度很严重，原因是动物食用的饲料中含有二噁英。另一些地方发现食品中存在沙门氏菌，其原因可能不仅仅是农业食品加工公司卫生条件太差，而且也在于用于生产食品的动物本身受沙门氏菌污染。

过去 30 年的社会经济变化要求在食品安全问题上采取“从农田到餐桌”的综合管理方法，表现在以下方面：

（1）农产品生产方法的变化，销售和消费形式的转变；

（2）畜禽育种、作物和动物饲料生产的集约化及工业化程度提高；

（3）牛海绵状脑病（疯牛病）等新疾病的出现以及食源性疾病紧急情况（如沙门氏菌病、维罗毒素型大肠杆菌菌株引起的疾病等）；

（4）消费者更加了解情况、需求更高，以及生活方式改变（尤其是加工肉类消费量增加）；

（5）食品贸易量增加，不仅降低了食品价格、增加了品种，而且也造成食品生产地点与最终消费者之间的供应链趋于复杂。

风险管理的这种综合方法具有一系列优点。根据法国的经验，这种方法有利于信息流通、落实决定和进行检查核对。它不仅有助于提高流行病监测网络的一致性和有效性，而且有助于提高动物传染病（如沙门氏菌病）防治措施及食品污染监测计划的一致性和有效性。这是一种进程监测型的方法，已证明在有关牛海绵状脑病风险管理中极为重要：连贯一致地进行监测，从农场（流行病学监测）经屠宰场（例如去除特定有害部位）直至销售（肉类的可溯源性）。

最后，在消费者对食品安全的要求提高、信心下降的时候（正在出现的疾病、广泛的工业化进程、创新和新技术的采用），这种方法也是一种有助于保证食品的可溯源性并让消费者感到放心的途径。

### 4. 食品产地及污染物的可追溯性

可追溯性是保障食品安全的关键要求之一。在可能发生某种危险（如食物中毒）时，风险管理人员应当能够认定有关食品，迅速设法准确地禁售、禁用危险产品，通知消费者或负责监测食品的单位和个人，必要时沿整个食品链追溯问题的起源并加以纠正。就此而言，通过可溯源性研究，风险管理人员可以明确认定有危险的产品，以此限制风险对消费者的影响范围，从而限制有关措施的经济影响。

为保证切实有效，追溯制度必须涵盖整个食品链的所有阶段，从活动物或原料直到最后加工包装的产品，从饲养场、动物饲料公司直到食品部门的公司。

欧盟及其主要成员国在追溯制度方面建立了统一的数据库，包括识别系统、代码系统，详细记载生产链中被监控对象移动的轨迹，监测食品的生产和销售状况。欧盟还建立了食品追踪机制，要求饲料和商品经销商对原料来源和配料保存进行记录，要求农民或养殖企业对饲养牲畜的详细过程进行记录。例如，欧盟规定牲畜饲养者必须记录包括饲料的种类及来源、牲畜患病情况、使用兽药的种类及来源等信息并妥善保存。屠宰加工厂收购活体牲畜时，养殖方必须提供上述信息的记录。屠宰后被分割的牲畜肉块，也必须有强制性的标识，包括可追溯号、出生地、屠宰场批号、分割厂批号等内容，通过这些信息，可以追踪每块畜禽肉的来源。此外，欧盟还建立了转基因生物的跟踪系统，要求生产企业及食品经营者传送并保留其经手的转基因食品的详细信息，这些信息必须通过商业链传达，保留时间不得少于5年，以此确保对转基因食品的可追溯性。

**案例5**：欧盟的牛都建立了身份识别系统。动物在欧盟范围内的移动可用称为ANIMO网络的计算机系统追踪监测。屠宰场在屠宰动物时要保留动物的详细资料，并可通过一个追溯系统标定宰杀后的畜身（胴体）的来源。畜身（胴体）要盖上有关屠宰场的印记。此外，畜肉在进入市场时附有一份证件，其中标明了来源和去向。产品加工的每个后续阶段都有类似的系统。

## 5. 突发食品安全事件中的风险管理

食品安全管理部门还应加强在紧急情况下和随时出现的风险中进行健康风险管理的能力。尽管风险管理人员要设法防范，但发生问题的可能性总是存在的。为确保消费者的安全，一旦发生问题，风险管理人员必须能够尽快了解情况并得到尽可能准确的风险评估报告，以便执行必要的措施并避免发生危险。

在这种情况下，卫生监测是至关重要的。对于信息流通而言，卫生监测更是必不可少。卫生监测可有各种不同的报警来源，主要包括：省区或中央一级的监测部门、生产或销售公司、另一国的使馆或国际组织，具体就欧盟而言则是快速报警网络。获悉食品安全领域发生严重异常情况的成员国可使用快速报警网络向所有其他成员国和欧盟委员会发送警报，使之能够迅速评估可能面临的任何危险。科学人员、新闻媒体和消费者协会也可报警。

此外，在紧急情况下或正在出现的风险中进行风险管理，还要求负责食品安全的监测单位之间形成良好的合作，并需要具备停止在市场上销售涉嫌产品能力的有效程序。

**案例6**：在法国，根据1998年颁布的法律设立了卫生监测安排。为此设立了卫生监测研究所，它依靠下属的跨地区流行病学研究单位和省区卫生及社会服务局开展工作。卫生监测研究所有三项任务：

(1) 卫生监测和公众健康警戒；

(2) 向风险管理人员发出警报并就各种适当的措施提出建议；

(3) 找出引起公众健康状况变化的根源，尤其是找出紧急情况的根源。

这个机构可以查明人类李斯特菌病的病例，并尽快在所有负责风险管理的部门（社会事务和就业部、农业和渔业部、经济、金融和工业部）之间协调行动，以查明引起感染的食品。

## 6. 食品安全利益攸关者及其责任和权利

### 1) 食品安全利益攸关者

食品安全利益攸关者（food safety stakeholder）就是与食品产业链密切相关的个体、团体及政府组织，具体包括农户、生产商、加工商、中介组织、流通企业、消费者、政府、科研机构等，他们的行为对于终端食品的安全与否具有重要的影响。另外，终端食品是否安全与他们也有着千丝万缕的利益关系。根据理性经济人的假设，在激烈的市场竞争环境下，生产者（包括农户）、加工商、销售商、政府、消费者都有自觉从事食品安全生产、销售、管理、消费的意愿，因为他们每一类主体都有各自的利益，包括经济利益、行政利益、健康生活利益等。

FAO/WHO对食品安全利益攸关者作了说明。所谓食品安全利益攸关者，就是在食品从种植（养殖）到消费的整个链条中的控制主体，包括农业种植者(养殖者)、加工者、运输者、销售者等。国际食品法典委员会（CAC）前主席、瑞典食品安全局副局长 Stuart A. Slorach 博士认为，食品安全利益攸关者是“那些在食品生产、加工和贸易过程中对食品安全负最主要责任的人，包括农民、渔民、屠宰场工人、食品加工者、批发零售商、餐饮企业等。确保他们所生产和加工的食品的安全是他们的责任，而且他们必须使其达到相关食品法的要求，监督管理机构和消费者的职责也应包含在内。”

魏益民等（2005）在《论食品安全的理论基础与技术体系》中也对食品安全利益攸关者进行了界定，指出管理者、生产者、消费者、科技工作者是食品产业链中的利益攸关者。如图 5-2 所示，其中生产者负有为消费者生产安全食品的责任，消费者则负有保证遵循食品存放和制备原则、正确消费食品以及合理安排饮食结构的责任，生产者和消费者构成了食品安全利益攸关者的基础；管理者负有颁布合理的食品安全法规和标准、保证食品生产者遵守相关法规，以及为消费者提供相关信息和建议的责任，是食品安全的控制主体；科技工作者（科研工作、检测机构等）则承担为管理者、生产者、消费者提供科学支撑的责任。管理者、生产者、消费者、科技人员四者相互影响、相互作用，共同构成了食品安全的利益攸关者。

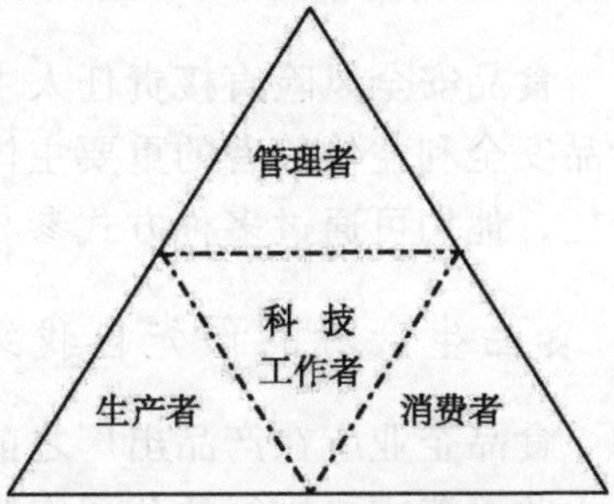

图 5-2　食品安全利益攸关者

**2）食品安全利益攸关者的责任和权利**

政府、农户、生产商、销售商、消费者等利益攸关者在食品安全控制中都有各自相应的责任和权利。政府在食品安全控制中的主要职责是制定有关食品的法律法规，以促进对整个食物链的综合管理，确保进行有效政府管理的基础设施建设，保证食品检验部门工作人员的素质，确保建立官方实验室网络，用来监测食物链、进行食品监督，以及建立食源性疾病的检测网络等；农户应详细记录有关原材料、畜牧生产方式、动物迁徙及销售情况，以便协助实施质量安全监控措施并实现食品的可追溯性。在农作物生长、收割、分拣和包装过程中，农民要尽可能实施良好农业规范（GAP）和良好操作规范（GMP）；食品生产商必须保证食品生产的各个环节都落实监控体系，才能避免或根除消费者的风险或将其降低到可接受的程度。因此，各类食品企业都有必要与管理机构保持积极的对话，就食品安全标准达成一致意见，并确保与政府食品安全监控体系之间保持紧密合作。此外，在条件许可的情况下，食品生产者不仅应该对原料进行安全性监测，还应该对他们生产的产品进行安全性监测，建立产品的可追溯性档案；食品销售商与加工商一样必须采用食品安全管理系统，即使从事包装食品配送业务的经营活动也应遵守卫生管理规范，并采用 HACCP 方法对食品安全危害进行积极主动的识别和控制。在食品零售商中，餐饮业必须落实HACCP系统，并对员工个人卫生、设备和店铺卫生以及员工培训给予高度重视；消费者有责任保护自身及家庭免受与食品制备和消费有关的风险危害。食品储藏不当、蒸煮不熟或出现未加工食品与制作后的“可食用”食品交叉污染的情况都可能引起食源性疾病。消费者应该掌握预防疾病传播所必须采取的方法和防范措施，因此，对消费者进行食品卫生教育和安全基本原则教育是必要的。

### 5.4.2 食品安全风险直接责任人行为实施

食品安全风险直接责任人主要包括食品生产商、加工商、销售商，他们也是食品安全利益攸关者的重要主体。直接责任人在食品安全风险管理中负有重要的责任，他们可通过多种方式参与改善食品安全的决策。

1. 食品生产者的预先自我纠偏行为

食品企业应在产品出厂之前进行预先自我纠偏，这里主要是指自检自测，以及为此可能需要进行的公司实验室资格的认证工作。农产食品公司可以自行监测所生产的食品的卫生质量，为此可自行进行产品的实验室分析并监测生产工序，这就是所谓的自检自测。公司可在必要时通过这种方式在有关部门检验之前采取行动，纠正可能发生的质量与安全问题。

食品企业的这项工作既可求助于外单位的实验室完成，也可在企业内部自设分析实验室来进行。为使自行分析具备必要的可信度，公司可争取为自设的分析实验室获得资格认证，这样有助于得到管理部门和客户承认的可靠性和透明度。

2. 实施卫生质量管理规范准则（HACCP和GMP）

食品企业应通过实施卫生质量管理规范准则来保证其生产的食品的质量与安全。建立良好操作规范（GMP）和危害分析与关键控制点（HACCP）系统是其重要内容。

良好操作规范和危害分析与关键控制点是食品安全控制的两个重要概念。良好操作规范规定了食品生产、加工、包装、储存、运输和销售的规范性卫生要求；危害分析与关键控制点是由食品的危害分析（Hazard Analysis，HA）和关键控制点（Critical Control Point，CCP）两部分组成的一种系统管理方式，是食品安全过程的控制手段。GMP和HACCP都是食品安全控制的基本方式。

**1）良好操作规范**

良好操作规范（Good Manufacturing Practice，GMP）又称为食品生产卫生规范，规定了食品生产、加工、包装、储存、运输和销售的规范性卫生要求，其主要目标是确保食品企业生产加工出卫生的食品。一般情况下，它以法规、推荐性法案、条例和准则等形式公布，其内容通常包括以下几个方面：加工环境；厂房、设施的结构与卫生要求；厂区及车间卫生设施；加工用水；设备与工具；人员（卫生、健康与培训）；原材料卫生管理；生产过程管理；成品管理与实验室检测（质量检验、储存、运输、销售管理等）；卫生和食品安全控制（管理体系要求等）。

良好操作规范是从药品生产质量管理规范中发展起来的。1963 年美国制定颁布了世界上第一部药品良好操作规范。食品和药品都是与人类生命息息相关的特殊商品，在药品 GMP 取得良好成效之后，GMP 很快也被应用到食品质量管理中，并逐步发展形成了食品 GMP。1969 年美国食品药品管理局（FDA）制定了《食品良好操作规范的条例及法规》，并陆续制定了各类食品的 GMP。WHO 于 1969年在第 22 届世界卫生大会上，向各成员国首次推荐了 GMP，并于 1975 年向各成员国公布了实施 GMP 的指导方针。食品法典委员会（CAC）也采纳了 GMP 体系观点，制定的许多国际标准中都有 GMP 的内容，并制定了《食品卫生通则》，强调对第三国食品卫生的监督。其他一些发达国家如澳大利亚、英国等都相继借鉴了 GMP 的原则和管理模式，制定了不同类别食品企业的 GMP，有的是强制性的法律条文，有的是指导性的卫生规范。

随着 GMP 的发展，又陆续衍生了良好农业规范（GAP）、良好兽医规范（GVP）、良好卫生规范（GHP）、良好销售规范（GDP）、良好贸易规范（GTP）等，这些规范共同成为食品安全管理体系的重要组成部分。

**2）危害分析与关键控制点**

危害分析与关键控制点（Hazard Analysis and Critical Control Point，HACCP）是由食品的危害分析和关键控制点两部分组成的一种系统管理方式。其基本含义是：为了防止食物中毒或其他食源性疾病的发生，应从食品原料种植（养殖）到食用的全过程中对造成食品污染发生或发展的各种危害因素进行系统分析；在此基础上，确定能有效预防、减轻或消除各种危害的“关键控制点”，进而在“关键控制点”上对造成食品污染发生或发展的危害因素进行控制，并同时监测控制效果，随时对控制方法进行校正和补充。由于 HACCP 强调应沿着食品生产加工的整个过程，连续、系统地对造成食品污染发生和发展的各种危害因素进行分析和控制，所以，HACCP 方法又被称为“食品安全的纵向保证法（longitudinal integration of food safety assurance)”。

HACCP 具有三个方面的特点。一是重在预防。HACCP 是一种以预防为主的质量保证方法，是生产者在生产前制订出的方案，它分析生产、加工过程中可能出现的危害，找出关键控制点及控制措施，既最大限度地减少了产生食品安全危害的风险，又避免了单纯依靠对最终产品的检验进行安全控制产生的问题，是一种既经济又高效的食品安全控制方法。二是突出重点。HACCP 的重点是找准关键控制点（CCP），也就是食品加工生产过程中可控的、并且一旦失控后产品将危及消费者安全和健康的那些控制点，使之在受控的情况下加工、生产，从而使食品潜在的危害得以防止、排除或降至可以接受的水平，进而从根本上保证生产的食品的安全性。三是易于推行。HACCP体系原理简单易懂、认证费用低、手续简洁、容易见效。由于每个企业的产品特性不同，加工条件、生产工艺、人员素质等也有差异，故不同企业的HACCP计划也各不相同。但每一企业都可以参照常规的步骤来制定各自的HACCP计划，并申请得到有关政府部门或国际机构的认可。

**3）GMP和HACCP的关系**

GMP和HACCP都是食品安全控制的基本方式，二者既相互区别又密切联系。GMP是适用于所有相同类型产品的食品生产企业的原则，而HACCP则依据食品生产厂及其生产过程不同而不同。GMP体现了食品企业质量管理的普遍原则，而HACCP则是针对每一个企业生产过程的特殊原则。GMP的内容是全面的，它对食品生产过程中的各个环节各个方面都制订出具体的要求，是一个全面质量保证系统；HACCP则突出对重点环节的控制，以点带面来保证整个食品加工过程中食品的安全。形象地说，GMP如同一张预防各种食品危害发生的网，而HACCP则是其中的链。从GMP和HACCP各自特点来看，GMP是对食品企业生产条件、生产工艺、生产行为和卫生管理提出的规范性要求，而HACCP则是动态的食品卫生管理方法；GMP的要求是硬性的、固定的，而HACCP是灵活的、可调的。

GMP和HACCP在食品企业卫生管理中所起的作用是相辅相成的。通过HACCP系统，可以找出GMP要求中的关键项目，通过运行HACCP系统，控制这些关键项目达到标准要求。掌握HACCP的原理和方法还可以使监督人员、企业管理人员具备敏锐的判断力和危害评估能力，有助于GMP的制订和实施。GMP是食品企业必须达到的生产条件和行为规范，企业只有在实施GMP规定的基础之上，才可使HACCP系统有效运行。GMP和HACCP对任何希望确保产品安全的食品企业而言都缺一不可。

**案例7**：法国的卫生质量管理规范准则。

在法国，一些生产工序都具备风险管理人员（法国和欧共体法规）推荐的卫生质量管理规范准则。这些准则由专业组织制订，由有关部门依照法国公共卫生高级理事会的科学意见予以验证，所依据的是HACCP系统，该系统为具体风险的监测和调查确定了相应的方法。

### 3. 建立公司质量证书制度，实施ISO认证

食品企业还可通过建立公司质量证书制度，执行ISO认证来实施食品安全风险管理。

ISO 9000是运用当代质量管理科学理论和方法，建立和健全组织质量体系，通过对企业质量体系的不断改进和完善来达到产品质量提高的一种国际通用方

法。实施 ISO 9000 系列标准对影响产品质量的各个因素和产品质量形成过程的各个环节进行监控，可以减少和消除质量缺陷，预防质量问题的发生，生产满足要求的产品。此体系在一般性的工业产品安全方面得到广泛应用。

由于消费者倾向标明环境保护与公众健康之间存在关联，近年来有些公司已转向环境管理体系（ISO 14000）。ISO 14000 系列标准的核心内容是清洁生产，即从全过程控制出发，使企业注重节能降耗、减少浪费，并采取措施将污染物消除在产品设计、生产的各个环节之中，推动企业向集约型和可持续发展转变。它是一个自愿性标准，不带有任何强制，为不同层次和技术水平的企业和组织提供了较大的可选空间。ISO 14000 在提高企业的环境质量方面已得到广泛应用，是国际比较通行的环境认证体系。食品企业的原料源头与环境可以用此体系进行控制。

在法国，食品质量体系认证工作一般由一个具有资格的独立组织负责，如法国质量保证协会。法国已有1000多个农产食品工业加工场点通过执行 ISO 9000 标准取得了质量认证证书。

### 4. 增进产品的可溯源性

增进产品的可溯源性是指食品生产企业应使用适当的方法，为所记录的资料和产品或批次识别信息建立一套能够经常更新的书面程序，以追溯这些产品或批次的来源，并能够查明产量和分销条件等信息。

可溯源性是产品证书或质量认证制度的一个关键组成部分，越来越多的公司都在加强这方面的工作。

### 5. 生产者素质培训和进行食品卫生教育

加强生产者的素质培训、进行食品卫生教育也是食品安全风险管理的重要措施。对生产者进行教育培训，引导他们生产安全食品，有助于从源头上把握食品安全。一些国家目前对生产者的培训基本处于自流状态。因此，加强对生产者的食品安全培训，对确保食品安全具有开创性意义。其次是从事食品生产加工的群体，最后是从事食品管理的群体。为加强产业界从业人员的教育，政府还应发展一套提高国家食品质量和安全系统效率的工具，如食品质量控制手册、食品控制流程操作指南等。

与此同时，也应重视对消费者的培训和教育。消费者应该掌握预防疾病传播所需要采取的做法和防范措施，对消费者进行食品安全基本原则教育是必要的。消费者有责任保护自身及家庭免受与食品制备和消费有关的风险危害。食品储藏不当、蒸煮不熟或出现未加工食品与制作后的“可食用”食品交叉污染的情况都可能引起食源性疾病。通过加强宣传，提高消费者对食品安全性的认知与购买。应广泛利用各种宣传方式，包括公益或商业广告、社区或公众参与型的食品安全宣传活动，以及产品免费品尝与赠送等，提高消费者对食品安全的认知和识别能力，以及对经过认证的食品（如绿色食品、有机食品等）的认可度，增加对绿色食品等优质食品的购买，发挥市场对生产环节的引导与拉动作用，为保障食品安全提供经济动力和效益支撑。

## 5.5 发达国家的食品安全风险管理

2002年1月，联合国粮农组织和世界卫生组织在摩洛哥马拉喀什举行了“全球食品安全管理人员论坛”。许多国家在这次论坛上介绍了各自的风险管理系统，其中包括管理战略、防治计划、所涉及的机构、危机处理、卫生监测与食品监测以及网络化等。

各国食品安全管理者在讨论中形成了以下意见。

(1) 各国食品安全管理系统各不相同，主管部门之间的合作不可缺少。

(2) 政府、农民、企业界和消费者之间需要建立有效的伙伴关系，积极合作，共同承担对处理食品安全问题的责任。

(3) 风险管理包括多种战略，主要有：

- 利用现有数据进行风险评估，并不断修正；
- 若风险评估未完成，应采用预防性措施；
- 应采用可溯源性或向前追踪的管理系统；
- 实施覆盖“从农田到餐桌”食品安全控制的各种战略；
- 强调通过实施质量保证系统（如 HACCP）系统进行预防。

(4) 食品安全危害研究对填补数据空白及减少食源性危害提供切实可行的措施来说十分重要，对评估风险管理战略来说也是必需的，大学和研究机构的参与至关重要。

(5) 监测和预警系统是及时发现疾病暴发和新出现的食源性危害的基础。

各国管理人员对以下风险管理问题尤为关注。

(1) 缺乏具体的食品安全政策或认为政策优先程度不高。

(2) 在应对食源性危害时缺乏有关食源性疾病的数据。

(3) 需要提高食品从业人员及食品消费者对卫生操作、食品安全与食源性疾病之间的关系的认识。

(4) 需要培训官员和更新实验室设施，以实现食品安全管理。

(5) 由于缺乏实验室及相关试验设施，进口食品的安全为一些国家关注。

### 5.5.1 法国的食品安全风险管理

2002年在“全球食品安全管理人员论坛”上，法国食品管理局局长 Catherine Geslain-Laneelle 女士就所有国家需要考虑的风险管理问题的概况进行了发言，并介绍了法国的食品安全风险管理情况。

Catherine Geslain-Laneelle 利用欧洲 1999 年二噁英危机对风险管理的预防原则作了说明。鉴于二噁英的公认致癌作用及缺少有关含有比利时脂肪的饲料的污染程度的具体信息，因此采取了临时预防措施。欧洲委员会对某些来自比利时的产品施行了禁运，并对法国的一项溯源研究所查明的可能受到污染的畜禽群采取了限制措施，加强了保护措施，在获得更为确切的信息后再予以逐步解除。

“从农田到餐桌”的各个环节都会对食品安全产生影响。30 年来的社会经济变化要求采用一体化的方针。这项方针有助于信息的流通，使流行病监视网络增强一致性和效率，并可能追踪食品来源。可溯源性被介绍为确保食品安全的一项根本要求。

风险管理人员必须为紧急情况和随时出现的风险做好准备。健康监测至关重要。有效的管理必须以科学评价为基础，但也需要考虑社会经济关注。

食品链专业人员具有风险管理的职能。他们负责食品的安全性，对卫生实践提供指导，履行自愿认证要求，制定并实施标准，以及提供信息，满足可溯源性的要求。

### 5.5.2 美国的食品安全风险管理

美国的食品安全风险管理方法主要包括：

（1）以透明的方式制订风险管理战略；

（2）战略以可获得的最佳信息为基础；

（3）应调整战略以应对新出现的风险；

（4）应调整战略以利用技术进步和新的科学数据。

美国在其风险管理方法中所使用的手段包括：①法规；②对工业界的指导；③教育；④监测；⑤广泛应用研究成果。

**案例 8**：针对单核增生性李斯特菌采取的风险管理措施。

1985 年，与软奶酪李斯特菌有关的疾病的暴发使监测活动得到加强，使包括采用自愿性危害分析与关键控制点系统在内的植物检疫程序得到改进，政府也开展了大量教育工作。李斯特菌造成的疾病的年发病率降低了 44%。1998 年与即食肉类产品有关的疾病暴发，提醒人们必须依据最佳的现有信息对风险管理战略进行重新评估。

风险分析促使产生了多种新的风险管理措施，其中包括：

（1）对有关风险人群、医学界和护理人员进行教育；

（2）对加工后污染管理的指导；

（3）对管理人员和工业界的培训；

（4）加强疾病监测；

(5) 对科研任务进行协调；

(6) 为肉类加工厂检测及预防提出管理建议。

在肉类和禽类加工厂实施强制性危害分析与关键控制点系统也得到强调。美国肉类和禽类产品中发现沙门氏菌的频率大大下降，食源性疾病也相应减少。

风险管理以合理的科学信息或现有的最佳数据为基础时最为有效。风险管理战略应随着时间的变化而做出调整，以便应对随时出现的风险，或更好地处理已知风险。为充分利用科技进步，各项战略也应不断调整。最后，风险管理必须包括“从农田到餐桌”整个过程中所有有关方面的努力。

### 5.5.3 瑞典的食品安全风险管理

瑞典的食品安全风险管理的主要特点是对整个食品链进行食品安全综合管理。

瑞典国家食品管理局副局长 Stuart Slorach 博士提出了在整个食品链中对食品安全管理采取以风险为基础的“预防胜于治疗”的综合方法。监督部门的职能是制定安全标准，并保证被公认为对食品安全负有首要责任的生产者、加工者和贸易商建立以危害分析与关键控制点系统原理为依据的适当的内部管理系统。为尽可能好地实现这一目标，需要有一个对整个食品链负责的专门机构，在涉及多个机构时应进行紧密协调。消费者应对家庭中的食品卫生及饮食习惯负责。

Stuart Slorach 博士利用瑞典控制肉鸡沙门氏菌的方法说明了这种综合方法：①保持育种雏体和饲料无沙门氏菌；②对生产设施、鸡群和胴体进行监测；③在零售环节进行防治，并对消费者和饮食供应者进行教育；④对食物中毒事件进行后续跟踪。

瑞典食品安全风险管理的经验有：

(1) 食品安全战略应当以风险为基础并覆盖整个食品链；

(2) 食源性疾病暴发的后续行动和报告工作应得到改进；

(3) 应当对食品安全采取针对问题根源的多学科综合方法；

(4) 需要建立以危害分析与关键控制点系统方法为基础的圈舍管理系统；

(5) 食品检验及监测结果应予以公布；

(6) 应当改进对饮食服务人员的培训和对消费者的教育；

(7) 应当加强食品安全与环境保护官员之间的联络；

(8) 为查明随时出现的风险提供足够的资源。

(刘为军　魏益民)

## 参考文献①

毕金峰，魏益民．2005．食品安全利益相关者责权剖析．中国食物与营养，(7)：10～12

陈宗道，刘金福等．2003．食品质量管理．北京：中国农业大学出版社

哈益明．2004．控制辐照食品安全的 HACCP 质量管理体系．核农学报，18 (1)：22～25

潘家荣等．2006．欧盟食品安全管理体系的特点．中国食物与营养，(3)：7～11

秦富等．2004．欧盟食品安全管理与保障体系．科学决策，(4)：20～25

魏益民，徐俊，安道昌等．2005．论食品安全学的理论基础与技术体系．农产品加工，(9)：43～46

Commission of the European Communities．2000．White paper on food safety，Brussels．1～56

FAO/WHO．2003．Assuring Food Safety and Quality：Guidelines for Strengthening National Food Control Systems．Rome：Food and Agriculture Organization of the United Nations World Health Organization

① 本章部分内容参考了相关网站和政府文件：

[1] Labelling，presentation and advertising of foodstuffs．http：//europa．eu．int/scadplus/leg/en/Ivb/12190．htm．

[2] Risk Management and Food Safety．1997．Report of a Joint FAO/WHO Consultation．Rome，Italy，27 to 31 January．

# 第6章 食品安全风险交流

风险交流是风险分析的三大组成部分之一，与风险管理和风险评估有密切的关系。从风险管理的过程来看，风险交流是风险评估结果和风险管理意见的传递及表现形式，也是风险管理的延伸。风险交流就其科学性来说属于传媒学，需要具备食品科学、食品安全学和消费行为学等知识；在行为技巧和方法方面，又与政治学、管理学有关。风险交流与食品产业链上所有的利益攸关者有关。

## 6.1 风险交流

### 6.1.1 风险交流的概念

根据食品法典委员会（CAC）的定义，风险交流是指在风险分析过程中，就危害、风险、风险相关因素和风险认知在风险评估人员、风险管理人员、消费者、产业界、学术界和其他感兴趣各方对信息和观点的互动式交流过程，内容包括对风险评估结果的解释和做出风险管理决策的政策依据。

### 6.1.2 风险交流与风险分析的关系

风险交流是风险分析框架的重要组成部分，是食品安全风险分析不可忽视的环节。在食品安全突发事件中，技术专家和风险管理者之间的有效交流，以及这两者、其他团体和普通消费者之间的交流，对帮助人们理解风险并做出知情选择是至关重要的。当食品安全事件不是非常紧急、强烈时，风险分析所涉及的利益攸关者之间通过交流能使风险得到更好的理解，从而在风险管理措施上容易达成一致意见。

风险分析作为食品安全学的原理之一，风险交流是其三大组成部分中最新的一个概念，因此对于食品科学或相关专业人员来说，也是大家最不熟悉的一个领域。尽管如此，鉴于风险交流对风险分析的巨大价值，以及在决策的透明度和满足消费者知情权方面的意义，有必要做好这部分工作，确保其在食品安全控制过程中发挥应有的作用。

从本质上讲，风险交流是一个双向过程。它不但涉及风险管理者与风险评估者之间的交流，还是风险分析小组成员和外部利益攸关者之间的信息共享。风险管理者有时会把风险交流看作是一个“对外公布信息”的过程，即食品安全风险管理机构向消费者提供及时、准确的信息。的确，这是风险交流关键的功能之一。然而，风险管理机构“获得信息”的交流方式也同样重要。通过风险交流，决策者可以获取关键信息、数据和观点，并从受到影响的利益攸关方征求和反馈意见。这种参与过程有助于形成更为完善的决策依据。借此，风险管理者可以做出充分表达利益攸关方所关注问题的有效决策。

从某种意义上来说，风险分析涉及的所有人都是风险交流过程中某一环节的“风险交流者”。风险评估者、风险管理者和外部的参与者都需要有风险交流技能和意识。鉴于此，有些食品安全机构设有专门的风险交流部门，配备专业从事风险交流的工作人员，并为风险交流人员提供特殊的职业培训计划和实践机会，例如，如何和媒体交流、如何回答媒体提问、如何主动引导舆论等。在这种情况下，尽早使风险交流融入风险分析的各个阶段是非常有益的。例如，当风险交流专家被安排到风险评估小组中后，他们会提高对风险交流问题的敏感性，并且能极大提高后期就风险评估所进行的交流效果。

总之，风险交流是风险分析中必需的组成部分，是风险管理框架中不可缺少的要素。风险交流有助于给风险分析团队的成员以及外部利益攸关者提供及时的、相关的、准确的信息，同时也能从利益攸关者那里获得信息，进而能够进一步加强对某种食品安全风险的性质和影响的了解。成功的风险交流是有效的风险管理和风险评估的目标，也有助于风险分析过程的透明化，从而促使人们更广泛地了解和接受风险管理决策。

### 6.1.3 风险交流的目的

加拿大渥太华大学麦克劳林人口健康风险评估中心科学家威廉·雷斯（William Leiss）指出，风险交流的目的主要有以下三个方面：

（1）帮助消费者了解危及他们健康和福祉的潜在威胁；

（2）帮助消费者根据有关风险的信息采取适当的预防措施；

（3）帮助消费者在寻求对其日常生活中面临的多种不同风险做出的反应时确定优先次序。

风险交流的目的还在于其在帮助消费者进行消费活动的同时，也为科研工作者进行风险评估及政府进行风险管理带来帮助。

### 6.1.4 风险交流的要素

进行有效的风险交流的要素包括：风险的性质、利益的性质、风险评估的不确定性，以及风险管理的选择。其中风险的性质包括：危害的特征和重要性，风险的大小和严重程度，情况的紧迫性，风险的变化趋势，危害暴露的可能性，暴露的分布，能够构成显著风险的暴露量，风险人群的性质和规模，最高风险人群等。

## 6.2 信息收集与交流

食品安全信息收集、分析交流系统是指建立一个相关数据搜集、分析和交流的系统。在本国和世界范围内搜集、分析有关食品安全问题的重要信息，通过对这些信息的搜集和分析，为制定食品安全政策提供有助于在食品链（即投入、生产、加工和消费）的各个层次改进食品安全操作的适当信息，为他们的食品质量、安全生产、管理和消费等提供科学指导。政府及有关食品管理机构应承担其搜集、交流和传播食品安全相关知识的基本责任，这是管理和监督食品安全问题的重要组成部分。信息搜集和交流的目的，一方面要为生产者服务，使他们了解安全生产的标准和操作规范，把安全的食品生产的标准变成生产者的自觉、自律的行动；另一方面，要为消费者服务，使他们掌握安全消费的基本知识。

欧盟委员会于 2000 年 1 月 12 日发布了《欧盟食品安全白皮书》，提出了成立欧洲食品安全局的意见，2002 年 1 月 28 日颁布了欧洲议会与理事会 178/2002 法规，正式建立了“欧盟食品安全局”，其主要任务就是承担风险评估和风险交流工作。其中，欧盟食品安全局的风险交流工作是通过公开、透明的方式开展的：在科学委员会和专家小组独立的科学建议基础之上，确保所有的利益攸关者能够获得及时、可靠、客观、正确的科学信息；通过不断提高公众对食品风险的认知，系统解释风险，与行为主体及国家食品安全权威机构密切合作，并获得专家咨询论坛交流工作组提供科学建议的支持，确保风险交流信息及时适当的发布；同时，通过成立风险交流专家咨询组，为执行主任提供有关风险交流和工作争议的建议；利用网络、出版物、展览和会议等公共信息交流方式，收集公众的观点和意见，出版科学建议、宣传资料和研究成果，公开发布权益声明；通过利益相关方咨询平台和讨论会，直接与利益相关方进行对话，为公开讨论食品政策提供机会。此外，还通过召集高层次的科学会议，针对风险评估及食品和饲料安全的科学基础深入交流意见。

为了给生产者、消费者及其他利益攸关者提供信息和建议，加拿大在交流通讯方面已进行了大量的投资。除较传统的通讯工具外，越来越多的加拿大人以因特网作为政府联络消费者及其他利益攸关者的新的、经济实用的工具。通过与利益相关者合作，如加拿大“战胜细菌运动”等创新计划，对加强食品安全及最大限度减少因消费者处理和准备食品不当造成的食源性疾病的发生率做出了重要的贡献。

在德国，风险交流是联邦德国风险评估所（BfR）的一项法定任务，BfR 应向消费者提供有关食品和产品中可能存在及已被评估的风险信息。BfR 风险交流的目标群体包括消费者，联邦政府和地区政府，市级、地区级和联邦级的公共机构，消费者组织和其他感兴趣的团体，科研机构，国家和国际机构与组织，商会和贸易协会，媒体，等等。当需要在较大范围内通知公众时，除媒体外，消费者建议中心、产品比较团体、消费者保护、食品与农业信息服务部都会成为风险交流的重要成员。为了实现风险信息交流的持续和互动，BfR 定期组织专家听证会、科学会议及消费者讨论会，并面向一般公众、科学家和其他相关团体公开其评估工作和评估结果。BfR 通常会在其网站上公布专家意见和评估结果。BfR 还积极寻求以简易的方式与普通消费者对评估过程进行交流，并向消费者提供可见和可用的科学研究成果。通过全面的风险交流，一方面，BfR 会尽早发现潜在的健康风险并及时通知有关当局和消费者；另一方面，参与交流的各相关方会对风险评估的过程与结果进行讨论，通过工作的透明度在风险评估涉及的各方之间建立起足够的信任。

除 BfR 外，德国联邦消费者保护与食品安全局（BVL）作为风险管理机构，在风险交流过程中也扮演着重要角色，其新闻办公室负责协调 BVL 的对外交流。BVL 进行风险交流的一个重要目的就是以透明度增强消费者对政府食品安全制度的信心。BVL 一直保持与消费者、国内外的协会、行业组织、其他政府机构及政治组织进行交流，从而收集信息并进行咨询以制订风险管理措施。

丹麦的兽医与食品安全局（DVFA）与地方保持信息联络的方式有电话、传真和电子邮件。最重要的信息交流联系方式之一是内部局域网。这个设备不仅用于最新的法规，而且包括进行小组讨论、问答细节、近来罚款案例、会议纪要和具体数据等，成为中央与地方机构信息联系的主要工具。

## 6.3 食品召回

### 6.3.1 食品召回的概念

发达国家的产品召回制度开始较早且较为完善。美国的产品召回制度始于 1966 年，首先在汽车行业根据《国家交通与机动车安全法》明确规定汽车制造商有义务召回缺陷汽车。此后，美国在多项产品安全和公众健康的立法中引入了缺陷产品召回制度，食品是其重要产品对象之一。

食品召回从属于产品召回范畴，所谓产品召回就是生产者将有缺陷的产品从市场上召回的行为。根据产品召回的定义，食品召回（food recall）就是使一些对公众健康和安全产生不可接受风险的食品撤出销售、分销和消费领域的行动。进行食品召回通常要求官方通报，一些发达国家对召回等级有不同的分类。食品召回需要与食品撤除（food withdrawal）相区别。食品撤除是指将有质量缺陷的食品从销售中撤除，被撤除的食品对公众健康和安全不一定有危害。是否进行食品撤除主要由厂商决定，而是否要进行食品召回则由官方决定。

### 6.3.2 食品召回的目的

食品召回制度作为食品安全控制体系不可或缺的组成部分，是食品安全监督管理的重要手段。通过召回，可以迅速而有效地收回市场上的缺陷食品，从而消除食品安全危害。食品召回的目的总体来说主要包括以下4点。

(1) 保护消费者健康。食品企业或公司必须保证其生产经营食品不会对消费者造成任何伤害。

(2) 服从或遵守食品安全法律规范。食品企业或公司应当执行食品安全法律规范，及时采取食品召回的预防和控制措施，避免造成更严重的法律后果。

(3) 使召回的成本最小化。食品召回可发生直接成本和间接成本，及时、准确、科学地实施食品召回，可以使召回成本最小化。

(4) 恢复和提升食品企业或公司的名誉。及时实施食品召回，体现了食品企业或公司保护消费者健康的责任，有助于赢得消费者的理解和配合，从而恢复和提升食品企业或公司的名誉，将坏事变成好事。

### 6.3.3 食品召回计划

1. 召回层次

世界各国对食品召回的层次有着不同的定义。例如，美国的食品召回层次分为消费者/使用者、零售和批发三个层次；加拿大分为消费者、零售商和分销商三个层次；而澳大利亚的食品召回则只分为两个层次，分别为贸易召回和消费者召回。总体来说，贸易召回和消费者召回两个层次基本上代表了召回的不同层次。贸易召回（trade recall）指从市场上，包括配送中心、批发、餐馆等环节召回食品。消费者召回（consumer recall）指从市场上和消费者手中召回食品。这是一种最广泛的食品召回级别。

除食品召回层次之外，各国还对食品召回的级别进行了分级。目前世界上多数国家把食品召回分为三级。

一级召回：已经或可能诱发食品污染、食源性疾病等对人体健康造成严重危害甚至死亡的，或者流通范围广、社会影响大的不安全食品的召回。

二级召回：已经或可能引发食品污染、食源性疾病等对人体健康造成危害，危害程度一般，或者流通范围、社会影响较小的不安全食品的召回。

三级召回：已经或可能引发食品污染、食源性疾病等对人体健康造成危害，危害程度轻微的，或者是含有对特定人群可能引发健康危害的成分，而在食品标签和说明书上未予以标识或标识不全、不明确食品的召回。

2. 召回计划

任何试图对问题食品进行召回的管理机构或企业都应该有一个书面召回计

划。一般来说，食品召回计划包括的主要内容有：①主要部门（召回委员会）的职责和关系；②食品生产和销售记录；③召回拟采取的步骤；④实施判别/模拟召回。

3. 召回实施

启动食品召回的生产者（公司），是食品召回的发起人，负责启动食品召回。召回的实施包括以下工作：

（1）召集委员会开会并审查资料，包括撤除初始操作；

（2）确认召回的必要性。首先进行风险评估，进一步了解信息，如需召回，再确定召回采取的方式；

（3）向召回协调员、地方或省级召回协调员提供信息。

召回的实施过程如下。

（1）确定召回层次，是消费者层次召回还是商业层次召回。一方面这取决于分销和产品性质，另一方面应根据卫生机构的讨论来决定。若是消费者层次召回，则应通过媒体广告来通知公众。

（2）停止产品分销和销售。立即通知分销商停止销售，让消费者停止购买，并且让销售商尽快从消费者手中取回产品等待处理。

（3）实施召回。对问题产品进行召回，并妥善处理已召回的产品。

（4）监控和审核召回的有效性。证实所有策略中列举的相关召回经销商都已经收到召回通知，并且采取了适当的行动。

4. 召回评估

食品召回已完成，评价食品召回过程时，厂商（公司）需要做总结评价工作，具体包括：

（1）编写召回进展报告，说明召回工作的进度；

（2）审查厂商（公司）食品召回的执行程序，具体有召回计划、召回体系、人员培训等；

（3）向卫生部提交食品召回总结报告；

（4）应重点提出保证食品质量安全，防止再次生产问题食品的措施，实行以预防为主的战略。

## 6.4 消费者权益保护

所谓的消费者权益是指在社会生产发展的一定阶段，在某种商品经济关系和社会制度下，消费者在进行具体消费行为和完成具体消费过程时所享受的权利和利益的总和。消费者权益保护是指消费者在其消费权益受到损害时运用法律所赋予的权利抵制不法经营行为，保护自己的合法权益。

### 6.4.1 消费者的权益要素

美国前总统约翰·肯尼迪曾于 1962 年 3 月 15 日在美国国会发表《关于保护消费者利益的总统特别咨文》，文中指出：消费者有权获得安全保障，有权获得正确资料，有权自由决定选择，有权提出消费意见。之后，世界各国普遍接受消费者所享有的这四项基本权利。

1993 年，全国人民代表大会常务委员会颁布《中华人民共和国消费者权益保护法》，法律中规定消费者有 9 项权利，分别是：安全权、知情权、自主选择权、公平交易权、求偿权、结社权、获得有关知识权、人格尊严和民族风俗习惯受尊重权、监督权。其中，前五项权利是根本性的，与消费者直接有关，关系最为密切；后四项权利是由前几项权利派生出来的。这些权利是消费者进行消费活动必不可少的，即在法律的保障下，消费者有权做出一定的行为，或者要求他人做出一定的行为。

### 6.4.2 消费者权益保护的目标

消费者权益保护的目标归纳起来有以下 4 点：

（1）促进生产和消费的协调发展，满足消费者不断增长的物质和文化需要；

（2）使消费者参与消费政策的制订并能对消费品的生产、流通环节进行监督；

（3）保障消费者的人身、物质、文化权益不受生产者、经营者损害；

（4）当消费者权益受到损害时，保障消费者可以通过正当、简便的途径获取赔偿。

### 6.4.3 消费者权益保护的方法

食品具有自己的消费特点，一般来说，食品的价格相对于其他消费品较低，但假冒伪劣食品给消费者带来的伤害却远大于其他消费品。假冒伪劣食品不仅给消费者带来经济损失，更会给消费者的健康造成损伤。在我国的现行法律中，只有《消费者权益保护法》中关于双倍赔偿的规定属于惩罚性赔偿。该法第四十九条规定，经营者提供商品或者服务有欺诈行为的，应当按照消费者的要求增加赔偿其受到的损失，增加赔偿的金额为消费者购买商品的价款或者接受服务的费用的一倍。相对于其他消费品，食品的价格有限，即便是加倍赔偿，也不能对制假售假的不法分子进行有效的打击。这就要求消费者权益保护的实现方法要从国家、企业和消费者三个主体行为的角度来共同努力。

### 1. 国家

国家要对消费者权益进行切实的保护，就要：①完善相关法律法规制度，严格执法；②保证宏观经济形势的稳定；③加强市场管理。

法律是人们享受权利、承担义务的根据，没有法律，消费者权益就不可能得到根本保证。在消费者保护法律颁布后，我国消费者的权益保护状况得到了明显改善，但仍然存在一些消费者权益受损的情况。这就需要在执行《消费者权益保护法》的同时，进一步的加强相关法律的执法，如《食品安全法》。当然，完备的立法必须同严格的司法结合起来，否则法律就形同虚设。

经济形势大的波动，不但给消费者造成心理压力，而且给各种损害消费者权益的现象以可乘之机。保持宏观经济形势的基本稳定、社会零售商品物价总水平的基本稳定、社会总供求水平和供求结构的基本平衡以及采取必要的措施，是保护消费者权益的根本要求所在。

在市场经济条件下，消费者的权益是通过市场实现的，这就决定了市场管理在消费者权益保护中的重要性。由于我国地区、城乡消费方式的差异，城市大型商场、超市，社区小超市，城市自由市场，农村集贸市场等多种交易市场并存。多种交易形式并存，牵扯部门较多，给市场管理带来了困难，这就需要国家与时俱进，灵活设立多种市场管理方式，加强市场管理，保障消费者权益。

### 2. 企业

如果说国家采取的措施基本上属于事后管理的话，那么让企业法人来保护消费者权益才是治本之策。作为企业，要大力加强质量管理和质量检查，把损害消费者利益的隐患消灭在出厂之前。同时，还要积极与商业企业协调配合，搞好售后服务及商品退换工作。

### 3. 消费者

消费者的自我保护可以分为消费者个体和消费者组织两个方面。

消费者个体的自我保护，也就是作为消费者的自我完善。它包括：消费观念的改善、知识水平的提高、知识结构的完善、对消费者权益观念的增强、识别真伪和鉴别质量能力的提高、个人修养的提高等。分析各种损害消费者权益的现象，固然有外部的原因，但也有消费者本人的问题，如缺乏基本的商品、卫生常识，过分挑剔，蛮不讲理等。虽然不能从社会角度对消费者进行要求，但消费者的自我保护至少可以作为保护本身权益以便得到更大需求满足的最后一道防线。

消费者组织是消费者为保护自己的权益，自发组织起来进行社会监督的一种有效形式。大多数国家现在都设有这样的组织。我国也于 1984 年成立了中国消费者协会。消费者组织代表消费者利益，对各种损害消费者权益的行为进行监督，并督促有关部门予以答复和处理。它具有及时性、广泛性、实践性、权威性等特点，在维护消费者权益的过程中起着重要作用。

（魏益民　魏　帅）

## 参考文献①


毕金峰，魏益民．食品安全利益相关者责权剖析．中国食物与营养，2005，(7)：10～12

陈锡文，邓楠．2004．中国食品安全战略研究．北京：化学工业出版社

国务院发展研究中心农村经济研究部．2007．中国食品安全报告．北京：社会科学文献出版社

钱永忠，郭林宇．2007．德国食品安全风险分析概观．农业质量标准，(4)：53～56

史际春，国世平．1987．论消费者权益保护法的基本原则．广西社会科学，(4)：187～192

王芳，陈松，钱永忠．2008．国外食品安全风险分析制度简历及特点分析．世界农业，(9)：44～47

魏益民，毕金峰．2006．欧盟的食物政策与管理模式．中国食物与营养，(12)：9～12

魏益民，李育峰，潘家荣等．2007．意大利食品安全管理体系及其启示．中国食物与营养．(12)：12～14

魏益民，刘为军．2005．澳大利亚、新西兰食品召回体系极其借鉴．中国食物与营养，(4)：7～9

魏益民．2008．论国家食品安全控制体系及其相互关系．中国食物与营养．(9)：9～11

吴丘林．2007．我国食品召回制度探析．上海交通大学硕士学位论文

杨明亮，赵亢．2006．发达国家和地区食品召回制度概要及其思考．中国卫生监督杂志，(5)：326～332

伊志宏．1988．论消费者权益的保护．中国人民大学学报，(4)：15～20

赵荣光．2006．人权发展观照：中国食品消费者权益保障的实践发展与理论认识．饮食文化研究，20 (4)：17～29

FAO/WHO．2006．Food Safety Risk Analysis-a Guide for National Food Safety Authorities．FAO Food and Nutrition Paper No．87

FAO/WHO．2008．食品安全风险分析．樊永祥主译．北京：人民卫生出版社

Leiss W．2007．食品安全的风险交流．中加农业发展项目风险管理短训班课件


① 本章部分内容参考了欧盟食品安全局（EFSA）网站的信息，网址为：http：//www．efsa．europa．eu/EFSA/AboutEfsa/WhatWeDo/efsa_locale-1178620753812_RiskCommunication．htm。

# 第7章 食品质量与安全法规

食品质量与安全法规是指与食品生产、加工、储运、销售和消费任一环节有关的、涉及食品质量与安全的法律、条例、指令和标准。食品质量与安全法规是企业生产、政府管理、消费者自我保护的准绳，是解决国际食品贸易纠纷和贸易技术壁垒的依据，在发展市场经济、保证公平交易和保护消费者健康方面具有根本性的作用和意义。由于食品常常涉及质量与安全两种属性，食品法规也被分为一般性法规和技术性法规。一般性法规规定产品的基本属性、总体要求和原则规范；技术性法规规定产品的特性、相关工艺和生产方法，以及包括适用的强制执行的管理条款在内的文件。

## 7.1 中国食品质量与安全法规

自20世纪80年代以来，中国政府制定了一系列与食品质量与安全有关的法规。目前形成了以《中华人民共和国产品质量法》、《中华人民共和国农业法》、《中华人民共和国标准化法》等法律为基础，以《中华人民共和国食品卫生法》、《中华人民共和国农产品质量安全法》为核心，以《食品生产加工企业质量安全监督管理办法》、《食品添加剂卫生管理办法》、《保健食品管理办法》及涉及食品质量与安全要求的大量技术标准等法规为主体，以各省及地方政府关于食品质量与安全的规章为补充的食品质量与安全法规体系。

### 7.1.1 中华人民共和国产品质量法

1.《中华人民共和国产品质量法》(简称《产品质量法》)的颁布及意义

《产品质量法》于1993年2月22日第七届全国人民代表大会常务委员会第三十次会议审议通过，1993年9月1日起正式实施，根据2000年7月8日第九届全国人民代表大会第十六次会议《关于修改中华人民共和国产品质量法的决定》修订。

产品质量立法的重要意义如下。

(1) 产品质量立法是提高我国产品质量的需要。改革开放以来，我国的产品质量有了很大的提高，但是产品质量差、物质消耗高、经济效益低仍然是经济建设中一个突出的问题。

(2) 产品质量立法是规范社会经济秩序的需要。市场经济要求有完备的法制加以规范和保障。产品质量立法就是要禁止各种不正当竞争行为，规范社会经济秩序，保护公平竞争。

（3）产品质量立法是保护消费者合法权益的需要。产品质量立法明确了产品质量责任，规定了民事赔偿，提供了法律保障。消费者可以运用法律武器维护自身的合法权益。

（4）产品质量立法是建立和完善我国产品质量法制的需要。完备的法制是社会主义市场经济体制完善、社会发展成熟的标志之一，为了适应社会经济发展的需要，国家需要建立健全产品质量法规体系。

### 2.《产品质量法》的基本原则

从我国实际出发，根据建设社会主义市场经济体制的需求，实行宏观调控与市场引导相结合的方针，激励企业提高产品质量的内在动力，是实施产品质量法的根本目的。产品质量法遵循的基本原则如下。

（1）统一立法，区别管理。《产品质量法》是产品质量的基本法，它属于一般法律，它全面地规范了产品质量监督管理体制，有关质量的义务与责任以及损害赔偿。而对那些危及人体健康和人身、财产安全或对国民经济具有重要意义的产品，另有其特殊的管理规定，如《食品卫生法》。

（2）标本兼治，突出重点。《产品质量法》突出规范了生产企业和经销企业的质量行为，对生产者和销售者分别规定了 37 项责任与义务，突出了影响产品质量的重点环节。

（3）扶优治劣，建立机制。解决产品质量问题，既要解决企业微观管理质量的问题，又要解决国家宏观管理质量的问题。《产品质量法》一方面规定严厉制裁产品质量违法行为及制假伪劣行为；另一方面规定国家鼓励企业推行科学的管理方法，采用先进的科学技术，使企业产品质量达到并且超过行业标准、国家标准和国际标准。

（4）立足国情，借鉴国外。《产品质量法》总结了我国长期以来质量管理工作的经验，将产品责任与对产品质量的监督管理融为一体，是产品责任法与产品质量管理法合二为一的一部法律，具有中国特色。此外，它又借鉴了国外通行的产品质量认证、企业质量体系认证、产品质量的诉讼时效等一系列有效方法和经验。

### 3.《产品质量法》的内容体系

**1）《产品质量法》共分 6 章，包括 74 条款**

第一章，总则。共 11 条。主要规定了立法宗旨和法律调整范围，明确了产品质量的主体，即在中华人民共和国境内（包括领土和领海）从事生产销售活动的生产者和销售者，必须遵守此法，国家有关部门有依法调整其活动的权利、义务和责任关系。本法所称的“产品”是指经过加工、制作用于销售的产品。总则中还规定了严禁生产、销售假冒伪劣产品，确定了我国产品质量监督管理体制。

第二章，产品质量的监督。共14条。主要规定了2项宏观管理制度：一项是企业质量体系认证和产品质量认证制度；另一项是对产品质量的检查监督制度。同时还规定了用户、消费者关于产品质量问题的查询和申诉的权利。

第三章，生产者和销售者的产品质量责任和义务。共14条。

第四章，损害赔偿。共9条。主要规定了因产品存在一般质量问题和产品存在缺陷造成损害引起的民事纠纷的处理及渠道。

第五章，罚则。共24条。规定了生产者、销售者因产品质量的违法行为而应承担的行政责任、刑事责任。

第六章，附则。共2条。规定军工产品的质量管理办法由中央军委及有关部门另行制定，以及本法实施日期。

产品质量监督管理和产品质量责任是产品质量法的基本内容。第一章至第三章规定的是产品质量监督，第四章、第五章规定的是产品质量责任。

**2）产品质量监督方面的内容**

（1）产品质量监督管理体制：包括机构和职责。就全国来说，具有产品质量执法监督职能的是国务院产品质量监督管理部门，国务院有关部门在各自的职责范围内负责产品质量监督工作。县级以上地方人民政府管理产品质量监督工作的部门，指的是单独设置的技术监督部门或未单独设置但具有产品质量监督管理职能的部门。国务院有关部门和县级以上人民政府有关部门在各自的职责范围内负责产品质量的监督管理工作。

（2）宏观管理和激励引导机制：国家对涉及人体健康、人身和财产安全的产品，对影响国计民生的重要产品，以及用户、消费者、有关组织反映有质量问题的产品，实行监督检查制度。国家采取激励引导政策，对企业的技术进步给予鼓励，对质量管理先进和产品达到国际先进水平、成绩显著的单位和个人，给予奖励。

**3）生产者的质量责任**

（1）产品内在质量应当符合第二十六条的三项要求：不存在危及人身、财产安全的不合理危险，有保障人体健康和人身、财产安全的国家标准，行业标准应当符合该标准；具备产品应当具备的使用性能；符合在产品或者其包装上注明采用的产品标准，符合以产品说明、实物样品等方式表明的质量状况。

（2）产品或者其包装上的标识应当符合第二十七条要求：有产品质量检验合格证明；有中文标明的产品名称、生产厂厂名和厂址；根据产品的特点和使用要求，需要标明产品规格、等级、所含主要成分的名称和含量的，相应予以标明；限期使用的产品，标明生产日期和安全使用期或者失效日期；使用不当，容易造成产品本身损坏或者可能危及人身、财产安全的产品，有警示标志或者中文警示说明。裸装的食品和其他根据产品的特点难以附加标识的裸装产品，可以不附加标识。

(3) 产品包装必须符合相应要求：特别对易碎、易燃、易爆、有毒、有腐蚀性、有放射性以及储运中不能倒置或有其他特殊要求的产品，其包装必须符合相应要求，有警示标志或者中文警示说明，标明储运注意事项。

(4) 不得违反法律规定的禁止性规范，即第二十九条到第三十二条中的 6 个“不得”。不得生产国家明令淘汰的产品；不得伪造产地；不得伪造或者冒用他人的厂名、厂址；不得伪造或者冒用认证标志、名优标志等质量标志；不得掺杂、掺假，不得以假充真，以次充好；不得以不合格产品冒充合格产品。

**4）销售者的质量责任**

(1) 销售者应当执行进货检查验收制度，验明产品合格证明和其他标识。对产品内在质量的检验，销售者一般难以做到，因此未提出要求。

(2) 销售者应当采取措施，保持销售产品的质量。

(3) 不得违反法律规定的禁止性规范，也有 7 个“不得”。除销售者不得销售失效、变质的产品外，其余 6 个“不得”与生产者的质量责任相同。

### 4. 产品质量责任

产品质量责任是一种综合责任，包括应当依法承担民事责任、行政责任和刑事责任。

**1）民事责任**

民事责任主要包括产品瑕疵担保责任和产品缺陷赔偿责任。

产品瑕疵是指产品在适用性、安全性、可靠性、维修性等各种特性方面的质量问题。《产品质量法》中所称的瑕疵是指产品不具备良好的特性，不符合明示的产品标准，或者不符合产品说明、实物样品等方式表明的质量状况，但是，产品不存在危害人身、财产安全的不合理的危险。

产品缺陷是指产品在安全性、可靠性等特性方面存在可能危及人体健康，人身、财产安全的不合理危险。《产品质量法》中所称缺陷，是指产品存在危及人身、财产安全的不合理危险。

因产品质量发生民事纠纷时，可以通过协商、调解、协议仲裁和诉讼 4 种渠道予以处理。

**2）行政责任**

行政责任是指侵害了受法律保护的产品质量行政关系而尚未造成犯罪的，应当承担行政责任，受到国家有关行政部门的行政制裁。

《产品质量法》共规定 9 种主要的行政处罚形式：①责令停止生产；②责令停止销售；③吊销营业执照；④没收产品；⑤没收违法所得；⑥罚款；⑦责令公开更正；⑧限期改正；⑨责令改正。

根据国务院《关于国家行政机关工作人员的奖惩暂行规定》，对产品质量责任行政处分分为：警告、记过、记大过、降级、降职、撤职、留用察看、开除等8种形式，主要适用于从事产品质量监督管理的国家工作人员滥用职权、玩忽职守、徇私舞弊等尚未构成犯罪的情况。

**3）刑事责任**

刑事责任指生产、销售了刑法以及有关产品质量法律、法规规定禁止生产、销售的产品，依照刑法规定应当承担的刑罚的法律后果。

全国人民代表大会1993年颁布的《产品质量法》和《关于惩治生产销售伪劣商品犯罪的决定》规定了三类有关产品质量的犯罪：第一类是有关生产、销售各种伪劣产品的犯罪；第二类是指国家公务人员利用职务之便包庇各种产品质量罪犯的犯罪；第三类是指产品质量管理人员滥用职权、玩忽职守、徇私舞弊的犯罪。2002年重新修订颁布的《中华人民共和国刑法》在《产品质量法》和《关于惩治生产销售伪劣商品犯罪的决定》的基础上，结合我国实际情况对产品质量刑事责任作出了更加明确的规定。《刑法》对产品质量的各种犯罪行为规定了6种刑罚方法，即管制、拘役、有期徒刑和无期徒刑、死刑4种主刑及罚金、没收财产2种附加刑。《刑法》第一百四十四条规定，在生产、销售的食品中掺入有毒、有害的非食品原料的，或者销售明知掺有有毒、有害的非食品原料的食品的，处5年以下有期徒刑或者拘役，并处或者单处销售金额50%以上2倍以下罚金；造成严重食物中毒事故或者其他严重食源性疾患，对人体健康造成严重危害的，处5年以上10年以下有期徒刑，并处销售金额50%以上2倍以下罚金；致人死亡或者对人体健康造成特别严重危害的，依照本法第一百四十一条的规定处罚。

## 5.《产品质量法》与相关法律的关系

（1）产品质量法律与产品质量法规、规章之间的关系。产品质量法高于产品质量行政法、地方性法规和规章。产品质量行政法规、地方性法规、规章与产品质量法有不同规定的，自然失去效力，适用产品质量法的规定。

（2）一般法与特别法的关系。一般法是指对某个问题作一般的、普通的规定的法律；特殊法是指对某个问题作特别规定的法律。就产品质量监督管理问题来说，《产品质量法》是一般法，而《食品卫生法》、《农产品质量安全法》、《计量法》是特别法。当一般法与特别法不一致时，习惯上遵循的原则是特别法优于一般法。

（3）前法与后法的关系。前法与后法是根据其生效日期确定的，生效日期在前的称为前法，生效日期在后的称为后法。如对产品不符合强制性标准时，《产品质量法》与《标准化法》都作了行政处罚的规定，但《标准化法》是1989年4月1日起实行的，属于前法，而《产品质量法》自1993年9月1日起开始实行，属于后法。处理前法与后法的关系，习惯上遵循的原则是后法优于前法。

(4) 原则规定与具体规定的关系。法律的具体规定是原则规定的具体化，其基本精神应是一致的，一般应适用具体规定。例如，对行政处罚的争议如何处理，《产品质量法》只作了申请复议或提起诉讼的原则规定，而如何提起诉讼的具体程序，就要按照《行政诉讼法》的具体规定行事。

### 7.1.2 中华人民共和国食品安全法

《中华人民共和国食品安全法》已由中华人民共和国第十一届全国人民代表大会常务委员会第七次会议与2009年2月28日通过，并于当日公布，自2009年6月1日起施行。

1. 起草说明

1995年10月30日起施行的《中华人民共和国食品卫生法》，对保证食品安全、保障人民群众身体健康，发挥了积极作用，我国食品安全的总体状况不断改善。但是，食品安全问题仍然比较突出，不少食品存在安全隐患，食品安全事故时有发生，人民群众对食品缺乏安全感。食品安全问题还影响我国产品的国际形象，人民群众对此反应强烈。产生这些问题的一个主要原因，是现行有关食品卫生安全制度和监管体制不够完善，主要有以下5点。①食品标准不完善、不统一，标准中一些指标不够科学。对有关食品安全性评价的科学性有待进一步提高。②规范、引导食品生产经营者重质量、重安全，还缺乏较为有效的制度和机制。食品生产经营者作为食品安全第一责任人的责任不明确、不严格，对生产经营不安全食品的违法行为处罚力度不够。③食品检验机构不够规范，责任不够明确。食品检验方法、规程不统一，检验结果不够公正，重复检验还时常发生。④食品安全信息公布不规范、不统一，导致消费者无所适从，甚至造成消费者不必要的恐慌。⑤有的监管部门监管不到位，执法不严格，部门间存在职责交叉、权责不明的现象。为了从制度上解决这些问题，更好的保证食品安全，有必要对现行食品卫生制度加以补充、完善，制定食品安全法。

2. 总体思路

《食品安全法》在总体思路上把握了以下几点。①建立以食品安全风险评估为基础的科学管理制度。明确食品安全风险评估结果应当成为制定食品安全标准、确定食源性疾病控制对策的重要依据。②坚持预防为主。遵循食品安全监管规律，对食品的生产、加工、包装、运输、储藏和销售等各个环节，对食品生产经营过程中涉及的食品添加剂、食品相关产品、运输工具等各个有关事项，有针对性地确定有关制度，并建立良好生产规范、危害分析和关键控制点等机制，做到防患于未然。同时，建立食品安全事故预防和处置机制，提高应急处理能力。

③强化生产经营者作为保证食品安全第一责任人的责任。通过确立制度，引导生产经营者在食品生产经营活动中重质量、重服务、重信誉、重自律，以形成确保食品安全的长效机制。据此，食品安全法规定了不安全食品召回制度、食品标签制度和索票索证等制度，并加大对食品生产经营违法行为的处罚力度。④建立以责任为基础，分工明晰、责任明确、权威高效，决策与执行适度分开，相互协调的食品安全监督体制。进一步明确地方人民政府对本行政区域的食品安全监管负责。赋予行政机关必要的权力，同时强化行政机关监管不到位承担的法律责任。⑤建立畅通、便利的消费者权益救济渠道。食品消费者有权检举、控告侵害食品消费者权益的行为，因食品、食品添加剂或者食品相关产品遭受人身、财产损害的，有依法获得赔偿的权力。

### 3. 本法的适用范围

根据食品安全的特点和实际需要，借鉴国际通行做法，法律规定，食品的生产、流通以及餐饮服务，食品添加剂、食品相关产品的生产、经营和食品生产经营者使用食品添加剂、食品相关产品，以及对食品、食品添加剂和食品相关产品的安全管理，应遵守本法（第二条第一款）。

现行的、与食品安全直接有关的法律主要有食品安全法和农产品质量安全法。农产品质量安全法于2006年4月29日由十届全国人大常务委员会第二十一次会议通过，自2006年11月1日起施行。该法为了从源头上保证包括食用农产品在内大的所有农产品质量安全，对农产品质量安全标准、农产品产地、农产品生产、农产品包装和标示等问题做出了规定。因此，制定食品安全法，应当处理好与农产品质量安全法的关系，保证食品“从农田到餐桌”安全的有关基本制度做到统一或者相互衔接。据此，食品安全法规定，食用农产品的质量安全管理遵守农产品质量安全法的规定。但是，制定有关食用农产品的质量安全标准、公布食用农产品安全有关信息，应当遵守本法的有关规定（第二条第二款）。

### 4. 食品安全监管体制

为了解决食品安全监督管理中的突出问题，国务院确定了对食品安全实行分段监管的体制，即：农业部门负责初级农产品生产环节的监管；质监部门负责食品生产加工环节的监管；工商部门负责食品流通环节的监管；卫生部门负责餐饮业和食堂等消费环节的监管；食品药品监管部门负责对食品安全的综合监督、组织协调和依法查处重大事故。这种体制有利于各司其职，对改善食品安全状况实际上也发挥了积极作用。但是，实践中这种体制也出现了一些新问题，主要是对食品安全风险评估、食品安全标准制定、食品安全信息公布等不属于任何一个环节的事项，由哪个部门负责不够明确，客观上就产生了部门职能交叉、责任不清的现象。

为了进一步加强食品安全监督管理，提高监督管理效能，现行食品安全监管体制需要适时加以调整。在现行食品安全监管体制做出调整前，食品安全法关于监管体制的规定，既要适用于现行监管体制，不至于对食品安全监管工作产生大的影响；同时也要为下一步改革留有余地。据此，法律对食品生产、流通和餐饮服务监管部门只作泛指性表述。同时，对不属于任何一个环节的工作，包括食品安全风险评估、食品安全标准制定、食品安全信息公布、食品安全事故的调查和处理，以及有关食品检验机构的资质认定条件和检验规范的制定，规定由国务院授权的部门负责；并规定，国务院根据实际需要可以对食品安全监管体制做出调整（第五条）。

5. 食品安全风险评估

食品安全风险评估是对食品中生物性、化学性和物理性危害对人体健康可能造成的不良影响进行的科学研究的过程。将食品安全风险评估结果作为制定食品安全标准和制定政策的科学依据，是人们对食品安全监管规律的深刻认识，已成为许多国家的普遍做法。据此，草案确立了食品安全风险评估制度，规定：国务院授权的部门会同国务院其他有关部门聘请医学、农业、食品、营养等方面的技术专家，组成食品安全风险评估专家委员会，对食品中生物性、化学性和物理性危害进行风险评估（第十一条）。

为了保证食品安全风险评估的结果得到利用，法律规定，食品安全风险评估结果应当作为制定、修订食品安全标准和对食品安全实施监督管理的科学依据；国务院授权负责食品安全标准制定的部门应当根据食品安全风险评估结果及时修订、制定食品安全标准；国务院授权负责食品安全风险评估的部门应当会同国务院有关部门，根据风险评估结果和食品安全监督管理信息，对食品安全状况进行综合分析，对可能发生较高程度安全风险的食品提出食品安全风险警示，由国务院授权负责食品安全信息公布的部门予以公布（第三十条）。

6. 食品安全标准

为了解决目前一种食品有食品卫生和食品质量两套标准的问题，法律规定，由国务院授权的部门负责制定统一的食品安全国家标准；没有国家标准的，可以制定地方标准。同时，草案还规定，除食品安全标准外，不得制定其他有关食品的强制性标准（第十七条第一款、第十五条）。

为了保证食品安全标准的科学性和权威性，法律规定，制定、修订食品安全国家标准，应当根据食品安全风险评估结果，并充分考虑食用农产品质量安全风险评估结果，参照相关的国际标准，与我国经济、社会和科学技术发展水平相适应，并广泛听取食品生产经营者和其他有关单位和个人的意见（第十七条第二款）。食品安全国家标准应当经食品安全国家标准审评委员会审查通过；食品安全国家标准审评委员会由医学、农业、食品和营养等方面的专家，以及国务院农业主管部门和国务院食品生产、流通、餐饮服务监督管理部门的代表组成（第十八条第一款）。

### 7. 食品检验

为了规范食品检验机构和食品检验活动，保证食品检验数据和结论的客观、公正，法律规定：①除本法或者其他法律另有规定外，食品检验机构经国务院认证认可监督管理部门依法进行资质认定，方可从事食品检验活动（第二十二条第一款）；②食品检验机构资质认定的条件和检验规范，由国务院授权的部门制定（第二十二条第二款）；③食品检验实行食品检验机构与检验人负责制，由食品检验机构指定的检验人独立进行。检验人应当按照食品安全标准和检验规范对食品进行检验，保证出具的检验数据客观、公正，不得出具虚假的检验报告（第二十三条、第二十四条）。

为了从制度上解决重复抽检问题，法律规定，对监管部门已经抽检并获得合格证明文件的食品，其他监管部门不得另行抽检。并规定，食品安全监管部门应当购买抽取的样品，不得收取任何费用（第七十条）。

### 8. 食品生产经营的主要制度

为了从制度上保证食品生产经营者成为食品安全的第一责任人，法律规定除规定食品生产经营许可、食品生产经营者安全信用档案等制度外，还规定了以下制度。

（1）生产经营食品的基本准则。法律规定，食品生产经营者生产经营的食品，有食品安全标准的，应当符合食品安全标准；没有食品安全标准的，应当无毒、无害，符合应当有的营养要求和本法规定的其他要求（第三十六条）。同时明确规定，禁止生产经营含有国家明令禁用物质的食品，禁止生产或经营病死、毒死或者死因不明的动物肉类及其制品，禁止用非食品原料生产食品或者在食品中添加非食品用化学物质，禁止用回收食品作为原料生产食品，禁止生产经营营养成分不符合食品安全标准的专供婴幼儿的主辅食品等（第三十七条）。

（2）食品标签制度。法律规定，预包装食品的包装上应当有标签，标签应当标明成分或者配料表、保质期、所食用的食品添加剂等事项（第三十九条）。法律同时还规定，食品和食品添加剂的标签、说明书、包装不得含有虚假、夸大的内容，不得涉及疾病预防、治疗、诊断功能；食品生产者对标签、说明书、包装上的声称承担法律责任（第四十二条）。

（3）索要票证制度。法律规定，食品生产者采购食品原料、食品添加剂、食品相关产品，应当查验供货方的食品生产许可证或者食品流通许可证、营业执照、食品出厂检验报告或者其他相关食品合格的证明文件（第三十八条）。同时，法律还规定，食品经营者采购食品，对已经实行食品安全监管码的，应当查验食品安全监管码；对尚未实行食品安全监管码管理的，应当查验供货者有无食品生产许可证或者食品流通许可证、营业执照，有无食品出厂检验报告或者其他有关食品合格的证明文件（第四十四条）。

（4）不安全食品召回制度。法律借鉴国际通行做法，从生产、经营两个方面确立了不安全食品召回制度。一是食品生产者发现其生产的食品不安全，应当立即停止生产，向社会公布有关信息，通知相关经营者停止生产经营该食品，消费者停止食用该食品，召回已经上市销售的食品，并记录召回情况。二是食品经营者发现其经营的食品不安全，应当立即停止经营，通知相关生产经营者停止生产经营该食品、消费者停止食用该食品，并记录通知情况。食品生产经营者对召回的食品应当采取销毁、无害化处理等措施，防止该食品再次流入市场（第五十一条）。

9. 食品进出口

为了保障我国公民的生命安全和身体健康，对食品进口作了以下规定。①进口的食品、食品添加剂以及食品相关产品应当符合我国食品安全国家标准。②我国境内出口食品的出口商或者代理商应当向国务院出入境检验检疫主管部门备案；向我国境内出口食品的境外食品生产企业应当在国务院出入境检验检疫主管部门注册。③进口预包装食品的标签、说明书应当符合本法以及我国其他有关法律、行政法规的规定和食品安全国家标准的要求（第五十四条、第五十七条）。

为了维护我国出口食品的良好形象，法律规定出口的食品应当符合进口国（地区）的强制性要求，并经出入境检验检疫机构检验合格。海关凭出入境检验检疫机构签发的海关证明放行。出口食品生产企业和出口食品原料种植、养殖场应当向国务院出入境检验检疫主管部门备案（第五十九条）。

10. 食品安全信息公布

针对食品安全信息公布不规范、不统一，公布的信息有的不够科学，造成消费者不必要的恐慌等问题，法律规定，国家建立食品安全信息统一公布制度。食品安全风险警示信息、食品安全事故信息以及其他可能引起消费者恐慌的食品安全信息和国务院确定的需要统一公布的其他信息，由国务院授权负责食品安全信息公布的部门统一公布；公布上述信息，应当做到及时、客观、准确，并对不安全食品可能产生的危害加以解释、说明，避免引起消费者恐慌（第七十五条第一款、第三款）。同时规定，本法规定需要统一公布的信息，其影响限于特定区域的，也可以由省级人民政府的部门公布（第七十五条第二款）。

11. 食品安全监管部门的权利和责任

针对目前食品安全监管中执行力不强、执法不严等问题，法律赋予监管部门制止、查处违法行为的必要权力，规定：食品安全监管部门履行食品安全监管职责时，有权进入生产经营场所实施现场检查；有权查阅、复制票据、账簿等有关资料；有权查封、扣押涉嫌违法的产品及用于生产经营或者被污染的工具、设备；有权查封违法从事食品生产经营活动的场所等（第六十九条）。根据权力和责任相一致的原则，同时还规定，食品安全监管部门不履行本法规定的职责或者滥用职权，依法给予处分；其主要负责人、直接负责人员和其他直接责任人员构成滥用职权罪、玩忽职守罪的，依法追究刑事责任（第九十二条第二款）。

12. 加大食品生产经营违法行为的处罚力度

为了切实保障人民群众的生命安全和身体健康，必须加大对食品生产经营违法行为的处罚力度。据此，法律对故意生产经营含有国家明令禁用物质的食品，经营病死、毒死或者死因不明的动物肉类或者生产经营这类动物肉类的制品，用非食品原料生产食品或者在食品中添加非食品用化学物质，用回收食品作为原料生产食品，生产经营营养成分不符合食品安全标准的专供婴幼儿的主辅食品等严重违法行为，规定了较为严厉的执法措施，主要是：构成犯罪的，依照刑法第一百四十三条、第一百四十四条的规定追究刑事责任（第七十九条）。对依照本法规定被吊销食品生产、流通或者餐饮服务许可证的单位，其直接负责的主管人员5年内不得从事食品生产经营活动的管理工作（第八十六条）。

### 7.1.3 《中华人民共和国农产品质量安全法》

1. 《中华人民共和国农产品质量安全法》的颁布

《中华人民共和国农产品质量安全法》已由中华人民共和国第十届全国人民代表大会常务委员会第二十一次会议于2006年4月29日通过，自2006年11月1日起施行。

2. 《农产品质量安全法》的作用及意义

农产品是指来源于农业的初级产品，即在农业活动中获得的植物、动物、微生物及其产品。农产品质量安全是指农产品的质量符合保障人的健康、安全的要求。农产品的质量安全状况如何，直接关系着人民群众的身体健康乃至生命安全。“民以食为天，食以安为先”。政府不但要保证老百姓吃得饱，还要保证老百姓吃得安全、吃得放心，这是坚持以人为本、对人民高度负责的体现。为了从源头上保障农产品质量安全，维护公众的身体健康，促进农业和农村经济的发展，国家制定出台了《农产品质量安全法》。

3.《农产品质量安全法》的内容体系

**1）《农产品质量安全法》规定的基本制度**

《农产品质量安全法》从我国农业生产的实际出发，遵循农产品质量安全管理的客观规律，针对保障农产品质量安全的主要环节和关键点，确立了7个基本制度。

（1）政府统一领导，农业主管部门依法监管，其他有关部门分工负责的农产品质量安全管理体制。

（2）农产品质量安全标准的强制实施制度。政府有关部门应当按照保障农产品质量安全的要求，依法制定和发布农产品质量安全标准并监督实施；不符合农产品质量安全标准的农产品，禁止销售。

（3）防止因农产品产地污染而危及农产品质量安全的农产品产地管理制度。

（4）农产品的包装和标识管理制度。

（5）农产品质量安全监督检查制度。

（6）农产品质量安全的风险分析、评估制度和农产品质量安全的信息发布制度。

（7）对农产品质量安全违法行为的责任追究制度。

**2）《农产品质量安全法》对农产品产地管理的规定**

农产品产地环境对农产品质量安全具有直接、重大的影响。抓好农产品产地管理，是保障农产品质量安全的前提。《农产品质量安全法》规定，县级以上政府应当加强农产品产地管理，改善农产品生产条件。禁止违反法律、法规的规定向农产品产地排放或者倾倒废水、废气、固体废物及其他有毒有害物质；禁止在有毒、有害物质超过规定标准的区域生产、捕捞、采集农产品和建立农产品生产基地。县级以上地方政府农业主管部门按照保障农产品质量安全的要求，根据农产品品种特性和生产区域的大气、土壤、水体中有毒、有害物质状况等因素，认为不适宜特定农产品生产的，应当提出禁止生产的区域，报本级政府批准后公布执行。

**3）农产品生产者在生产过程中应当保障农产品质量安全的规定**

生产过程是影响农产品质量安全的关键环节。《农产品质量安全法》对农产品生产者在生产过程中保证农产品质量安全的基本义务作了如下规定。

（1）依照规定合理使用化肥、农药、兽药、饲料和饲料添加剂等农业投入品，严格执行农业投入品使用安全间隔期或者休药期的规定，禁止使用国家明令禁止使用的农业投入品，防止因违反规定使用农业投入品危及农产品质量安全。

（2）依照规定建立农产品生产记录。

（3）对其生产的农产品的质量安全状况进行检测。农产品生产企业和农民专业合作经济组织应当自行或者委托检测机构对其生产的农产品的质量安全状况进行检测，经检测不符合农产品质量安全标准的，不得销售。

**4）《农产品质量安全法》对农产品的包装和标识的要求**

逐步建立农产品的包装和标识制度，对于方便消费者识别农产品质量安全状况，逐步建立农产品质量安全追溯制度，都具有重要作用。《农产品质量安全法》对于农产品包装和标识的规定如下。

（1）对国务院农业主管部门规定在销售时应当包装和附加标识的农产品，农产品生产企业、农民专业合作经济组织以及从事农产品收购的单位或者个人，应当按照规定包装或者附加标识后方可销售；属于农业转基因生物的农产品，应当按照农业转基因生物安全管理的规定进行标识。依法需要实施检疫的动植物及其产品，应当附具检疫合格的标志、证明。

（2）农产品在包装、保鲜、储存、运输中使用的保鲜剂、防腐剂和添加剂等材料，应当符合国家有关强制性的技术规范。

（3）销售的农产品符合农产品质量安全标准的，生产者可以申请使用无公害农产品标识；农产品质量符合国家规定的有关优质农产品标准的，生产者可以申请使用相应的农产品质量标志。

### 7.1.4 食品标签管理法规

1.《预包装食品标签通用标准》的颁布

原国家标准局于1987年5月发布了GB 7718—87《食品标签通用标准》，这是一项对食品行业进行有效管理的基础标准。1993年10月底经全国食品工业标准化技术委员会第9次年会审查并上报国家技术监督局审批。国家技术监督局于1994年2月4日正式发布强制性国家标准《食品标签通用标准》（GB 7718—94），规定从1995年2月1日起实施。中国国家标准化管理委员会于2004年5月9日发布《预包装食品标签通用标准》（GB 7718—2004），规定从2005年10月1日实施。

2. 建立食品标签的目的和作用

市场上供消费者选购的一切包装食品应具有食品标签。食品标签是指销售包装食品容器上的文字、图形、符号或附于容器上的一切说明物。

建立食品标签主要有两个目的。一是作为沟通食品生产者、销售者和消费者的一种信息传播手段。这种信息的沟通使消费者通过食品标签标注的内容进行识别、自我安全卫生保护和指导消费。二是用来提供专门的信息，使有关行政管理部门据此确认该食品是否符合有关法律、法规的要求。这样就能使所有竞争者在一个公平的赛场上按同一条规则平等竞争。

3.《预包装食品标签通用标准》的适用范围

本标准规定了：①预包装食品标签的基本要求；②预包装食品标签的强制标示内容；③预包装食品标签强制标示内容的免除；④预包装食品标签的非强制标示内容。

本标准适用于提供给消费者的所有预包装食品标签。

4.《食品标签通用标准》的指导思想和原则

（1）保护广大消费者的健康和利益，提供技术法规依据，维护食品生产者、经销者的合法权益，提供正当竞争的促销手段。

（2）借鉴国外食品标签的技术法规和标准，并与国际上食品标签法规指导思想、规范保持一致，参照采用FAO/WHO下属的食品法典委员会（CAC）CODEXSTAN1—1991《预包装食品标签通用标准》。

（3）从我国国情出发，制定强制性标准和推荐性标准，体现中国特色，为今后制定食品标签技术法规打下良好的基础。

5.《预包装食品标签通用标准》的内容体系

**1）标准术语**

包括预包装食品、食品标签、配料、加工助剂、生产日期、包装日期（灌装日期）、保质期（最佳食用期、最短适用日期）、保存期、主要展示版面。

**2）基本要求**

（1）预包装食品标签的所有内容，应符合国家法律、法规的规定，并符合相应产品标准的规定。

（2）预包装食品标签的所有内容应清晰、醒目、持久；应使消费者购买时易于辨认和识读。

（3）预包装食品标签的所有内容，应通俗易懂、准确、有科学依据；不得标示封建迷信、黄色、贬低其他食品或违背科学营养常识的内容。

（4）预包装食品标签的所有内容，不得以虚假的及使消费者误解或欺骗性的文字、图形等方式介绍食品；也不得利用字号大小或色差误导消费者。

（5）预包装食品标签的所有内容，不得以直接或间接暗示性的语言、图形、符号，导致消费者将购买的食品或食品的某一性质与另一产品混淆。

（6）预包装食品的标签不得与包装物（容器）分离。

（7）预包装食品的标签内容应使用规范的汉字，但不包括注册商标。

（8）可以同时使用拼音或少数民族文字，但不得大于相应的汉字。

（9）可以同时使用外文，但应与汉字有对应关系（进口食品的制造者和地址，国外经销者的名称和地址、网址除外）。所有外文不得大于相应的汉字（国外注册商标除外)。

(10) 包装物或包装容器最大表面面积大于 $20cm^2$ 时，强制标示内容的文字、符号、数字的高度不得小于 1.8mm。

如果透过外包装物能清晰地识别内包装物或容器上的所有或部分强制标示内容，可以不在外包装物上重复标示相应的内容。

如果在内包装物（或容器）外面另有直接向消费者交货的外包装（或大包装)，可以只在外包装（或大包装）上标示强制标示内容。

我国对特殊膳食食品（婴幼儿食品、营养强化食品、调整营养素的食品）的标签另有专门的规定，请参看中华人民共和国国家标准《预包装特殊膳食用食品标签通则》(GB 13432—2004)。

**3）强制标示内容**

(1) 食品名称

(A) 应在食品标签的醒目位置，清晰地标示反映食品真实属性的专用名称。

(a) 当国家标准或行业标准中已规定了某食品的一个或几个名称时，应选用其中的一个，或等效的名称。

(b) 无国家标准或行业标准规定的名称时，应使用不使消费者误解或混淆的常用名称或通俗名称。

(B) 可以标示“新创名称”、“奇特名称”、“音译名称”、“牌号名称”、“地区俚语名称”或“商标名称”，但应在所示名称的邻近部位标示 (1) 中 (A) 规定的任意一个名称。

(a) 当“新创名称”、“奇特名称”、“音译名称”、“牌号名称”、“地区俚语名称”或“商标名称”含有易使人误解食品属性的文字或术语（词语）时，应在所示名称的邻近部位使用同一字号标示食品真实属性的专用名称。

(b) 当食品真实属性的专用名称因字号不同易使人误解食品属性时，也应使用同一字号标示食品真实属性的专用名称。例如，“橙汁饮料”中的“橙汁”、“饮料”，“巧克力夹心饼干”中的“巧克力”、“夹心饼干”，都应使用同一字号。

(C) 为避免消费者误解或混淆食品的真实属性、物理状态或制作方法，可以在食品名称前或食品名称后附加相应的词或短语，如干燥的、浓缩的、复原的、熏制的、油炸的、粉末的、粒状的。

(2) 配料清单

(A) 预包装食品的标签上应标示配料清单。单一配料的食品除外。

(a) 配料清单应以“配料”或“配料表”作标题。

(b) 各种配料应按制造或加工食品时加入量的递减顺序一一排列；加入量不超过 2%的配料可以不按递减顺序排列。

(c) 如果某种配料是由两种或两种以上的其他配料构成的复合配料，应在配料清单中标示复合配料的名称，再在其后加括号，按加入量的递减顺序标示复合配料的原始配料。当某种复合配料已有国家标准或行业标准，其加入量小于食品总量的25%时，不需要标示复合配料的原始配料，但在最终产品中起工艺作用的食品添加剂应一一标示。

(d) 在食品制造或加工过程中，加入的水应在配料清单中标示。在加工过程中已挥发的水或其他挥发性配料不需要标示。

(e) 可食用的包装物也应在配料清单中标示原始配料，如可食用的胶囊、糖果的糯米纸。

(B) 各种配料应按(1)标示具体名称，但下列情况除外。

(a) 甜味剂、防腐剂、着色剂应标示具体名称，其他食品添加剂可以按GB 2760的规定标示具体名称或种类名称。当一种食品添加了两种或两种以上着色剂时，可以标示类别名称（着色剂），再在其后加括号，标示GB/T 12493规定的代码。例如，某食品添加了姜黄、菊花黄浸膏、诱惑红、金樱子棕、玫瑰茄红，可以标示为"着色剂（102、113、012、131、125）"。

(b) 下列食品配料，可以按表7-1标示类别归属名称。

**表7-1 食品配料及其类别归属名称**

| 配料 | 类别归属名称 |
| --- | --- |
| 各种植物油或精炼植物油，不包括橄榄油 | "植物油"或"精炼植物油"；如经过氢化处理，应标示为"氢化"或"部分氢化" |
| 各种淀粉，不包括化学改性淀粉 | "淀粉" |
| 加入量不超过2%的各种香辛料或香辛料浸出物（单一的或合计的） | "香辛料"、"香辛料类"或"复合香辛料" |
| 胶基糖果的各种胶基物质制剂 | "胶姆糖基础剂" |
| 添加量不超过10%的各种蜜饯水果 | "蜜饯" |

(C) 当加工过程中所用的原料已改变为其他成分（指发酵产品，如酒、酱油、食醋）时，可用"原料"或"原料与辅料"代替"配料"、"配料表"，并按(2)中(A)的第(b)项标示各种原料、辅料和食品添加剂。

(D) 制造、加工食品时使用的加工助剂，不需要在配料清单中标示。

(3) 配料的定量标示

(A) 如果在食品标签或食品说明书上特别强调添加了某种或数种有价值、有特性的配料，应标示所强调配料的添加量。

(B) 同样，如果在食品的标签上特别强调某种或数种配料的含量较低时，应标示所强调配料在成品中的含量。

(C) 食品名称中提及的某种配料未在标签上特别强调，不需要标示某种配料在成品中的含量。添加量很少，仅作为香料用的配料而未在标签上特别强调，也不需要标示香料在成品中的含量。

(4) 净含量和沥干物（固形物）含量

(A) 净含量的标示应由净含量、数字和法定计量单位组成，如“净含量450g”或“净含量450克”。

(B) 应依据法定计量单位，按以下方式标示包装物（容器）中食品的净含量。

(a) 液态食品，用体积——L (l，升)、mL (ml，毫升)。

(b) 固态食品，用质量——g (克)、kg (千克)。

(c) 半固态或黏性食品，用质量或体积。

(C) 净含量的计量单位应按表7-2标示。

表7-2 食品净含量的计量单位

| 计量方式 | 净含量 $Q$ 范围 | 计量单位 |
|---|---|---|
| 体积 | $Q<1000$mL，$Q\geqslant1000$mL | mL (ml，毫升)、L (l，升) |
| 质量 | $Q<1000$g，$Q\geqslant1000$g | g (克)、kg (千克) |

(D) 净含量字符的最小高度应符合表7-3的规定。

表7-3 食品净含量字符的最小高度

| 净含量 $Q$ 范围 | 字符的最小高度/mm |
|---|---|
| 5mL$<Q\leqslant$50mL，5g$<Q\leqslant$50g | 2 |
| 50mL$<Q\leqslant$200mL，50g$<Q\leqslant$200g | 3 |
| 200mL$<Q\leqslant$1L，200g$<Q\leqslant$1kg | 4 |
| $Q>$1kg，$Q>$1L | 6 |

(E) 净含量应与食品名称排在包装物或容器的同一展示版面。

(F) 容器中含有固、液两相物质的食品（如糖水梨罐头），除标示净含量外，还应标示沥干物（固形物）的含量。用质量或质量分数表示。

示例：糖水梨罐头

净含量：425克

沥干物（也可标示为固形物或梨块）：不低于255克，或不低于60%

(G) 同一预包装内如果含有互相独立的几件相同的预包装食品时，在标示净含量的同时还应标示食品的数量或件数。不包括大包装内非单件销售小包装，如小块糖果。

(5) 制造者、经销者的名称和地址

(A) 应标示食品的制造、包装或经销单位经依法登记注册的名称和地址。有下列情形之一的，应按下列规定予以标示。

(a) 依法独立承担法律责任的集团公司、集团公司的分公司（子公司），应标示各自的名称和地址。

(b) 依法不能独立承担法律责任的集团公司的分公司(子公司)或集团公司的生产基地，可以标示集团公司和分公司(生产基地)的名称、地址，也可以只标示集团公司的名称、地址。

(c) 受其他单位委托加工预包装食品但不承担对外销售的，应标示委托单位的名称和地址。

(B) 进口预包装食品应标示原产国的国名或地区区名，以及在中国依法登记注册的代理商、进口商或经销商的名称和地址。

(6) 日期标示和储藏说明

(A) 应清晰地标示预包装食品的生产日期(或包装日期)和保质期，也可以附加标示保存期。例如，日期标示采用“见包装物某部位”的方式，应标示所在包装物的具体部位。

(B) 日期标示不得另外加贴、补印或篡改。

(a) 应按年、月、日的顺序标示日期。例如，2004 01 15(用间隔字符分开)；20040115(不用分隔符)；2004-01-15(用连字符分隔)；2004 年 1 月 15 日。年代号一般应标示 4 位数字；难以标示 4 位数字的小包装食品，可以标示 2 位数字。

(b) 应按下列方式之一标示保质期或保存期。

用于保质期

“最好在……之前食用”或“最好在……之前饮用”；

“……之前最佳”，“……之前食用最佳”或“……之前饮用最佳”；

“此日期前最佳……”，“此日期前食用最佳……”或“此日期前饮用最佳……”；

“保质期(至)……”；

“保质期××个月[××日(天)，×年]”。

用于保存期

“……之前食用”，或“……之前饮用”；

“此日期前食用……”，或“此日期前饮用……”。

### 7.1.5 保健食品的卫生管理

20 世纪 80 年代末以来，我国保健食品迅速发展。为了加强保健食品的监督管理，保证保健食品质量，卫生部于 1996 年 6 月 1 日发布了《保健食品管理办法》，使我国保健食品管理纳入法制化轨道。

#### 1. 保健食品的审批制度

凡声称具有保健功能的食品必须经卫生部审查批准。认定保健食品的要点有：①确认产品是否具有保健功能；②产品是不是安全无毒无害。经卫生部审查批准的保健食品，将发给《保健食品批准证书》，并准许使用卫生部制定的“保健食品特有标志”。

2. 申请《保健食品批准证书》时，必须提交下列资料

（1）保健食品申请表。

（2）保健食品的配方、生产工艺及质量标准。

（3）毒理学安全性评价报告。

（4）保健功能评价报告。

（5）保健食品的功能有效成分名单及其定性和（或）定量检验方法/稳定性试验报告。因在现有技术条件下，不能明确功效成分的，则必须提交食品中与保健功能相关的主要原料名单。

（6）产品的样品及其卫生学检验报告。

（7）标签及说明书（送审样）。

（8）国内外有关资料。

（9）根据有关规定或产品特性应提交的其他材料。

3. 保健食品生产审查制度

为了确保保健食品质量和其应当具有的保健功能，各级卫生行政部门必须对保健食品的生产加工工艺过程进行审查。审查的重点是：①企业制订的保健食品企业标准、生产企业卫生规范；②生产条件、技术人员、质量保证体系是否健全；③生产加工过程中，保健食品的功能成分是否有可能被破坏、丢失或转变等。

4. 保健食品标签、说明书及广告宣传管理

保健食品的说明书、标签必须经卫生部审查批准，不得有虚假和夸大宣传。产品的标签及说明书，必须标注卫生部的批准文号和保健食品特有标志。

5. 保健食品的监督管理

各级卫生行政部门有责任加强对保健食品的监督、检测。凡发现未经卫生部审批而以保健食品名义宣传和生产销售的，将根据《食品卫生法》有关规定进行查处。同时卫生部对已批准的保健食品可以进行重新审查，对审查不合格产品，卫生部有权撤销其《保健食品批准证书》，从而保证广大消费者能够买到真正的保健食品。

### 7.1.6 进出口食品的卫生管理

进出口食品的卫生问题关系到国家的信誉和消费者的利益。食品是国际贸易

中的大宗商品，也是我国进出口贸易的重要商品。随着我国对外贸易的发展，进出口食品的数量与品种不断增加。进出口食品因卫生质量不符合要求而造成索赔、退货、销毁等问题也时有发生。因此，为了维护国家的信誉和消费者的利益，就必须加强进出口食品的卫生管理。

1. 进口食品卫生管理

进口食品的卫生问题是关系到保障人民健康、维护国家主权的大事。在我国食品卫生法规、条例及食品卫生管理办法中，对进口食品的卫生管理做出了明确规定，其主要内容如下。

(1) 进口的食品、食品添加剂、食品容器和食品包装材料（以下统称食品），必须符合我国的卫生标准和卫生管理办法的规定。

(2) 进口部门和单位订货时，必须按照我国规定的食品卫生标准和卫生要求签订合同。进口单位在申报检验时，应当提供输出国（地区）所使用的农药、添加剂、熏蒸剂等的有关资料和检验报告。这是为了防止输出国使用我国规定以外的各种化学物质或超剂量使用等，而对人体健康可能产生的危害。

(3) 需要进口我国尚无卫生标准或卫生要求的食品时，进口部门必须将输出国食品卫生标准书面合同报经卫生部门同意后再签订合同。如无输出国标准，则应由卫生部门会同外贸部门提出标准后再签订合同。

(4) 进口食品到达国境口岸前，由收货人或其代理人填写“报验单”，向口岸食品卫生检验所报验。海关凭国境食品卫生监督检验机构的证书放行。

(5) 进口食品必须由各口岸食品卫生检验所采样检验，食品经营部门接到该批食品卫生检验合格的报告后，方可出售和供食用。

(6) 进口食品如不符合我国食品卫生标准或卫生要求，应由口岸食品卫生检验所对外出具“卫生检验证书”，连同处理意见通知收货人或其他代理人。对不符合我国食品卫生标准和卫生要求的食品，应根据其污染情况和危害程度，实行退货、销毁、改作他用，或经无害化处理后供食用。

(7) 进口食品的标签内容必须符合我国《食品标签通用标准》的有关规定，如标签中没有中文标识，则应做好标签再补充工作，达到《食品标签通用标准》后，方可投入市场销售。

2. 出口食品的卫生管理

出口食品在我国对外贸易中占有重要地位。我国出口食品主要有谷物、肉类、罐头、水产品、酒类、蜂蜜、水果、蔬菜、干果、干菜等，其中不少是我国的独特产品，在国际市场上享有很高的声誉。由于世界各国对食品安全问题的日益重视，许多国家都制定了各种食品安全法令、条例，加强了对进口食品的检验和管理，对我国的出口食品提出了严格的安全和质量要求。我国对出口食品卫生管理的主要内容如下。

(1) 生产出口食品的厂（库）应在国家商品检验机构注册，达到“出口食品厂（库）最低卫生要求”，获得注册证书和批准编号后方可生产。向美国出口低酸性罐头食品的厂家，还应预先向美国食品与药品管理局（FDA）申请注册登记。

(2) 出口食品由国家进出口商品检验部门进行监督、检验。出口食品应符合进口国的合同规定并进行检验。商检机构应严格把关，对不合格产品不出证、不放行。出口部门应加强对出口食品的进货验收和出口检验工作，切实做到对不合格产品不收购、不出口。

(3) 商品检验部门应加强对出口食品厂（库）的卫生监督和对出口食品品质、卫生质量的检验工作。对已注册厂的卫生条件下降或出口食品卫生质量不符合要求的，则应根据情况分别予以警告、限期改进或吊销注册证明和编号等处罚。

### 7.1.7 与食品相关的法律制度

1.《中华人民共和国专利法》(简称《专利法》)

《专利法》于1984年3月12日第六届全国人民代表大会常务委员会第4次会议通过。1985年4月11日实施。1985年1月经国务院批准，中国专利局发布了专利法实施细则。之后，随着我国改革开放的深入和扩大，对其进行了补充和修改。2001年6月15日经国务院令，新的专利法实施条例自2001年7月1日起实施。

在我国社会经济发展的新时期，实施专利法，对于保护发明创造权利，鼓励发明创造和专利的推广使用，促进科学技术的发展以适应社会主义市场经济和现代化建设的需要有重大意义。

《专利法》共分为8章，69条。

第一章，总则。制定专利法的目的意义、基本概念、申请专利的基本原则和相关事宜。

第二章，授予专利权的条件。授予专利权的发明和实用新型应具备新颖性、创造性和实用性。对于外观设计，应不同于目前国内外现有的或使用的。对下列情况不授予专利：①科学发现；②智力活动的规则和方法；③疾病的诊断和治疗方法；④食品、饮料和调味品；⑤药品和用化学方法获得的物质；⑥动物和植物品种；⑦用原子核变换方法获得的物质。

对于④、⑤、⑥所列产品的生产方法，可以依照本法规定授予专利权。

第三章，专利的申请。申请者应向专利管理部门提交申请书、说明书及其他相关文件。

第四章，专利申请的审查和批准。专利局收到申请后，经初审，合格者予以公布，然后进行实质审查，经审定合格者，予以公告，并授予专利权，发给证书，予以登记和公告。

第五章，专利权的期限、终止和无效。发明专利期限为 15 年，实用新型和外观设计为 5 年。

第六章，专利实施的强制许可。

第七章，专利权的保护。侵犯专利人权利，应依法追究其责任。

第八章，附则。申请专利要缴费。

2.《中华人民共和国商标法》（简称《商标法》）

《商标法》于 1980 年 8 月 23 日第五届全国人民代表大会常务委员会第 24 次会议通过，次年 3 月 1 日正式实施。1998 年 1 月经国务院批准修订，同月国家工商行政管理局发布了《中华人民共和国商标法实施细则》。

《商标法》对于加强商标管理，保护商标专用权，促使生产者保证商品质量和维护商标信誉，保障消费者的利益，促进社会主义商品经济的发展，有举足轻重的意义。

《商标法》共 8 章，43 条。

第一章，总则。国务院工商行政管理部门商标局主管全国商标注册和管理工作。所有取得商标专用权的商品都应申请注册。商标使用的文字、图形应有显著特征，禁止使用法律所规定不能使用的名称、图形、文字等。

第二章，商标注册的申请。申请注册应按类别、使用方法填写名称，或分别注册，需变更时应提交申请。

第三章，商标注册的审查和核准。凡申请注册的商标，经初次审定，予以公告。3 个月内，任何人均可提出异议，无异议或异议不成立的予以核准注册，发给商标注册证并予以公告。商标评审委员会负责处理商标异议事宜。

第四章，注册商标的续展、转让和使用许可。商标注册期为 10 年，期满可续展。商标经双方同意，可转让或使用许可。

第五章，注册商标争议的裁定。

第六章，商标使用的管理。商标使用不规范或产品质量不过关，商标局可责令限期改正或撤销其注册商标。当事人可依法复议或申诉。

第七章，注册商标专用权的保护。严厉禁止侵犯注册商标专用权，依违法情节和后果，处以相应处罚。

第八章，附则。申请注册商标需缴费。

3.《中华人民共和国标准化法》（简称《标准化法》）

《标准化法》于 1998 年 12 月 29 日第七届全国人民代表大会常务委员会第五

次会议通过，1989 年 4 月 1 日起施行。

为了发展社会主义市场经济，促进技术进步，改进产品质量，提高社会经济效益，维护国家和人民的利益，使标准化工作适应社会主义现代化建设和发展对外经济关系方面，有十分重要的意义。

《标准化法》共 5 章，26 条。

第一章，总则。需制定标准的情况有以下 5 类。

(1) 工业产品的品种、规格、质量、等级或者安全、卫生要求。

(2) 工业产品的设计、生产、检验、包装、储存、运输、使用的方法，或者生产、储存、运输过程中的安全、卫生要求。

(3) 有关环境保护的各项技术要求和检验方法。

(4) 建设工程的设计、施工方法和安全要求。

(5) 有关工业生产、工程建设和环境保护的技术术语、符号、代号和制图方法。重要农产品和其他需要制定的项目，由国务院规定。

标准化工作的任务是制订标准、组织实施标准和对标准的实施进行监督。各级标准化行政主管部门负责本辖区内标准化工作。

第二章，标准的制订。标准依适用范围分为国家标准、行业标准、地方标准和企业标准。标准又可分为强制性标准和推荐性标准。标准的制订应遵循其制订的原则，由标准化委员会负责草拟、审查工作。

第三章，标准的实施。企业产品应向标准化主管部门申请产品质量认证。合格者授予认证证书，准许使用认证标志，各级标准化主管部门应加强对标准实施的监督检查。

第四章，法律责任。对于任何违反标准化法规定的行为，国家相关管理部门有权依法处理。当事人依法申请复议或向人民法院起诉。

第五章，附则。

## 4.《中华人民共和国计量法》(简称《计量法》)

《计量法》于 1985 年 9 月 6 日第六届全国人民代表大会常务委员会第十二次会议通过，1986 年 7 月 1 日施行。1987 年 1 月 19 日经国务院批准，1987 年 2 月 1 日国家计量局发布了《中华人民共和国计量法实施细则》。

《计量法》实施以来，在加强计量监督管理，保障国家计量单位制的统一和量值的准确可靠，促进生产、贸易和科学技术的发展，适应社会主义现代化建设的需要，维护国家和人民的利益方面，做出了巨大的贡献。

《计量法》共 6 章，35 条。

第一章，总则。适用范围。中华人民共和国境内，建立计量基准和标准器具，进行计量检定，制造、修理、销售、使用计量器具。国家法定计量单位包括国际单位制单位和国家选定的其他计量单位。县级以上各级政府部门对其行政区域内的计量工作负责。

第二章，计量基准器具、计量标准器具和计量检定。计量基准器具为全国统一量值的最高依据。

第三章，计量器具管理。对计量器具管理，实行制造（或修理）计量器具许可证制度。

第四章，计量监督。县级以上人民政府计量行政部门根据需要可设计量监督员和计量检定机构。

第五章，法律责任。未取得许可证或制造、销售、修理计量器具不合格等法律所规定的不法行为都应追究其法律责任，并予以相应处罚，当事人不服的可向人民法院起诉。

第六章，附则。

## 7.2 国际食品质量与安全法规

### 食品法典委员会（CAC）

1. 委员会的历史

1961年召开的第11届联合国粮农组织（FAO）大会和1963年召开的第16届世界卫生组织（WHO）会议均提出要建立食品法典委员会（CAC）。这两个组织实体均采纳了《委员会办事程序章程》。

《章程》为委员会的工作提供了合法的基础，并正式地反映了建立委员会的构想和建立的原因。《章程》第一条提出了委员会的意图、参考术语和目标。

第一条　食品法典委员会将负责向联合国粮农组织（FAO）及世界卫生组织（WHO）的总干事就所有有关FAO和WHO食品标准项目（FAO/WHO food standard programme）运行的事项提出建议，并进行磋商，其目的在于：

（1）保护消费者健康，维护食品的公平贸易；

（2）尝试与国际政府间组织或非政府组织进行接触，并促进所有食品标准项目上的合作；

（3）通过并在适宜的组织帮助下，确定食品标准的起始和优先发展领域，引导食品标准的草案筹备工作；

（4）在上述第（3）款的基础上完成标准的详细制订，经各国政府采纳后，以地区性或世界性标准出版食品法典，并会同上述第（2）款提及的各种国际组织颁布的、无论何处可执行的标准，形成食品法典；

（5）随形势发展，在适宜的调查后修订已出版的标准。

《章程》第二条界定了委员会的适任会员资格，向FAO和WHO的所有会员国和通讯会员开放。至2002年，会员国达到167个国家，代表了全球97%的人口。

食品法典委员会《办事程序》描述并规范了委员会作为一个政府组织的工作程序，《办事程序》规定了：

(1) 委员会会员的条件；

(2) 提名委员会官员，包括一位主席、三位副主席、地区召集人和一位秘书，并对其职责进行分工；

(3) 在委员会大会休会期间，建立执行委员会，代表委员会行事，并作为委员会的执行机关；

(4) 委员会大会召开的频率和运作；

(5) 委员会大会议事日程的特点；

(6) 投票程序；

(7) 观察员；

(8) 准备委员会纪要和报告；

(9) 建立附属机构；

(10) 制订标准的采纳程序；

(11) 分配预算并估计支出；

(12) 委员会工作语言。

当前，委员会大会每两年举办一次，在FAO总部所在地罗马和WHO总部所在地日内瓦轮流举办。在大会休会期间，执行委员会（Executive Committee）代表法典委员会行事。出席大会的全权代表共有500人。人会代表由各国选派。各国代表团一般由该国政府提名的高级官员领导。代表团可能也常常会包括工业界、消费者组织和学术团体的代表。不是委员会会员国的国家有时以观察员身份出席大会。

不少国际政府间组织和非政府组织（Non-Governmental Organization，NGO）也以观察员身份与会。虽然他们只是“观察员”，但食品法典委员会传统上允许这些组织在除了最终决定以外的各个阶段提出他们的观点。只有成员国才有专属的投票权。

为了便于成员国之间的持续接触，法典委员会与各国政府一起，建立了一些“法典联络点”，有些成员国还成立了国家食品法典委员会，从事国家间的有关合作事宜。

食品法典委员会诞生之后，有关国家对食品法典活动的兴趣直线上升。随着越来越多发展中国家的参与，委员会的工作受到了越来越多的重视，这更加证明了当初委员会建立者的远见。

WTO的SPS协定和TBT协定与法典相关工作的地位相一致。法典标准被明确地认定为解决国际贸易争端的标准。

## 2. 委员会的运作

**1）食品法典的制订**

委员会的基本意图之一，就是制订食品标准，并在食品法典内出版这些标准。

委员会运作程序的合法基础是需要遵循已出版的《食品法典程序手册》，现已制订到第12版。和委员会的其他工作一样，制订标准的程序是明确界定、开放且透明的。该程序基本包括以下步骤。

（1）由一国政府或委员会的附属委员会提交标准的建议稿。

（2）由委员会或执行委员会做出是否制订该项标准的决定。《建立工作优先顺序和附属机构准则》协助委员会或执行委员会做出决策，并选择或创立附属机构以负责推动标准的发展。

（3）由委员会秘书处准备推荐的标准草案，返回成员国加以评议。

（4）由原来负责推荐该标准草案的附属机构考虑评议结果，而后向委员会提出标准草案的文本。

（5）如果委员会采纳该标准草案，则将其发给成员国一段时间（以供讨论），如果完全满意，该草案即可成为食品法典标准。在一个快速程序中，制订一项标准最多8步，最少5步。在一些情况下，上述步骤可能会重复运行。多数标准的制订需要数年时间。

（6）一旦被委员会采纳，该法典标准即被录入食品法典。

《食品法典程序手册》中提供了《商品法典标准的格式与内容》，这一文件包括以下类别的信息：

（1）范围——包括标准的名称；

（2）标准描述、基本构成和质量因素，界定食品至少要达到的标准；

（3）食品添加剂——仅包括FAO和WHO允许使用的添加剂；

（4）污染物；

（5）卫生学、重量和操作方法；

（6）标签——应和《预包装食品标签法典标准（总纲）》的要求相一致；

（7）抽样和分析的方法。

除商品标准之外，食品法典还包括总纲标准，总纲还应用于跨行业界限的所有食品，没有什么产品可以例外。以下是总纲标准推荐的内容。

（1）食品标签；

（2）食品添加剂；

（3）污染物；

（4）抽样和分析方法；

（5）食品卫生；

(6) 营养学和特殊膳食食品；
(7) 食品进出口调查和验证体系；
(8) 食品中的兽药残留；
(9) 食品中的农药残留。

委员会及其附属机构处理修订法典标准和相关文本的事宜，以确保法典标准能反映当代科学知识的发展。委员会的每一个成员都有义务确认和提供新的科学及相关信息给合适的专业委员会，以证实现存标准和文本是否应予以修订。修订标准的程序与最初制订标准的程序相同。

**2）食品法典的结构**

卷 1A——总要求；
卷 1B——总要求（食品卫生）；
卷 2A——食品中的农药残留（总纲）；
卷 2B——食品中的农药残留（最大残留限量）；
卷 3——食品中的兽药残留；
卷 4——特殊膳食食品（包括婴儿和幼儿食品）；
卷 5A——加工和速冻水果、蔬菜；
卷 5B——鲜食水果、蔬菜；
卷 6——果汁；
卷 7——粮食、豆类及提取物、植物蛋白；
卷 8——油脂及油脂制品；
卷 9——鱼和水产品；
卷 10——肉及肉制品，汤羹类；
卷 11——糖、可可制品、巧克力及其制品；
卷 12——乳和乳制品；
卷 13——抽样和分析方法。

这些法典中包括总原则、总纲标准、定义、代码、商品标准、方法和建议。这些内容被很好地组织起来，以便于查询，例如，

卷 1A——总要求
(1) 食品法典的总原则；
(2) 食品法典目的的界定；
(3) 国际食品贸易的道德标准；
(4) 食品标签；
(5) 食品添加剂，包括食品添加剂总纲的标准；
(6) 食品污染物，包括食品污染物和毒素总纲标准；
(7) 辐照食品；
(8) 食品进出口调查和验证体系。

### 3. 附属机构

根据《委员会办事程序章程》，委员会有权建立两类机构：

（1）法典专业委员会，主要是起草提案提交给委员会；

（2）合作委员会，通过区域或会员国家集团之间的合作，在区域开展食品标准化活动，包括发展区域性标准。

这种委员会体系的一个特点是，每一专业委员会都挂靠于某一成员国，该成员国对该专业委员会的经费维持负首要责任，并负责日常管理、提名主席人选等（除少数委员会例外）。

**1）专业委员会**

专业委员会被如此称呼，是因为其工作涉及的食品范围很宽广。专业委员会有时被称作“横向委员会”。

（1）总则专业委员会挂靠于法国；

（2）食品标签专业委员会挂靠于加拿大；

（3）抽样与分析方法专业委员会挂靠于匈牙利；

（4）食品卫生专业委员会挂靠于美国；

（5）农药残留专业委员会挂靠于荷兰（注：现挂靠中国）；

（6）食品添加剂和污染物专业委员会挂靠于荷兰（注：现挂靠中国）；

（7）进出口调查和验证体系专业委员会挂靠于澳大利亚；

（8）营养与特殊膳食专业委员会挂靠于德国（亦是营养总委员会）；

（9）食品兽药残留专业委员会挂靠于美国；

（10）肉类和畜产品卫生委员会挂靠于新西兰。

在一般情况下，这些委员会开发覆盖全领域的概念和原理，应用于一般的、特殊的食品或食品族群中；认可或复查法典商品标准的相关条款，并在专家团建议的基础上，提供有关消费者健康和安全的主要建议。

**2）特殊商品委员会**

特殊商品委员会负责开展特定食品或某类别食品的标准工作。为了和“横向委员会”相区别，并考虑到其工作内容的专有性，特殊商品委员会常被称为“纵向委员会”。

（1）油脂委员会挂靠于英国；

（2）鱼类和水产品委员会挂靠于挪威；

（3）乳及乳制品委员会（前身是 FAO/WHO 乳及乳制品政府专家委员会）挂靠于新西兰；

（4）鲜食果菜委员会挂靠于墨西哥；

（5）可可和巧克力制品委员会挂靠于瑞士；

（6）食糖委员会挂靠于英国；

(7) 果菜加工委员会挂靠于美国;
(8) 植物蛋白委员会挂靠于加拿大;
(9) 谷物和豆类委员会挂靠于美国;
(10) 天然矿泉水委员会挂靠于瑞士。

专题委员会在需要时聚会，当法典委员会决定其工作已完成时，就进入休会期或解散。在一些非正式工作组的基础上，为形成特定食品的新标准，也可以成立新的专题委员会。

挂靠国召集法典附属委员会开会的时间间隔按需要为1～2年。出席某些专业委员会的人数几乎与法典委员会全会的人数相当。

**3) 合作委员会**

合作委员会没有专门的挂靠国。会议在非正式工作组的基础上，由法典委员会同意，在该合作区域内的某一国举办。目前有6个合作委员会，分别在以下地区：

(1) 非洲;
(2) 亚洲;
(3) 欧洲;
(4) 拉丁美洲和加勒比海地区;
(5) 近东;
(6) 北美洲和西南太平洋地区。

合作委员会有极为重要的地位，以确保法典委员会在各个区域内的响应，并关注发展中国家。大会每1～2年举办一次，从各个地区的国家中产生代表。大会报告提交给法典委员会并由法典委员会讨论。

**4) 工作组（非正式政府间工作组）**

为了加快一些特定主题的工作，法典委员会也建立一些短期的非正式政府间工作组，一般期限不超过5年。最早的三个工作组是1999年建立的。

(1) 生物技术提取食品工作组挂靠于日本;
(2) 动物饲料工作组挂靠于丹麦;
(3) 果汁和蔬菜汁工作组挂靠于巴西。

## 4. 成员国对法典标准的采用

食品标准的一体化一般被认为是保护消费者健康的先决条件，并使国际（食品）贸易有最充分的便利性。由于这个原因，在乌拉圭回合谈判中达成的卫生与植物卫生协定（SPS）与技术贸易壁垒协定（TBT）均鼓励采用国际一体化的食品标准。

一体化只有在所有国家采用同样的标准时才能实现。食品法典的“总原则”详细说明了各成员国可能“接受”法典的途径。因法典标准形式的不同（是总纲标准，还是专题标准、农药和兽药残留限量，或食品添加剂），采用法典的方式稍有不同，但总的来说有三种采用形式：等同采用（full acceptance）、等效采用（acceptance with minor deviations）和自由采用（free distribution）。这些采用方式在“总原则”中有明确的界定，而且在经验基础上其适用性也被描述。

5. 总原则、指导方针和推荐的操作规程

出台这些原则和规程的直接意图是为了让消费者远离食源性危害。例如，“总原则”中规定了食品添加剂应用、食品进出口调查和验证体系，以及附加的食品基本营养素等方面的内容。

食品法典中还包括范围广泛的导则（指导方针），以保护消费者的权益。这些导则包含了多种多样的内容，诸如《国际贸易中建立和应用食品微生物标准和核事故后食品中放射性水平》等文件。

食品法典中也包括一些操作规程，主要包括一些卫生操作规程，为食品的生产提供指引，使食品是安全和宜于消费的——换句话说，其目的也是为了保护消费者的权益。《推荐的国际操作规程——食品卫生学原则（总纲）》适用于所有食品。这一文件对保护消费者十分重要，因为它基于食品安全学的坚实基础，并着力于从初级产品直至最终消费的全食品链，强调在每一环节上都要采用关键卫生控制。

《食品卫生学原则（总纲）》由一些具体的卫生操作规范支撑，这些特别的卫生操作规范应用于以下领域。

（1）低酸性食品和低酸性罐头食品；

（2）低酸性食品的杀菌过程和包装；

（3）集中供应膳食的预处理与烹调；

（4）街头小吃的制备与发售（是拉丁美洲和加勒比海地区的区域性标准）；

（5）调味品和干菜；

（6）罐头装果菜制品；

（7）水果干；

（8）椰蓉；

（9）脱水水果和蔬菜，包括食用真菌；

（10）树生坚果；

（11）花生；

（12）加工肉产品和禽产品；

（13）禽产品加工；

（14）蛋产品；

（15）蛙腿加工；

（16）鲜肉；

(17) 机械化分割肉和禽肉产品以备深加工使用时的处理和保藏；

(18) 天然矿泉水的采集、处理和销售。

食品法典中还包括《推荐的国际操作规程——兽药使用的控制》，其直接的目的是防止因使用兽药而对人类带来健康危害。

法典中还包括一些所谓“技术性操作规程”，这些操作规程的目的是确保食品按法典标准从事加工、运输和储存，从而使到达消费者手里的最终产品是健康的，也是消费者所期望质量的产品。技术性操作规程包括：

(1) 婴幼儿食品；

(2) 鲜食水果、蔬菜的包装和运输；

(3) 食用油脂的批量储存和运输；

(4) 速冻食品的加工与处理。

要了解食品法典委员会的更多细节、具体工作及其出版物，可以登录网址：http//www.codexalimentatius.net/。

### 6. 中国与 CAC

中国自 1986 年成为 CAC 成员国。中国 CAC 的联络点设在农业部，负责联络 CAC 总部和我国的各项活动，接受来自罗马 CAC 总部的信息，并搜集反馈意见给 CAC 总部。我国设立 CAC 协调小组，由卫生部和农业部分别担任组长和副组长，组长负责国内的组织和协调工作，副组长负责对外联络。1994 年我国建立了新的 CAC 协调小组，由卫生部、农业部、国家质量技术监督局、国家出入境检验检疫局、外经贸部、国家石油和化学工业局、原国家轻工局、原国家内贸局、国家粮食储备局及全国供销总社组成。

近年来，我国 CAC 协调小组和成员单位在各自范围内加强了食品法典工作，组建了法典专家组，研究国际食品法典标准，组织制订标准，召开 HACCP 等专业研讨会，组团参加国际会议，加强了与 FAO、WHO 及其成员国的联系，开展了国际交流与合作，推动了我国食品质量与安全法规的建设。

## 7.3 欧美食品质量与安全法规

### 7.3.1 美国食品质量与安全法规

美国食品和药品管理局（FDA）担负在总体上确保食品安全的职责，美国农业部承担肉类和禽类产品的安全质量管理的职责。美国政府的相关部门也承担相应的职责，商业部负责管理酒精、烟草，环境保护署负责管理农药的安全使用。

美国食品质量与安全法规包括美国联邦食品药物和化妆品法规及附加法规两部分。

1. 美国联邦食品、药物和化妆品法规

制定美国联邦食品、药物和化妆品法规的目的是确保在美国州际进行贸易时食品是安全、卫生、洁净、诚实包装和诚实标注的。法规短小精悍，确定总的原则，涉及食品的部分只有 25 页。法规赋予美国 FDA 拥有食品的管理权威，FDA 可以依照本法规为各食品领域制定条例，如低酸食品罐装条例等。

**1）FDA 在实施本法规时开展以下工作**

（1）与企业合作编写和阐明条例；

（2）协助企业建立食品安全控制措施；

（3）对食品企业进行定期和不定期的检查；

（4）抽查在州际运输的食品原料和食品；

（5）出版和实施食品添加剂色素；

（6）审查批准食品添加剂色素；

（7）检测食品中的农药残留；

（8）审查检验进口食品；

（9）以顾问形式，与地方食品检查检验机构合作开展工作；

（10）在发生灾难时，与地方食品检查检验机构合作，检测和处理受污染食品；

（11）规定和监督实施加工食品识别标准；

（12）对不法行为提起诉讼。不法行为的处罚包括没收食品、关闭工厂企业、追究刑事责任和民事责任等。

**2）该法案明确规定有下列情况之一者为食品掺假行为**

（1）有毒、有害物质浓度超出标准规定的浓度；

（2）含有不可降解的或不合适的污染物；

（3）在不卫生的环境下制作处理食物；

（4）加工原料为有病的动物；

（5）在不许可的地方进行辐射处理；

（6）省掉配方中的重要成分；

（7）某一规定成分被另一非规定成分所替代；

（8）隐瞒产品缺陷；

（9）增加重量（质量）或降低浓度，使得外观上更好一些；

（10）使用未经批准的色素。

**3）该法案对食品标识也作了明确规定，有下列情况之一者为标识不当**

（1）包装和标签有误导性；

（2）使用其他食品的名称；

（3）其他食品的仿制品，除非在标签上的标注是仿制品；

（4）不注明生产企业、包装企业、销售商的名称和地址；

（5）不注明产品的通用名称及组成；

（6）冒用其他食品的识别标准；

（7）信息令人费解；

（8）食品质量和容量与标注不相符；

（9）声称具有特殊食疗效果，但没有按法规规定提供证明。

2. 附加法规

（1）良好操作规范（GMP 准则）。将在第 6 章中介绍。

（2）联邦肉类检查法规。该法规明确由农业部食品安全和检查署（FSIS）负责实施，对动物、屠宰条件、肉类加工设备进行强制性检查，肉类及肉制品必须加盖“美国农业部检查通过”印章以后方可进入美国州际贸易市场。此法规也适用于进口肉类及肉制品。非州际贸易的肉类及肉制品，按照州和城市的肉类法规进行管理。

（3）联邦家禽产品检查法规。基本与肉类检查法规相同，适用于家禽及其制品。

（4）联邦贸易委托法规。本法规对公平包装、标签、广告宣传做了规定。

（5）婴儿食品配方法规。本法规对生产婴儿食品的配方和质量控制过程做了规定。

（6）营养标识和教育法规。1990 年通过的营养标识和教育法规，规定所有出售的食品都应标注营养标识，餐馆出售的食品和新鲜的肉禽制品除外。营养标识包括营养事实、健康声明和营养组分。营养事实是指每一份食品所含的营养成分（g），以及该成分占每日需要量的百分率（%）。营养事实属于强制性标注内容；健康声明和营养组成则是自愿性标注内容。

（7）州和市政法规。由州和城市制定的食品法规，主要管理没有进入州际贸易的食品质量与安全，确保公众健康，防止经济欺诈。

### 7.3.2 欧盟食品质量与安全法规

1. 欧盟食品安全白皮书

欧盟于 2000 年 1 月 12 日发表的《食品安全白皮书》是欧盟新的食品政策的蓝本，它的使命是使法规成为一系列连续、透明的规则，加强对食品从“田间到餐桌”的监管，并提高科技咨询体系的能力，以保证公众健康和对消费者较高水平的保护。《白皮书》行动计划首次整合了整个食物链中有关食品安全的所有方面，其内容包括从传统的卫生条款到相关的动物健康、动物福利和植物卫生要求等。

继《白皮书》发表之后的一个重要里程碑是欧盟《178/2002号条例》。该《条例》由欧盟议会和欧盟理事会于2002年1月28日通过，它确定了食品法规的一般原则和要求，建立了欧盟食品安全局（EFSA），设立了处理食品安全问题的程序。

2. 欧盟食品安全局

因为《178/2002号条例》为欧盟食品安全局（EFSA）提供了法律基础，所以，EFSA仅仅在几个月内就开始运作了。EFSA的主要任务是开展风险分析中的风险评估。此外，它还在风险交流中发挥重要作用。EFSA的主要责任是独立地对直接或间接与食品安全有关的事件提出科学建议，这些事件包括与动物健康、动物福利、植物健康、基本生产和动物饲料有关的事件。此外，EFSA还对非食物和转基因饲料、与欧盟法规和政策有关的营养问题等提出科学建议。EFSA由4部分组成，即管理委员会、执行主席和员工、科技委员会和咨询论坛。

欧盟食品安全局还在风险管理方面向其成员国提供必要的支援。在食品安全危机发生时，欧盟理事会将成立一个危机处置小组，欧盟食品安全局将为该小组提供必要的科学技术和政策建议。危机处置小组会收集相关信息，提出防止和消除风险的办法。欧盟食品安全局还承担着快速报警的任务。各成员国的食品安全机构有责任将本国有关食品和饲料存在的安全风险及其限制措施的信息，迅速通报给欧盟快速预警体系。欧盟理事会将收到的通报信息转发给各成员国和欧盟食品安全局。欧盟食品安全局的宗旨是要保持食品安全相关信息的公开与透明，将一切与公众利益相关的食品安全信息公之于众，最大限度地减少食品安全问题可能带来的隐患。

（魏益民　张国权）

## 参考文献①

陈君石，闻芝梅．2002．功能性食品的科学．北京：人民卫生出版社

陈锡文，邓楠．2004．中国食品安全战略研究．北京：化学工业出版社

吴永宁．2003．现代食品安全学．北京：化学工业出版社

FAO/WHO．2003．Assuring Food Safety and Quality：Guidelines for Strengthening National Food Control Systems．Rome：Joint FAO/WHO Publication

① 本章部分内容参考食品法典委员会（CAC）和德国研究基金会（DFG）网站的内容，网址为：http//www.codexalimentatius.net；http：//www.dfg.de/en/index.html。

# 第8章　国家食品安全管理体系建设

随着社会物质财富的日益丰富，科学技术的不断进步，生活水平的逐步提高，消费者对食品的生产、加工、储藏、运输、销售整个过程表现出了空前的兴趣，不断要求政府和食品制造商在食品质量、食品安全和消费者保护方面承担更多的责任。在当前全球食品贸易量日益剧增的形势下，无论是进口国还是出口国，都有责任强化本国的食品管理体系，履行基于风险分析的食品安全管理策略。多数国家的政治家和科学家认为，有效的食品管理体系是确保本国消费者健康和安全的基础。

## 8.1　国家食品安全管理体系要素及其构架

国家食品管理体系一般由 5 个要素构成：①食品法律法规；②食品组织管理；③检验服务；④实验室服务；⑤信息、教育、交流和培训。

### 8.1.1　食品法律法规

1. 食品法律的形式和内容

与食品有关的法律规定特定的活动，即食品的生产、加工和销售。制定这样的法规具有特定的目的，如保护健康和（或）促进公平的食品贸易。在多数情况下，它们包括在覆盖所有食品的基本法律之中。法律着重于食品安全、掺假食品、食品质量和食品控制等方面的问题，如食品检验、添加剂的使用、食品污染物的预防、食品预防和食品控制。

最为先进的食品法规包括一个基本法，是所有其他法规手段的基础。然而，许多国家在制定食品法的某一特定部分、涉及某种食品加工、控制食品生产或贸易的特定法规方面的其他法律时，同时制定这一涉及食品一般问题的基本法。

基本法的总体形式取决于特定国家的立法传统。在高度工业化、法律健全的国家中，一种已确定的传统做法是制定全面的和详细的法律文本，其汇集了几乎所有的、可能涉及食品的通用规则。在这种情况下，对于主管部门而言，主要是制定实施的技术程序和有关特定食品的详细规定。另一种可选的方法是将基本法的内容局限在授权规定上，辅之一些非常一般的原则。这种方法主要出现在较不发达国家，以及许多盛行罗马、德国和斯堪的那维亚法律的国家。这种体系一方面具有内在的灵活性，即在法律规定的总体框架下，授予相应主管部门必要的权力，以便制定规范法律实施的法规，并制定技术法规和特定食品的标准；另一方面，在所有的立法体系中，法律是基础，而所有的细节则是在法规和标准中得以体现，因此，在修订上是较为迅速和容易的。

食品基本法通常具有以下 8 个范畴的规定。

**1）范围和定义**

食品法中阐明其目的、对象和（或）范围的一条规定必须清楚地优先于其他所有的规定。该条规定可能没有实际的法律效应，但却发挥类似于政策说明的作用，阐明为何制定此法律和旨在实现何种目的，其还可阐明该法律的适用范围。

**2）总则**

在某些法律体系中，食品基本法包含了一组明确地阐述规范食品控制体系的一般原则的规定。例如，该法律规定在该国家销售的所有食品必须是安全的，并且是适合于人们食用的，或者该法律禁止食品掺假。其他条款还可制定一些对于所有从事食品生产、加工或出售的人们必须遵循的基本规则。然而，这些规则在国家之间具有很多差异。有些国家在这些基本法中有十分详细的原则说明，而有些国家却在一般的执行法规中制定这些原则，还有一些国家仅仅包括对象和目标的阐述，并不完全阐述这些原则。

**3）授权规定**

每一个法律均必须详细地阐明在该法律下行使权力的性质和限制，而且必须确定授予权力的公共主管部门。这些权力有两个范畴，即制定和控制，通常这两种权力不应授予同一个部门，而且并不一定要由同一级别的部门行使。另外，这些法律还必须制定行使这些权力的准则和限制。这样的授权规定确立了由执法部门制定的执法规则的合法性，还要防止平民免受这些部门滥用或过份地行使其权力的危害。

根据这些授权规定赋予政府或执法部门的权力与法规的制定密切相关，这些用于实施和执法部门干预行动的法规旨在确保该法律及其相关规则的遵循。

**4）行政管理规定**

多数食品法均包括确定特殊管理机构的一类法规，以便为法律的实施而开展必要的行动。例如，法律可以确立食品控制机构，将各个行政部门参与该国食品控制的诸多官员集中于该机构中。食品法通常并不过于详细地探究食品控制机构的职能，但却要阐明其职责、界定其成员资格、概述与成员的任命和与技术委员会成立有关的一些基本规则，如果有秘书处，还要做出相应规定。该法律还可规定，所有规范食品控制机构行动的其他详细规则将通过法规或者由该机构本身制定的议事程序予以确立。

**5）执法规定**

除了通过法定部门之外，不可实施任何处罚。因此，食品法包含了赋予一个执法部门处罚的权力以及在公共利益上采取预防性措施的权力的若干规定。这样的授权并不是说对于这种权力限制和规范执法行为的条件必须在基本法中详细地规定。违法以及可能实施的处罚的种类和界限必须予以界定，还有一旦出现违法行为，实施这些处罚的程序也必须给予适当地制定。然而，应当注意的是，在某些国家食品法中并没有详细阐明特定违法和处罚的内容，而只是简单地将其归诸于刑事法典和刑事诉讼的一般规定。

食品控制过程中逐渐放弃以强制执行为导向的方法，随着该趋势的发展，有些国家开始将食品控制的一些概念（如危害分析及关键点控制）和食品法结合。一般而言，这种结合不是通过法律，而是通过一些补充法规，因为这些法规可以包括若干组成部分，如检验部门的准则。在单纯以强制执法为导向的方法中，该法列表应详细阐明不当的行为，任何违法行为均应由依法授权的检验人员进行检查和采取行动。在更多地采用合作和预防性措施过程中，则仅是由授权检验人员负责检查食品企业在其生产体系中实施其本身控制措施的情况。

**6）基本规定**

食品法包括了许多涉及食品控制、生产、进口、出口、运输、分发和出售的基本规定。这些规定可以是非常基本的，也可以是较为详细的，在这些情况下，这些规定也很可能置于补充法规中。

**7）法规**

在多数法律体系中，食品法包括了一个或数个有诸多主题的法规，这些主题均可由部长按照法规予以处理，以便实现食品法的目标。法规的主要优点在于其内容易修改。这些法规的清单可以极为详细，也可简单地给出部长可以处理的各种主题的简要框架。在这两种情况下，部长的权力几乎不受限制。

**8）废除和保留**

当一个新的食品法对食品管理体系进行了重大的改革时，就必须对现行的法律或法规进行修订或废除。在这种情况下，食品法将不得不列出一些条款，其中规定其他的法律将被废除或改变。然而，为了不拆毁整个食品管理体系，许多法律还包括一条规定，即阐明根据新法律在被废除的规定中的那些法律依然有效。

## 2. 食品法规的形式、内容及遵循的原则

根据基本法，由执法部门制定的法规可包含的主题相当广泛。通常这些主题可分为以下 4 类。

**1）针对各种食品类的法规**

此类法规的目的通常旨在制定一些规范食品的组分、处理、包装和标识的通用的规则。有些国家未将这些食品的生产、加工和销售的管理规则纳入基本法，而是委托给部长制定详细的法规，对于这些国家而言，此类法规尤为重要。但是，不管基本法中是否制定了一般原则，必须想方设法将这些原则在技术层次的实施上委托给某一政府部门。

**2）针对特定食品的法规**

在许多国家中，针对每一种食品的特殊规定可以构成不同的特定法规（如新食品、婴儿食品、特殊营养食品）。然而，其他一些国家将规定按照不同的标题进行分组，并制定成一套全面的食品管理法规。因此，立法的习惯在各国之间略有不同。

**3）旨在组织和协调的法规**

虽然食品法得以生效的法规主体可以分为上述两大类别，但还有大量的内部规章和“家规”，这些规章虽和公众没有直接的关系，但却是由法律授权或设立的管理部门开展有效的行动所必需的。

**4）目录表**

许多国家将补充法规中的一些详细目录列入食品基本法中。例如，这些目录可以包括检验和取样/分析的价格表；该法律中涉及的申请表或使用的规格样本；其他详细的事宜。

在制定食品法规过程中，应遵循以下原则：

(1) 必须包括高度的健康保护水平；

(2) 应包括明确的定义，以增加可靠性和法律安全性；

(3) 应建立在高水平、公开透明、独立的科学建议之上，这些建议应来自于风险评估、风险管理和风险交流过程；

(4) 应包括在发现对健康的风险已超过可接受的水平时，以及在无法开展全面的风险评估的情况下，必须采用预防性手段和采取临时性措施的规定；

(5) 应包括消费者有权获得准确和足够信息的规定；

(6) 应明确跟踪食品的方法，以及在出现问题的情况下召回这些食品的规定；

(7) 应明确地规定属于生产者和加工者承担的有关食品安全和质量的主要责任；

(8) 应包括保证投入到市场的食品是绝对安全并标准标识的义务；

(9) 应承认国家应当承担的国际义务，特别是与贸易有关的义务；

(10) 应确保在制定食品法律过程中的公开性并可提供相关信息。

总之，制定有关食品的强制性法律和法规是现代食品管理体系的基本组成部分。食品法规在传统上包含关于不安全食品的界定，强制不安全食品的召回，以及对负有责任团体和人员的惩处。一般情况下，食品管理机构并没有明确的职责和处理食品安全问题的权限。其结果使得食品安全计划在减少食源性疾病风险上仅是采取被动的、以执行法律为主的方法，而不是采取预防性和综合性的方法。现代食品法律在尽可能的范围内不但包括必要的合法权利和综合的方法，还允许食品主管部门或若干部门在该体系内采取预防性措施。除了食品安全立法以外，政府部门还需升级和更新食品标准。一些高水平的标准规范已经取代了与食品安全目标有关的原有标准。

在制定食品法规和标准过程中，各国应吸收国际食品法典所长，学习其他国家在食品安全标准制定方面的做法，并将有关信息、概念和需求加以修正，纳入本国标准体系。这种国家标准体系既要能够满足本国需要，又要符合卫生和植物检疫措施协定（SPS）以及贸易伙伴的需要。

### 8.1.2 食品安全管理

有效的食品管理体系需要在国家层面上有效的协调，并出台适宜的政策。其职责包括建立食品安全管理领导机构或部门，明确这些机构或部门在以下行动中的职责：发展执行国家统一的食品管理战略；运作国家食品管理项目；获得资金并分配资源；设立标准和规则；参与国际食品安全管理的联合行动；制订食品安全紧急事件反应程序；进行风险分析；等等。其核心职责可以概括为建立规范的措施，监督体系的运行，持续改进硬件条件，提供政策指南。

### 8.1.3 食品监管

食品法规的监管和运行需要以诚实、有效的调查工作为基础。作为调查工作的关键要素的调查人员应当是高素质、训练有素且诚实的，他们要日复一日地与食品工业、食品贸易以及社会打交道。食品管理体系的声誉和公正性在很大程度上是建立在调查人员的诚信和专业水平上的。因此，对调查人员进行适当的培训是建立有效的食品管理体系的前提。国家应通过持续的人力资源政策，保证调查人员不断得到培训和提高，逐步形成调查专家队。

### 8.1.4 实验室建设

实验室是食品管理体系的一个基本构成要素。实验室的数量和位置取决于体系的目标和工作量的大小，同时应考虑装备一个中央参考实验室，以完成一些复杂的试验和比对试验。食品管理部门的职责是按照标准监督这些实验室，并管理其运行过程。食品安全实验室的分析结果常常会在法庭上作为合法和有效的证据，这就需要在实验分析过程中高度认真，以确保实验的可信度和有效性。

### 8.1.5 信息、教育、交流和培训

信息发布、食品安全教育、给食品产业链上多个环节的代理人提出建议，这些工作在食品安全管理体系中扮演着越来越重要的角色。这些工作包括：给消费者提供全面真实的信息；对信息进行系统化；推出面向食品行业行政管理人员和工作人员的教育项目；执行“培训培训者”项目；向农业和卫生部门的广大员工提供参考文献；等等。

## 8.2 现有国家食品安全管理体系

不同国家的食品安全管理体系的组织方式不同。从世界范围来看，国家的食品管理体系至少有三种组织方式，即多元管理机构体系、单一管理机构体系及统一管理机构体系。

### 8.2.1 多元管理机构体系

多元管理机构体系是建立在一元化的单一部门负责基础上的食品管理体系。

食品安全管理的目标除保障食品安全外，还有一个经济目标，即建立一套可持续的食品安全生产和加工系统。在这一前提下，食品安全控制体系应在确保公正的食品贸易、发展以专业标准和科学为基础的食品行业，减少可避免的损失并保护自然资源、促进国家的出口贸易等方面发挥重要作用。因为各行各业的初始分工不同，其结果是各行业有不同的食品管理行为，这逐步形成了由多部门对食品管理负责的多元管理机构体系。在这种管理体系下，食品管理由若干政府部门（通常包括卫生部、农业部、商业部、环境部、贸易及产业部等）共同负责。

在多元管理机构体系下，虽然每一个部门的作用和责任都有明确规定，但有时将不可避免地导致诸多问题。例如，法规制定重复、监管机构庞杂、力量分散，在涉及食品政策、检测和食品安全管理的不同机构之间缺乏协调等。在中央和地方的机构之间，食品管理体系也可被分解，实施的情况取决于各级负责机构的能力和效率。因此，整个国家的消费者可能得不到同样程度的保护，这也难以评估中央和地方政府所实施的管理措施的效果。

因此，虽然多部门的食品控制体系可能也是规范的，但其同时也有严重的缺陷，主要包括：缺乏国家层面上的总体协调；在管辖权限上经常混淆不清，从而导致实施效率低下；在专业知识和资源上水平各不相同，因此造成实施不均衡；公众健康目标和促进贸易及产业发展之间产生冲突；在政策制定过程中，科学投入能力受到限制；缺乏一致性，导致超出法律规定或者在法定行动上出现时间空白；使得国内消费者和国外购买商对该体系的信任下降。

### 8.2.2 单一管理机构体系

单一管理机构体系是将食品安全管理建立在一元化的单一部门负责基础上的管理体系。将保障公众健康和食品安全的所有职责全部归并到一个具有明确职责的食品管理体系中是相当有益的。由单一部门负责的食品管理的优点包括以下方面：可以统一实施保护措施，能够快速地对消费者实施保护；能提高成本效益并能更有效地利用资源和专业知识；使食品标准一体化；拥有应对紧急情况的快速反应能力，以及满足国内和国际市场需求的能力；可以提供更加先进和有效的服务，有助于促进食品贸易活动。

虽然单一部门体系具有上述诸多优点，但建立这种体系往往需要很长的准备时间，而且对各国的行政体制冲击都很大，因而很少有国家真正实施。

### 8.2.3 统一管理机构体系

统一管理机构体系是指建立在国家综合方法基础上的食品管理体系，这种体系可以说是前述多部门体系和单一部门体系的结合，即各种具体的食品管理活动仍由不同的部门负责，但在国家层面上这些不同的食品控制管理部门则由一个相对独立的权威机构统一负责协调。

统一管理机构体系表明，“从农田到餐桌”食品链上多种机构有效合作的愿望和决心是正当的，而且典型的统一食品管理体系的机构应在4个层次上开展工作。第一层次：政策制定，风险评估及管理，标准和规章制定；第二层次：食品管理活动，管理和稽查合作；第三层次：监督和执行；第四层次：教育和培训。其中第一层次和第二层次由国家级食品管理机构负责，第三层次和第四层次由多个具体职能部门负责。

统一的食品安全管理体系的优势在于：

(1) 能使国家级食品管理体系具有连贯性；

(2) 没有打乱原有机构的调查、监督和执行工作，使该项措施更易于执行；

(3) 在全国范围内整个食品链上实施统一的管理措施；

(4) 独立的风险评估和风险管理职能，落实了对消费者的保护措施，取得了国内消费者的信任，并建立了国际间的信用关系；

(5) 良好的实施设施有助于参与处理国际范围内的食品安全问题，如参与食品法典委员会，或卫生和植物卫生检疫协定、技术性贸易壁垒协定的后继工作等；

(6) 增加决策的透明度，使执行过程更加负责任；

(7) 提高资金和其他投入的使用效率。

以上三种食品安全管理机构体系各有利弊，各国需要根据具体情况采用。FAO/WHO推荐第三种体系，认为它是能从容应对各国已有管理体系的协调、高效、合作的管理体系。但统一管理机构体系必须要有一个国家级的部门制定食品安全管理政策，进行操作方面的协调；要有一个总牵头单位，以及职责分工明确的行政机构来实施统一的食品安全管理战略，建立标准和法规，参加国家食品安全交流合作活动，建立紧急反应程序和实施风险分析。针对整个食品链只有一个全国性的食品安全机构为此负责，这样的方法有很多好处，一些国家正在建立国家层面上的政策制定和合作机制。将食品供应链条的管理交由一个胜任的、自主的机构来完成，有可能改变食品管理的途径。这类机构的角色是建立一个从国家角度出发的食品安全管理目标，并通过施加影响，使这些战略和技术措施成为实现国家食品安全管理目标的保障。

在实践中，欧洲和北美洲一些发达国家当前的食品安全管理体系主要有两种类型：一类是以加拿大、德国、丹麦和澳大利亚为代表，为控制风险，将食品安全管理部门统一到一个独立的食品安全机构，由这一机构对食品的生产、流通和消费的全过程进行统一监管；另一类是以美国和日本为代表，通过比较明确的管理主体分工来实现对食品安全的全过程监管。

# 8.3　国内外食品安全管理体系简介

## 8.3.1　中国食品安全管理体系

1949年以后，随着经济建设的恢复和发展，食品供给经历了三个阶段，依次为食品供给缺乏、食品供给充裕和食品供给多样化。在物质生活上也从逐渐摆脱贫困，基本解决温饱问题，直至向富裕发展；对食品的要求也日渐发生变化，表现为从量到质的转变。纵观食品发展的历史，我国食品安全监管工作也经历了从无到有、从小到大的不断发展和完善的过程。

20世纪60年代《食品卫生管理条例》的实施，标志着我国食品监督管理进入了法制化轨道。1995年《中华人民共和国食品卫生法》的颁布标志着我国食品监管进入了一个新阶段。目前，我国涉及食品安全的法律有十几部，如《中华人民共和国产品质量法》、《中华人民共和国食品卫生法》、《中华人民共和国农业法》等；有行政法规22部，如《生猪屠宰管理条例》、《工业产品生产许可证管理条例》、《饲料和饲料添加剂管理条例》等。2008年，《中华人民共和国食品安全法》（草案）已经出台，将取代1995年公布施行的《中华人民共和国食品卫生法》。可见，我国已初步建立了食品安全法律体系。

在食品安全监管体系方面，我国也几经变革，不断调整。2003年以前，食品安全采用的是分段监管，即农产品生产加工环节由农业部负责，食品生产加工环节由国家质检总局负责，食品流通环节由国家工商总局负责，食品消费环节由卫生部负责。但进入20世纪90年代中期以后，随着疯牛病、口蹄疫等食品安全事件的频繁暴发，特别是2000年以后，我国发生了阜阳奶粉事件、苏丹红事件等，不断暴露出食品安全监管方面的空白和漏洞，常出现各自执法或重复执法现象，并形成了“多头管理，无人负责”的局面，严重影响了监督执法的权威性。2003年，根据国务院机构改革方案，在国家药品监督局的基础上建立了国家食品药品监督管理局（State Food And Drug Administration，SFDA），确立“全国统一领导、地方政府负责、部门指导协调、各方联合行动”的监管格局。依据《国务院关于进一步加强食品安全工作的决定》（国发【2004】23号）与中央编办《关于进一步明确食品安全监管部门职责分工有关问题的通知》（中央编办发【2004】35号），进一步确立了监管环节由部门监管的原则，采取“分段监管为主、品种监管为辅”的多部门综合监管模式。食品药品监管部门负有对食品安全进行综合监督、组织协调和依法组织查处重大事故的职责；卫生部负责全国食品、化妆品、生活饮用水、餐饮业和食堂的卫生监督管理工作，具体为组织制订食品、化妆品、消毒产品、保健品等与健康相关产品的国家质量管理规范并负责产品审批认证，依法组织实施食品、化妆品、劳保、放射防护产品、饮用水及消毒产品等与健康相关产品（民药品外）的国家监督抽检工作。农业部门负责初级农产品生产环节的监管，如组织实施农业各产业产品及绿色食品的质量监督、认证和农业植物新品种的保护工作；组织协调种子、农药、兽药等农业投入品质量的监测、鉴定和执法监督管理；组织国内生产及进口种子、农药、兽药、有关肥料等产品的登记和农机安全监理工作，组织兽医医政、兽药药政药检工作；组织、监督对国内动植物的防疫、检疫工作，发布疫情并组织扑灭等。质检部门负责食品生产加工环节的监管，并将由卫生部门承担的食品生产加工环节的卫生监管职责划归质检部门。工商部门负责食品流通环节的监管。国家出入境检验检疫主管部门负责对进出口食品的检验监督，组织实施对进出口食品及其生产单位的卫生注册、登记及对外注册管理。农业、发展改革和商务等部门按照各自职责，做好种植养殖、食品加工、流通、消费环节的行业管理工作。此次食品监管制度改革是实现综合监管的重大举措，对于理顺现行行政监管体制和加强关于公众健康安全的措施有着特殊重要的意义。食品药品监督管理局的设立目的之一即是为了有效地统一和协调食品安全监管工作。但由于食品药品监督管理局只是国务院下的一个副部级直属单位，也没有赋予其实质性的相应权力，缺乏独立性与专业性，在实际工作中对卫生部、农业部、质检总局这些部级部门并不能起到领导作用，也不能对它们行使责任追究权力，故无法有效地支配其他部门资源，使得食品药品监督管理局在统一和协调的工作上力不从心，很多时候只是起到一个牵头的作用，甚至有时候由于部门间分工重叠以及执法缺位，连牵头作用都难以实现。一旦出现问题，直接影响政府对食品安全的监管。在改革调整之后，食品事故依旧频频暴发。

2008年，随着《中华人民共和国食品安全法》（草案）的公开和国务院大部制改革的实施，以及各部门“三定”方案的出台，我国食品安全监管制度又历经调整。卫生部将统管中国的食品安全，承担食品安全综合协调、组织查处食品安全重大事故的责任，并负责组织制定食品安全标准、药品法典，建立国家基本药物制度。卫生部下的“卫生监督局”调整为“食品安全综合协调与卫生监督局”。国家食品药品监督管理局划归卫生部管理，负责食品卫生许可、餐饮业和食堂等消费环节的食品安全监管，以及保健食品和化妆品卫生监督管理等工作。农业部负责农产品生产环节的监管，具体包括农产品产地、农产品生产环节的投入品、农产品包装与标识等的质量监督管理。国家质量监督检验检疫总局负责国内食品、食品相关产品生产加工环节的质量安全监督管理，负责进出口食品的安全、卫生、质量监督检验和监督管理，依法管理进出口食品生产、加工单位的卫生注册登记以及出口企业对外推荐工作；承担产品质量诚信体系建设责任，负责质量宏观管理工作，拟订并组织实施国家质量振兴纲要，推进名牌发展战略，会同有关部门组织实施重大工程设备质量监理制度，组织重大产品质量事故调查，实施缺陷产品和不安全食品召回制度，监督管理产品防伪工作。国家工商行政管理总局负责食品流通环节的监管，服务经济社会的发展，保护经营者、消费者的合法权益，并具有监测、预警和信息引导的职责，其下属的食品流通监督管理司负责制订流通环节食品安全监督管理的具体措施、办法，组织实施流通环节食品安全监督检查、质量监测及相关市场准入制度，并承担流通环节食品安全重大突发事件应对处置和重大食品安全案件查处工作。商务部承担商贸服务业（含餐饮业、住宿业）的行业管理工作，推动流通体制改革和连锁经营、商业特许经营、物流配送等现代流通方式的发展，按照有关规定对成品油流通进行监督管理等工作。

可见，目前中国的食品安全监管体制为卫生部牵头建立食品安全综合协调机制，负责食品安全综合监督；农业部负责农产品生产环节的监管；国家质检总局负责食品生产加工环节和进出口食品安全的监管；国家工商总局负责食品流通环节的监管；国家药监局负责餐饮业、食堂等消费环节食品安全监管；同时，卫生部还要承担食品安全综合协调、组织查处食品安全重大事故的责任。这些部门相互协作，共同管理中国的食品安全问题。

### 8.3.2 美国食品安全管理体系

美国食品安全管理体系的基础是强有力的、灵活的、以科学为依据的法律法规和企业对生产安全食品负有的法律责任。联邦政府间的协调合作，对食品安全职责具有相互补充和相互依赖的作用，加上相应的州和地方政府间的合作伙伴关系，因而提供了一个全面、有效的食品安全管理系统。多年来，由于食品安全管理系统的贯彻实施，使美国食品的安全性具有较高的公众信任度。

美国负责食品安全的主要法规机构有卫生部（DHHS）下的食品和药品管理局（FDA）、美国农业部（USDA）下的食品安全检验署（FSIS）和动植物卫生检验署（APHIS）及美国环境保护署（EPA）。

FDA 负责保护消费者免受掺杂、不安全和虚假标签的食品危害，管辖的食品范围是除 FSIS 管辖范围之外的所有食品。FSIS 则负责确保肉、禽和蛋制品的安全、卫生和正确标识。EPA 的任务包括保护消费者免受农药带来的危害，改善有害生物管理的安全方式。任何食品或饲料中含有 FDA 不允许的食品添加剂或兽药残留，或含有 EPA 没有规定限量的农药残留或农药残留限量超过规定的限量，法规都不允许其上市。而 APHIS 在美国食品安全网中的主要角色是防止对植物和动物的有害生物和疾病。

美国政府的三个分支——立法、执行和司法在确保美国食品安全方面都起了重要作用。议会颁布确保食品供应安全的法律，并建立国家范围的保护体系。而行政部门和机构则负责执行法律。为有效执行它们还会发布相应的法规，这些法规发布在美国联邦登记（FR）。

美国有关食品安全的主要大法包括：联邦食品、药物和化妆品法（FFDCA）、联邦肉检验法（FMIA）、禽肉制品检验法（PPIA）、蛋制品检验法（EPIA）、食品质量保护法（FQPA）和公共健康服务法。

美国食品安全监管机制的制定与实施，是由美国的基本国情和战略目标的选择所决定的。美国在不同的国情下会选择不同的战略目标，制订相应的战略计划。早在2001年1月，克林顿政府食品安全顾问班子就制订了总统食品安全战略计划，此计划主要针对美国食源性疾病对公共健康的威胁持续发生，易感人口的数量增长，现行的食品生产、流通和消费模式的改变，提出了食品安全战略计划。该计划的最终目标是通过减少食源性危害的流行来确保公共健康。2007年11月6日，布什政府又公布了关于提高进口产品安全的行动计划，为了配合此次行动计划，美国食品药品监督管理局制订了全面的食品保护计划，保护计划中提出美国食品药品监督管理局将与美国疾病控制和预防中心、美国农业部食品安全和监督署共同合作，利用预防、干涉和反馈等方法来确保国内和进口食品的安全。提高全民的营养和健康，不断改善美国国民生活质量是美国食品安全战略的目标方向。美国农业部发布的2005～2010年五年战略计划中提出，到2010年美国关于提高国家全民营养和健康有三大战略目标。

（1）保障营养食品的充足供应，继续完善联邦营养补助计划。美国于2007年预算全额资助USDA三项大型的营养补助计划。

（2）改善美国全民饮食习惯和消费模式，引导国民按照美国饮食指导方针进行健康饮食和消费。

（3）加强对营养补助计划的管理，防止资金的浪费和因不正当原因导致的流失。

美国的食品安全战略很关注食品安全对社会资源与环境的影响，并且美国在此领域所进行的研究都非常前沿，包括从动物饲料、农业投入品到生产、加工、包装运输、消费的整个过程对自然资源和环境的影响分析和保护。

### 8.3.3 加拿大食品安全管理体系

加拿大食品安全采取的是分级管理、相互合作、广泛参与的模式。联邦、各省和市政当局都有管理食品安全的责任。联邦一级的主要管理机构是加拿大卫生部以及农业食品部（Agriculture and Agri-food）下属的食品检验局（CFIA）。这两个部门相互合作，各司其职。卫生部负责制定所有在加拿大出售的食品的安全及营养质量标准，以及食品安全的相关政策。CFIA负责管理联邦一级注册、产品跨省或在国际市场销售的食品企业，并对有关法规和标准执行情况进行监督，实施这些法规和标准。省级政府的食品安全机构提供对在自己的管辖权范围内、产品本地销售的成千上万的小食品企业的检验，市政当局负责向经营最终食品的饭店提供公共健康的标准，并对其进行监督。政府要求农民、渔民、食品加工者、进口商、运输商和零售商根据标准、技术法规和指南来生产、加工和经营。家庭、饭店和机构食堂的厨师则要根据食品零售商、加工企业和政府提供的指南加工食品。CFIA 的合作单位——加拿大消费者食品安全教育组织还通过互联网向消费者提供如何避免病从口入的信息和知识。同时，加拿大其他联邦政府的部门也参与相关的食品安全管理工作，如外交部、国际贸易部参与食品进出口贸易和国际间的食品安全合作。此外，大学及各种专门委员会，如加拿大谷物委员会和加拿大人类、动物健康科学中心、圭尔夫大学（University of Guelph）等机构也参与食品安全的工作。在加拿大，食品安全人人有责是一个被普遍接受的原则，体现了参与的广泛性。

尽管参与食品安全管理的组织很多，但在联邦一级的 CFIA 是最主要的机构。CFIA 的使命有三项，即提高联邦一级食品企业的食品安全、保证动物的健康和福利、保护植物资源基础。其中，提高加拿大的食品安全水平、保护加拿大消费者的健康是其最重要的职责。CFIA 直接向农业食品部长报告，提供所有与联邦食品安全有关的服务，主要是对在联邦注册管理的食品生产者、制造商、经销商和进口商进行监督，以核实其产品是否能够满足安全、质量、数量、成分、同一性，以及操作、加工、包装、标签的标准。如果加拿大与其他国家间有相互的食品检验认证协议，CFIA 还向出口食品颁发证书，以证明这些食品达到了这些进口国的有关要求。CFIA 的一线检验员、兽医和科学家的日常工作涉及对肉、蛋、奶、鱼、蜂蜜、水果、蔬菜及其加工品等食品进行检验，对动物屠宰和加工企业进行食品安全检验；促进和推广科学的食品安全管理方法，如 HACCP；在发生食品安全的紧急情况和事故时，及时地以适当的方式做出反应；满足其他国家的食品安全要求，并与其他国家政府合作，制订共同认可的食品安全操作方法和程序；规范食品标签，制止各种误导性的市场行为；对不符合联邦法规要求的产品、设施、操作方法采取相应的处罚措施，甚至追究法律责任等。CFIA 总共约有 4800 多名训练有素的雇员，总部设在渥太华，在全加拿大有四个区域办公室，即大西洋、魁北克、安大略和西部办公室。此外还有 18 个地区办公室、185 个田间办公室和数百个工厂办公室，以及 CFIA 还有 21 个实验室和研究室。CFIA 的最终目标是食品安全状况能够百分之百满足所有联邦法规的要求。为了实现其目标，CFIA 采取的主要措施有：与产业界合作，建立和采用更为科学的管理规范；进行检验和测试，以评估与法律和规定的一致性，并采取强制行动以取得一致性，包括查封、移交、招回产品；在必要的时候，采取法律行动，包括征收管理罚款和起诉。其中，与产业界合作，建立和推行更为科学的管理规范，作为一种预防性的措施，具有重要的意义，备受青睐。

作为加拿大最大的基于科学的管理机构，CFIA 在促进和推广使用有效的操作规范方面发挥了突出的作用。CFIA 制订了一系列规划和创新计划，鼓励产业界采用 HACCP，即危害分析与关键控制点措施，CFIA 协助产业界改造和重组它们的 HACCP 系统，提供 HACCP 系统认证，并对执行状况进行核实，使所有的食品法规都在 HACCP 系统下得以实施，而 CFIA 的检验员将注意力主要集中在高风险领域。

CFIA 的质量管理计划（QMP）就是一个基于 HACCP 原理的规划，该规划自 1992 年起在加拿大的鱼产品加工部门强制执行。这个规划的实施体现了 CFIA 与产业界的成功合作，CFIA 因此也在国际上被广泛承认为在食品产业中强制执行以 HACCP 为基础的管理系统的领导之一。在其他商品领域，如鸡蛋、牛奶等，HACCP 的实施在当前还是自愿性的。在肉类和家禽加工业里，虽然也是自愿性的，但 HACCP 的强制实施已经处在立法程序中。

食品安全督促计划（FSEP）是一个为农业食品部门（Agri-Food Sector）制订的规划。该规划虽然在肉类和家禽加工厂实行的比较普遍，但在乳、蜂蜜、鸡蛋、蔬菜水果加工业内也广泛应用。自从该规划实施以来，已经有 664 个联邦注册的食品企业（总共 2003 个）提出了认证申请，其中已有 327 个，即大约半数得到了 CFIA 的 HACCP 认证。企业认证的进度比较有节制，主要是因为这个过程需要投入大量的资源，而在过去的一年里，CFIA 的主要资源被用于检查和更新 FSEP 计划，并为在所有联邦注册的肉制品加工企业强制实施 HACCP 系统做基础工作。加拿大肉产业在自愿实施 HACCP 系统方面一直走在前列。

在家禽领域，全部 64 个联邦注册的家禽加工企业中的 8 个（13%）实施了现代化家禽检验规划，这是一个在过去几年的基础上实施的新的先导项目。CFIA 还对《肉类检验法》起草了一个修正案，以便为该规划的强制实施提供必要的法律基础。该修正案第一次明确规定，有关动物的健康状况的信息在动物装车运输之前就必须提前向相应的屠宰场报告，以便屠宰场的责任兽医能够得到更多的信息，从而判断屠宰动物的健康状况。这将为屠宰场提供在农场实施的食品安全项目的必要信息。

2000 年 9 月，为了表明政府对食品安全的承诺，加拿大农业食品部部长宣布了一个在"加拿大调整和农村发展基金"支持下的 1140 万加元的联邦基金项目——"加拿大食品安全调整规划"（Canadian Food Safety Adaptation Program，CFSAP）。该规划由 CFIA 管理，并提供科技支持。CFSAP 将和食品产业界共同资助以 HACCP 为基础的食品安全风险管理战略、工具和系统的开发活动，凡是国家级的协会或小组，不管是直接还是间接参与食品的生产、销售、派送和加工过程的都可以参加这项活动。该规划包括两个阶段：第一阶段集中在食品安全战略的设计和开发活动，第二阶段的重点是这些战略的实施。CFSAP 是由 CFIA 和农业部及食品行业的有关人员共同设计的，它对 CFIA 正在实施的

FSEP 和 QMP 具有很好的补充作用。

CFIA 还向另外一个由加拿大农业联合会管理的规划——“加拿大农场生产食品安全规划”（COFFSP）提供科学和技术方面的支持。该规划也是由加拿大调整和农村发展基金发起的，覆盖了从田头/畜舍到屠宰加工企业门户的食品安全问题。它通过联邦政府和产业界的合作，鼓励国内初级产品协会开发战略和必要的工具，以便使生产者在农场的食品生产环节实施与 HACCP 原理相一致的食品安全措施。

CFIA 对 CFSAP 和 COFFSP 计划的参与体现了其持续地改进食品安全的承诺，即从初级产品生产到最终产品零售的多部门、跨行业的食品安全协作，最终实现“从农场到餐桌”的食品安全管理。

综观加拿大的食品安全管理可以发现，由于消费者对食品安全的要求越来越高，加拿大的食品安全管理办法也在发生巨大变化，特别是近些年来，其突出特点是在传统的调查、检查、检验的基础上，全面推广基于 HACCP 原理的预防性食品安全管理办法。不仅联邦一级，而且各省也在大力推广这一系统。因此，要深入了解加拿大的食品安全管理，还必须对 HACCP 的原理和方法做进一步的了解。

### 8.3.4 澳大利亚食品安全管理体系

澳大利亚作为一个联邦制国家，联邦政府负责对进出口食品的管理，保证进口食品的安全和检疫状况，确保出口食品符合进口国的要求。国内食品由各州和地区政府负责管理，他们制定自己的食品法，由地方政府负责执行。联邦政府中负责食品的部门主要有两个：卫生和老年关怀部下属的澳大利亚新西兰食品管理局（ANZFA）；农业、渔业和林业部下属的澳大利亚检疫检验局（AQIS）。

ANZFA 是根据法律（1991）设立的法定管理机构，于 1996 年正式成立。ANZFA 负责在澳大利亚和新西兰两国制定统一的食品标准法典（FSC）和其他的管理规定。另外，在澳大利亚，它还负责协调澳大利亚的食品监控、与州和地区政府合作协调食品召回、进行与食品标准内容有关的问题的研究、与州和地区政府合作进行食品安全教育、制订可能包括在食品标准中的工业操作规范，以及制订进口食品风险评估政策。FSC 的主要内容包括在澳大利亚出售的食品的成分和标签标准、食品添加剂和污染物的限量、微生物学规范，以及对营养标签和警示声明的要求。

AQIS 成立于 1987 年，由原澳大利亚农业卫生和检疫局与澳大利亚出口检验局合并而成。AQIS 人员大约为 2000 名。AQIS 的主要职责是进行口岸检疫和监督、进口检验、出口检验和出证，以及国际联络。

目前，ANZFA 正在修订 FSC，目的在于实现管理模式由产品检验向文件审查的转变，以及法规由规定具体实施方法向进行目标管理方式的转变。其中相当重要的一个措施就是取消原来的与公众健康和安全、营养或消费者保护无关的严格规定的要求。这些要求不仅妨碍生产企业改进产品以适应不断变化的市场需要，同时也增加了生产成本和消费者的支出。ANZFA也正在考虑制定一个新的比例标注标准，要求对复合食品（由两种或两种以上配料或成分组成）中的主要或规定成分的比例进行标注。

在修订后的FSC中，将区分品质指标和卫生指标。卫生指标是确定一种食品是否可以进入市场的决定因素，是需要进行严格规定的项目，而品质指标不是。另外，食品卫生只是食品安全的一个方面，安全的食品肯定应该是卫生的食品，但卫生的食品不一定是安全的食品。例如，含有过敏原的食品或转基因食品可以是卫生的食品，但对于一部分或所有消费者来说，可能就是不安全的食品。

此外，ANZFA认为，未来的食品管理体系应当是一个以风险分析为基础的预防性的管理模式，在食品安全方面，企业应当承担更多的责任。为此，它正在研究制订全国统一的食品安全计划（Food Safety Program，FSP）。FSP是根据危害分析和关键控制点原理制订的。该计划要求食品企业确定危害和实施控制，生产程序必须有书面文件，并保存记录，另外必须定期审查。由于小企业执行起来费用昂贵，工作任务繁重，目前FSP没有获得正式通过成为联邦法令，但ANZFA鼓励各州和地区采用这一计划，一些州和地区政府也表示在自己的管辖范围内要执行这一计划。例如，在维多利亚州，所有的食品企业必须执行FSP。生产易腐烂食品或供应易感人群（如儿童、老人）食品的企业，在1999年必须制订自己的FSP，其他食品企业在随后的2年内也必须执行。

### 8.3.5 日本食品安全管理体系

日本的所有政府部门和机构在2001年1月6日进行了重组，健康和福利部与劳动部合并为一个部，成为健康、劳动和福利部（MHLW）。食品安全的管理工作现在就由食品药品局下的食品安全部门负责。食品安全工作的法律依据是日本的“食品卫生法”。日本早在1947年就制定了《食品卫生法》、《食品卫生法施行令》及《饮食业营业取缔法》等法律法规。根据不同的饮食品种，还相继制定了相关的规则，如《牛奶营业取缔规则》、《清凉饮料水取缔规则》、《饮食品防腐剂、漂白剂取缔规则》、《饮食品添加剂取缔规则》和《饮食品器具取缔规则》等。为了保证这些法律法规能够得到认真地贯彻和实施，日本设立了食品安全局、食品卫生协会、卫生检疫所等监督管理和执行机构，为保障国民的健康发挥了重要的作用。日本的《食品卫生法》是一部全面的食品法，对所有食品都有极为详细的规定。该法禁止出售含有有毒、有害物质的食品。它规定了食品、添加剂、食品加工设备、食品容器及包装必须符合的标准。这些法规同样适用于所有进口到日本的食品。《食品卫生法》禁止生产、进口或销售不卫生的食品，或不符合现有的生产和配料储藏标准的食品，以及不符合该法规定的规格及标准的设备及包装容器。该法规还要求食品等货物的进口商向检疫机构提交进口申报。如果进口食品未达到这些标准，则不允许进入日本。

为了适应社会经济的发展和日益发展变化的饮食结构，充分保证食品安全，1972年、1995年和2002年日本政府多次对《食品卫生法》进行了修订。2001年以来，日本相继发生了雪印事件、O157中毒事件、疯牛病和禽流感等食品安全事件，导致消费者空前关注食品安全。日本政府于2003年7月1日成立了食品安全委员会，它主要承担食品安全风险评估和协调职能的直属内阁的机构。其主要职能包括实施食品安全风险评估、对风险管理部门（厚生劳动省、农林水产省等）进行政策指导与监督，以及风险信息沟通与公开。该委员会的最高决策机构由7名委员组成，他们都是民间专家，由国会批准并由首相任命。委员会下辖“专门委员会”，分为三个评估专家组：一是化学物质评估组，负责对食品添加剂、农药、动物用医药品、器具及容器包装、化学物质、污染物质等的风险评估；二是生物评估组，负责对微生物、病毒、霉菌及自然毒素等的风险评估；三是新食品评估组，负责对转基因食品、新开发食品等的风险评估。此外，委员会还设立“事务局”负责日常工作，其雇员多数来自农林水产省和厚生劳动省等部门。日本法律明确规定食品安全的监管部门是农林水产省和厚生劳动省。随着风险评估职能的剥离，两部门对内部机构进行了大幅调整。农林水产省成立了消费安全局，下设消费安全政策、农产品安全管理、卫生管理、植物防疫、标识规格、总务等6个科以及1名消费者信息官。消费安全局的主要职责是负责国内生鲜农产品及其粗加工产品在生产环节的质量安全管理；农药、兽药、化肥、饲料等农业投入品在生产、销售与使用环节的监管；进口动植物检疫；国产和进口粮食的质量安全性检查；国内农产品品质、认证和标识的监管；农产品加工环节中推广危害分析与关键控制点（HACCP）方法；流通环节中批发市场、屠宰场的设施建设；农产品质量安全信息的搜集、沟通等。厚生劳动省将原医药局改组为食品药物局，内设食品安全部负责食品安全监管工作，下属有企划情报科、基准科、监视安全科。企划情报科负责对食品安全部所辖事务的综合调节和危险性交流，内有食品国际标准调节官（总管食品安全部管理范围内的相关国际问题事务）和检疫所业务管理室（负责检疫业务、进口食品监视）；基准科负责全部食品、食品添加剂、农药兽药及容器等的标准、基准制定、标签的基准设定等工作，内含新开发食品保健对策室，负责特殊用途标签、营养标签基准、特定保健用食品、营养补助食品、生物技术应用食品的安全性审查等工作；监视安全科负责所有食品监督、食物中毒对策等健康危机管理、家禽家畜肉类安全对策、HACCP普及推广、GLP、环境污染物质对策、化制场等的卫生管理，内设进口食品安全对策室，负责进口食品的安全对策工作。

2003年9月1日，日本在农林水产省内设立了“食品安全危机管理小组”，负责应对重大食品安全问题。这两个机构的设立，强化了日本农产品的保护机制。与此同时，日本政府对现行的《食品卫生法》及其《实施细则》进行了修订，与此同时，《农林物资规格化和质量表示标准法规》也进行了修订。新修订的《食品卫生法》于2006年5月起实施。这次修订的《食品卫生法》将其目的从确保食品卫生改为确保食品安全，并明确规定国家和地方政府以及从业机构和人员在食品安全方面应负的责任。修订后的《食品卫生法》不仅提高了药物残留限量的标准与卫生要求，增加了限制项目，而且强化了进口农产品的检查制度。该法有以下四项要点。

第一，该法涉及众多的对象。该法规定，其宗旨是防止人因消费食物而受到健康危害。该法不仅涉及食物和饮料，还涉及包括天然调味剂在内的添加剂和用于处理、制造、加工或输送食物的设备和容器（包装）。该法还涉及开展与食物有关的企业活动，如食品制造和食品进口的人员。

第二，该法将权力授予健康、劳动和福利部。这项授权使健康、劳动和福利部能够迅速对上述事项采取法律行动。如果没有这项授权，健康、劳动和福利部必须修改法律才能使其行动具有法律效力，或者对违法者适用刑事条例，然而法律的修改耗费时间，部分原因是国会的讨论因社会和政治而出现延误。

第三，该法规定从公共健康的角度出发，管理了与食物有关的众多企业。对象设施的数量在全国范围内大约有400万，其中大约260万需要得到健康、劳动和福利部的营业执照。该法授权各地方政府在其管辖范围内对当地的企业采取必要的措施，这些措施包括为企业设施制订必要的标准、发放或吊销执照、给予指导以及中断或终止营业活动。另外，日本还有由专家负责地区健康和卫生的另一种行政组织，这些称作保健中心的组织在保证有关地区的食品安全方面正在发挥重要作用。

第四，日本使用以HACCP为基础的一个全面的卫生控制系统。1995年修订《食品卫生法》时，日本建立了这个全面的系统。在该系统中，经过健康、劳动和福利部检查之后，如果确认这些食品的卫生得到适当控制，则按照食物分类批准各个制造或加工设施。在该系统中，制造商或加工商根据危害分析和临界控制点系统确定对象食物的制造或加工方法及卫生控制方法。然后，健康、劳动和福利部确认这些确定的方法是否符合审批标准。在该系统中得到批准的制造或加工方法被认为符合该法规定的制造或加工标准，这意味着该系统使人们能够对食品生产采用众多的方法但需遵循统一的标准。目前，有6类食物成为该系统的对象，这些类别包括牛奶、乳制品、肉类产品、鱼酱产品、非酒饮料和食品。

### 8.3.6 欧盟食品安全管理体系

在经历疯牛病、口蹄疫的袭击以及和美国就转基因食品的争执激烈化后，欧盟委员会和议会于2001年1月通过一项关于成立欧盟食品安全局的法规，至此欧盟实施食品安全监管的主体主要由欧盟理事会、欧盟议会、欧盟食品安全局等组成。欧盟食品安全局于2004年4月正式成立，负责为欧盟委员会、欧洲议会和欧盟成员国提供风险评估结果，并为公众提供风险信息。欧盟食品安全局主要由管理委员会、咨询论坛、8个专门科学小组、科学委员会组成。欧盟食品安全管理局不具备制定规章制度的权限，但负责监督整个食品链，根据科学的证据做出风险评估，为政治家制定政策和法规提供信息依据。其主要任务是根据欧盟委员会、欧洲议会或成员国的要求布置研究课题以便及时发现问题，确定食物链中的技术标准并进行立法，监督欧盟的食品安全问题并分析潜在的风险，通过快速反应机制及时制止风险等。欧盟食品安全局除了负责确认正在出现的风险之外，还在风险管理方面提供必要的支援。在发生食品危机时，欧盟理事会将立即成立一个危机处置小组，欧盟食品安全管理局将负责为该小组提供必要的科学和技术建议。危机处置小组将收集和鉴定所有的相关信息，确定有效和迅速防止、减缓或消除风险的意见，并且确定向公众通报情况的措施。

欧盟的食品政策趋向于采取更加积极灵活而且统一综合的工具来保证高水平的人类健康和消费者的保护。其中主要原则包括五个方面：食品安全必须考虑整个食品链；所有食品生产与经营者必须对食品安全负责；产品必须在所有食品链环节中具有可追溯性；风险分析是食品安全政策的基础；消费者有权从公共机构获取准确的食品安全信息。具体原则包括以下几方面。

**1）综合统一原则**

贯穿欧盟整个食品安全战略的首要指导性原则是食品安全政策必须建立在综合统一的方法基础上，也就是贯穿整个食物链（“从农田到餐桌”），包括所有食品、各成员国之间、欧盟内部和欧盟以外的其他国家地区，国际和欧盟决策论坛上政策制定的所有环节。通过建立一个独立的欧洲食品安全权威机构，采取科学建议、数据采集和分析，加强协调和管理，提高透明的消费者信息等食品安全重要措施，最终形成严密的整体来达到食品安全管理一体化。

**2）责任明确原则**

食物链中所有相关利益者都要承担自己相应的责任。饲料生产者、农民和农产品加工者拥有对食品安全的首要责任；政府当局通过对国家监督和控制系统的运作来检查和执行其职责；委员会对政府当局的能力进行评估，运用可利用的最先进的科学技术来发展食品安全措施，通过审查和检验促使国家监督和控制系统达到更高的水平；消费者对食品的妥善保管、处理与烹饪负责。通过这种方式使涵盖了“从农场到餐桌”整个食品链所有方面的政策能够系统和连贯地履行。

**3）可追溯原则**

成功的食品安全政策需要做到饲料和食品以及它们的配料的溯源性。通过引入恰当的程序来推动这一溯源性，一旦出现对消费者健康有损害的危险时，饲料和食品行业有责任采用有效的程序从市场上回收那些饲料和食品。食品加工者应对原材料和配料的供应商做详细的记录，有利于识别问题的原因。

**4）透明原则**

食品安全管理必须发展成一种透明行为。消费者对供应食品的质量与安全的信心是建立在对食品控制运作和行动的有效性及整体运作的能力之上的。为了保证公民基本的知情权，必须强调政策制定过程的透明性。欧洲食品安全权威机构不仅要迅速地公开权威机构的研究结果和建议，而且还要尽可能公开获取这些研究结果和建议的过程。此外，权威机构的详细工作计划也能被公众广泛获取。管理委员会举行的会议也允许公众参加，并邀请消费者代表或其他感兴趣的组织来观察管理局的一些活动，使公众可以广泛获取详尽的信息。

**5）风险分析原则**

食品安全政策应以风险分析为基础，建立在风险评估、风险管理和风险交流三个要素的应用之上。风险评估是对所有食品的危险因素进行系统、客观的评估，应用科学手段，研究危害因素的特征，并对它们影响的范围、涉及的人群和危害程度进行分析。风险管理措施的评估包括确定现有的管理选项、选择最佳的管理选项、确定最终的管理措施等；监控和评价指的是对实施措施的有效性进行评估，以及在必要时对风险管理和评估进行审查。风险交流就是组织相关利益者对与食品及相关问题的风险的知识、态度、评价、实践、理解进行信息交流。

总之，欧盟食品安全管理体系遵循消费者至上的基本原则，实施各部门协调一致的食品安全管理策略，即把消费者健康保护和利益放在最高地位；食品生产与加工企业对食品安全负有全部责任；在保护健康和保障安全中应用预防性原则(在不确定风险的情况下尽可能采取预防性措施)；食品安全管理必须是高效、透明、可靠的。食品安全管理的基本策略遵循法规管理机构的一致性，风险管理与风险评估的一致性，利益相关者责任的一致性，各部门协作的一致性，以及公众的积极参与性。在法律法规体系建设方面，常以欧盟法规为指导，建立层次分明的食品安全法规体系，即形成欧盟指令—国家法律—实施指南三个层次的食品安全法规体系。

下面以德国、丹麦和瑞典为例，介绍欧盟成员国的食品安全管理体系。

## 1. 德国食品安全管理体系

2000 年 11 月在德国牛群中发现疯牛病导致卫生部长和农业部长辞职，加上其他食品安全问题，消费者对德国食品安全系统信心大减，对政府产生了不信任感。2001 年 7 月，根据德国国家听证会特别工作组的工作情况，联邦议会评估委员会发布了德国食品安全状况报告。报告提出了以下三项建议：

(1) 重组联邦食品安全系统，建立消费者保护、食品与农业部；

(2) 在联邦政府内建立协调机构；

(3) 建立独立从事风险评估的科学机构。

2001 年 12 月，针对特别工作组报告第 2 和第 3 个建议，消费者保护、食品与农业部发布了行政命令，建立联邦消费者保护和食品安全局（BVL）及联邦风险评估所（BfR）。2002年8月，德国议会批准了消费者健康保护和食品安全重组法案，并批准建立联邦消费者保护和食品安全局（BVL）与联邦风险评估所（BfR），这两个机构负责与欧盟的交流，协调食品安全问题，建立德国联邦各州实施国家食品安全法规的统一性规范；在与欧盟委员会交流方面，BVL是德国的国家联络点，包括与欧盟食品和兽医办公室协调食品安全法规实施的协调员工作，在德国实施欧盟的消费者健康保护和食品安全快速预警工作。另外，BVL也负责在联邦水平上开展的食品安全监测和针对联邦各州实施国家食品安全法规建立统一规范的工作。当食品安全事件发生时，BVL还代表联邦消费者保护、食品与农业部成为事故处理中心。联邦各州负责食品安全法规的实施，地方特别是市级监督的督查巡视，并独立进行食品监测，制定工作场所的卫生与安全、消费者健康保护法规等。监测的一致性由BVL协调和保证。同时，在德意志联邦基金会（DFG）下面专门设有食品安全委员会，由食品化学与毒理学、食品营养、医学、药学、微生物学、技术科学、分析化学等领域的专家组成，为政府和卫生当局在食品安全方面提供科学咨询。另外一个与食品安全有关的委员会是农业资源与农用物质委员会（SKLW），负责农业资源管理、农业生物技术、霉菌毒素和家畜饲养流行病学调查，涉及许多农药、兽药残留检测技术和转基因检测技术问题。

2. 丹麦食品安全管理体系

为了加强消费者保护，改善与消费者及食品业的交流，保障出口产品的信心，丹麦建立了一个“从农田到餐桌”、“从养殖场到餐桌”全过程食品安全控制体系。在改革前，农业部、渔业部、市政府负责食品安全监督，卫生部、农业部和渔业部负责标准设立。经过一系列改革后，1997年丹麦政府成立食品、农业与渔业部，并将多机构的监督职能合并到新建立的丹麦兽医和食品管理局（DVFA）。2004年政府进一步改革，将丹麦兽医和食品管理局（DVFA）划归新成立的家庭与消费者事务部。DVFA是丹麦食品安全管理中央机构，主要负责：根据食品法案进行食品安全控制和管理；根据动物卫生和人畜共患疾病法律进行食品安全管理；把欧盟立法解析成丹麦法律，并制订指南；对食品管理进行协调；组织实施全国性计划或项目活动；检查评估地方单位的执行情况；批准新的食品生产企业；兽医从业者的管理；执行控制与其他检查，包括实验室活动；立法的一般管理；为消费者、农民、企业和兽医从业者提供信息和咨询。同时，建立了8个地区管理机构，总人数为1900名。根据食品法令进行地区食品安全、动物健康和人畜共患病管理，并进行兽药经销商的管理和地区食品企业的审批、食品检验等。

3. 瑞典食品安全管理体系

在国家层面上，瑞典的食品安全由农业、食品与渔业部独立管理，“从农田到餐桌”的全过程分两段进行，即原初生产（养殖）阶段和加工、运输、销售及消费阶段。前一段由农业、食品与渔业部的原机构负责；后一阶段包括饮用水由农业、食品与渔业部下设的国家食品管理局负责。同时在县和地方自治区还设立了独立于国家食品管理局的县级食品管理机构和地方自治食品管理机构，形成由国家食品管理局、县级管理机构及地方自主管理机构构成的层次分明的食品安全管理体系。国家食品管理局是自主的政府机构，对农业、食品与渔业部负责，是食品管理的中央机构，主要负责：食品安全立法，签署食品标准和其他食品法规；根据法令对屠宰场、奶牛场、蛋生产场、出口生产场地和其他大型生产场所进行食品安全管理，负责全国层次上法规的实施；调查并向国家报告食品安全状况；协调县级管理机构工作，审核和检查地方自治管理机构；企业检验标准化；食品公众咨询，地方和地方间信息发布；启动地方自治食品机构执行的项目；编写国家食品活动手册；风险交流通道和预警系统建立；组织果蔬、粮食中农药残留的管理，在口岸和批发市场取样，由协议实验室分析；组织对动物源性食品，主要是肉类中兽药残留的管理，在农场、屠宰场、进口口岸，由协议实验室分析；全权负责对出口食品的管理，在口岸检验点执行检验。21个县级管理机构协调县内的地方自主管理工作，不直接参与食品安全管理工作。290个地方自治食品管理机构由地方自治环境与健康保护委员会管理，负责NFA管理以外的食品管理工作，包括食品生产场所、批发、零售、饮食场所和水源等。

## 8.4 加强我国食品安全管理体系改革

经过近30年的改革和发展，我国的经济状况和生活水平发生了巨大的变化，国际贸易量迅速扩大，制造业取得了前所未有的发展。但随着消费者生活水平的提高，自我保护意识的增强，国际贸易摩擦和纠纷的增多，发展工业化和保护生态环境的矛盾加剧。当前，食品安全问题日益凸显，并引起国际社会的普遍关注，一时成为海内外媒体和部分政治家讨论的热点问题。

### 8.4.1 国际、国内食品安全面临的挑战

在全球化快速推进的时代，全球性的食物供应链正在形成。世界贸易组织（WTO）对此制定了部分纲领性文件（SPS和TBT）。这些使国家和消费者对食品的质量与安全标准、贸易规则，以及在国家层面上建立永久性食品安全控制机构等问题产生了前所未有的兴趣。从国际层面来看，食品安全管理部门面临如下挑战：

(1) 食源性疾病的危害日益严重，新的食源性危害物不断出现，如禽流感、猪链球菌等；

(2) 因新技术的应用，使食品加工、制造、流通和市场迅速发生变化，如方便食品、冷冻食品、转基因食品等；

(3) 由于消费者自我保护意识快速提升，需要发展一种以保护消费者为宗旨的、科学的食品安全控制体系；

(4) 国际食品贸易量的增加，需要建立一套协调一致的食品质量与安全标准；

(5) 人们生活方式也在发生变化，如快节奏的生活方式和规模化的城市建设；

(6) 消费者对食品质量和安全性意识的日益增长，需要更多的信息与交流。

国内在食品市场供应充足，食品制造业迅速发展，国际食品贸易量扩大，国内消费者要求更高的保护水平的背景下，食品安全控制面临着前所未有的挑战和压力。具体表现为：

(1) 中国是一个发展中的人口和食品消费大国；

(2) 农业生产和部分食品生产规模偏小；

(3) 城市化进程加快，生活方式发生明显变化；

(4) 消费者的食品安全意识增强；

(5) 食品国际贸易范围扩大；

(6) 食品安全控制体系由多部门管理，"从农田到餐桌"的产业链被割裂，食品安全法规体系建设赶不上生产、贸易和消费变化的需求。

### 8.4.2 加强国家食品安全控制体系的建议

加强国家食品安全控制体系已经成为政府的一种政治承诺。建立和加强国家食品安全控制体系的主要目的是：

(1) 通过减少食源性疾病，保护公众健康；

(2) 保护消费者免受不卫生的、有害健康的、标签错误的和假冒食品的危害；

(3) 通过消费者对食品体系的信任，促进经济发展，为国际、国内食品控制提供透明的法律基础。

中国于1982年颁布了《中华人民共和国食品卫生法》，1995年对《中华人民共和国食品卫生法》进行了修订。2003年全国人民代表大会决定成立国家食品药品监督管理局。2004年，国务院发布了《关于进一步加强食品安全工作的决定》，从中央到省、地（市）、县建立了相应的监管和技术支撑机构，进一步强化了国家食品安全管理体系。2007年，国务院又发布了《国务院关于加强食品等产品安全监督管理的特别规定（草案）》，成立了"国务院产品质量和食品安全领导小组”，协调解决产品质量和食品安全工作中的重大问题，表现了中国政府对强化食品安全监管的决心。从2007年起，全国人大常委会已经三次审议《食品安全法（草案）》，一场食品安全管理体系改革的法律基础还在热议之中。

由于中国经济的快速发展，全球一体化进程的加快，国际食品贸易量的扩大，消费者自我保护意识的提高，我国食品安全控制体系也面临着新问题和新挑战。目前的控制体系亟待按国际规范进行调整和改革。具体建议如下。

第一，制定《中华人民共和国食品安全法》，并将其作为母法；修订与《中华人民共和国食品安全法》不一致的子法，以及执行和操作层面的法规，建立结构完善，适应性较广的食品安全控制法律体系。

第二，在国务院的领导下，设立国务院食品安全协调办公室，首先负责协调国家部门、省级食品安全监管工作，制定相关政策文件、标准和规则；考虑组建国家食品安全委员会，设立常设机构，逐步过渡到国家统一的管理体系模式。

第三，在制定《中华人民共和国食品安全法》时，应体现风险管理职能与风险评估职能分离的原则，明确风险管理和风险评估机构的作用、地位和关系，以提高风险管理的效益和适时性，保障风险评估的科学性和公正性。

第四，本着预防为主、基于科学的风险分析和保护消费者健康的原则，建立国家统一的、权威性的风险评估、风险预警、检测技术研发体系，即国家食品安全风险评估委员会及研究机构，以食品安全危害风险评估和监督预警为优先领域，为保障消费者健康和公平贸易提供技术和人力保障。

第五，在省、地（市）、县层面加强食品安全的日常监督、检验、预防和应急体系建设，建立地方逐级负责制度，并逐级培训管理、监管和检测人员。

（郭波莉　刘为军）

## 参考文献[①]

白丽，马成林．2005．世界食品体系的结构性变动与各国的食品安全控制行动．食品安全标准化，（11）：59～61

曹镇．2007．我国食品安全存在的问题及监管模式研究．山东大学硕士学位论文

戴强．2007．美国的食品安全管理体系．时代经贸，（5）：37～39

管恩平．2008．加拿大食品安全管理的启示．中国检验检疫，（3）：39～40

何升良，丁钢强．2005．加拿大现行食品安全管理体系．浙江预防医学，17（6）：68～69

黄艳．2008．浅谈我国食品安全监管的现状与对策．社区医学杂志，6（18）：5～8

刘为军，魏益民，韩俊等．2005．中国食品安全控制体系及其发展方向分析．中国农业科技导报，（5）：59～62

潘家荣，吴永宁，魏益民等．2006a．欧洲食品安全科技体系特点及其启示．中国工程科学，8（7）：

① 本章部分内容参考深圳市标准技术研究院技术性贸易措施研究所建立的技术壁垒资源网相关信息，网址为：http：//www.tbtmap.cn/portal/Contents/Channel。

16～20
潘家荣，吴永宁，魏益民等．2006b. 欧盟食品安全管理体系的特点．中国食物与营养，(3)：7～11
王悦．2007. 我国食品安全法律监管模式与制度体系研究．华中农业大学硕士学位论文
魏益民，欧阳韶晖，刘为军等．2005. 食品安全管理与科技研究进展．中国农业科技导报，7 (5)：55～58
魏益民．2005. 国家食品安全管理体系概述．中国食物与营养，(7)：7～9
杨明亮．2008. 中外食品安全监管体制及其比较．中国食品卫生杂志，20 (1)：1～5
杨志花．2008. 欧盟食品安全战略分析．世界标准化与质量管理，(4)：55～57
周媛，邢怀滨．2008. 国外食品安全管理研究述评．技术经济与管理研究，(3)：48～50
Lang T. 1999. The complexities of globalization: the UK as a case study of tensions within the food system and the challenge to food policy. Agriculture and Human Values, 16: 169～185
Sandin P. 2006. The precautionary principle and food safety. J Verbr Lebensm, 1: 2～4
Whitehead A J. 1995. Elements of an effective national food control system. Food Control, 6 (5): 247～251
Yasui A. 2004. New food control system in Japan and food analysis at NFRI. Accred Qual Assur, 9: 568～570

# 第 9 章 国家食品安全控制体系及其相互关系

在全球食物供应链的形成过程中，鲜活农产品和加工食品的贸易量不断增加，加上在世界贸易组织（WTO）协定下一些新约定的出现，使人们对食品的标准及贸易规则问题，以及在国家层面上建立永久性食品安全控制机构等问题，产生了前所未有的兴趣。消费者对食品的生产、加工、储藏、运输和销售过程也表现了空前的兴趣，并且不断地要求政府在食品安全和消费者保护方面承担更多的责任。

在新的全球食品贸易形势下，无论是进口国还是出口国，都有一种责任，即强化本国的食品安全控制体系，并履行基于风险分析的食品安全控制战略。有效的食品安全控制体系是保护本国消费者健康与安全的基础，也为本国产品在国际贸易中提供了安全和质量保证，同时，也确保了进口食品能够符合本国的要求。在一些国家，如欧盟成员国，基于现代科学基础和管理需求的风险评估，实施和强化国家食品安全控制体系，受到前所未有的重视。

食品控制被定义为一种强制性的规定行为，以强化国家或地方管理部门对消费者利益的保护，确保所有食品在其生产、加工、储藏、运输及销售过程中是安全、健康和宜于人类消费的，是符合安全及质量要求的，是依照法律所述诚实、准确地予以标注的。食品控制最首要的任务是强化食品立法，以确保食品消费安全，使消费者远离不安全的、不卫生的和假冒的食品。食品安全控制体系包括法规体系、管理体系和科技体系（图 9-1）。本章详述了食品安全的法规体系、管理体系和科技体系的内涵及其相互关系，以提高对强化国家食品安全控制体系的理解。

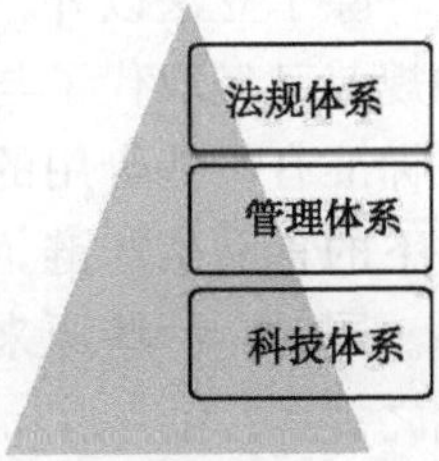


图 9-1　食品安全控制体系的组成

## 9.1　食品安全法规体系

食品安全法规体系包括与食品有关的法律、指令、标准和指南等。发展有关食品的强制性法律是现代食品法规体系的基本单元。如果食品立法不当，有可能使国家食品监管行动的有效性受到负面影响。

食品法律在传统上包含一些关于不安全食品的界定。这些法律可以强制性地将不安全食品从市场上撤出，并在事后惩处那些应负责任的责任人。有些国家的食品法律常常并未提供一个有明确授权的权威机构或食品控制机构去预防食品安全问题，其结果是食品安全计划反复被提出，还常常出现重叠交叉或失控的盲区。实际上，这种计划是一种以权力强制为导向的，而不是为了减少食源性疾病的一个整体的和预防性的方案。现代食品法律不仅是为了保证食品安全具有法律权力的问题，而且要使食品管理的权威当局去建立一种预防性的体系。

食品立法应包括以下内容：

(1) 应能提供高水平的健康保护；

(2) 应具有清晰的概念，以提高一致性和法律的严谨性；

(3) 应在风险评估、风险管理和风险交流的基础上，基于高质量的、透明的和独立的科学结论来实施立法；

(4) 应包括预防性的条款，当确认危及健康的水平达到一个不可接受的程度或全面的风险评估不能被实施时，可采取临时性的紧急措施；

(5) 应包括消费者权益的条款，消费者有权获得准确而充分的相关信息；

(6) 当发生问题时，对食品有追溯和召回的规定；

(7) 应明文规定，食品生产者和制造商对食品质量与安全问题负有责任；

(8) 应规定义务，确保只有安全和公平地提供食品，方能上市流通；

(9) 应承担国际义务，特别是与贸易有关的义务；

(10) 应确保食品安全法律制定过程的透明性，并可以不断获取新的信息。

除了立法以外，政府还需升级和更新食品标准。近年来，一些高水平的标准和规范已经取代了与食品安全目标有关的、范围广泛的一些原有的水平标准。现在标准有一些合用的、以食品安全为目标的条文，这些标准需要一个严格控制条件下的食品生产链，并就食品安全性的风险和风险管理战略提供很好的信息资料。同时，一些原来的食品质量标准亦被取消或取代，由有明确要求的标准而代之。

在制定国家食品规章和标准的过程中，应充分吸收《食品法典》所长，并学习其他国家在食品安全控制上的做法。吸收别国的成功经验，并将有关的信息、概念和需求予以剪裁，纳入本国国家标准体系。世界食品安全控制的经验和教训已经证明，发展现代食品安全法规体系才是唯一正确的途径，这种体系既能满足本国需要，又能符合植物与植物卫生检疫措施协定（SPS）和贸易伙伴的需要。

## 9.2 食品安全管理体系

食品安全管理体系包括管理职能、政策制定、监管督察和风险交流（图 9-2）。有效的食品安全控制体系需要在国家层面上能有效地合作，并出台适宜的政策。有关体系要素的一些细节常常由国家立法机构规定，这些细节应包括建立领导机构或部门，明确界定其职责，即发展并履行一个国家统一的食品安全控制战略，运作国家食品安全控制计划，获得资金并分配资源，建立标准和规则，参与国际食品控制的联络活动，制订应对紧急事件的程序，开展风险分析等。其核心职能包括建立规范的管理措施，保障监督体系的运行，持续改进硬件条件，提供全部的政策指导和信息。

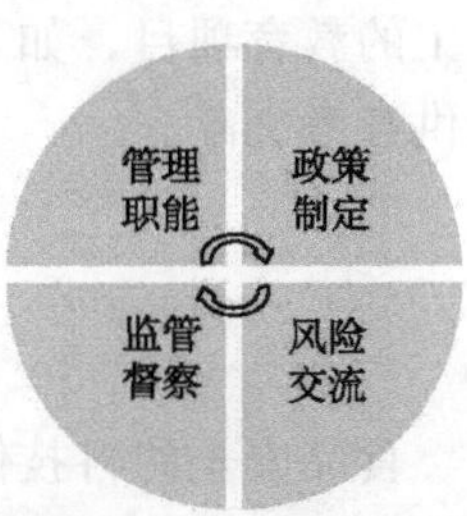

图 9-2　食品安全管理体系的职能

食品法规的监管和运行应当是一种高素质、训练有素、有效和诚实的监管工作。作为监管工作关键因素的监管人员，要日复一日地与食品工业、食品贸易行业，甚至常常与社会打交道，监管人员的素质和公正性显得尤为重要。在很大程度上，食品控制体系的声誉和公正性是建立在监管人员的诚信和专业水平上的。

监管工作的责任包括：

(1) 依照由标准和规章所述及的卫生学和其他需求，调查加工过程是否符合上述要求；

(2) 评估 HACCP 计划及其实施过程；

(3) 在食品及原料的生产、加工、储藏、运输和销售过程中进行抽样，为风险评估提供信息，并确认违法者；

(4) 通过感官评价认知食品不同类型的腐败，确认不宜人类消费的食物产品或通过虚假宣传销售给消费者的食品，并采取必要的补救措施；

(5) 当发生法律纠纷时，辨认、收集和传递有关证据，并出庭协助调查；

(6) 鼓励志愿者参与食品质量与安全保证的相关行动；

(7) 在需要时提供进出口食品的调查、取样和验证；

(8) 建设与食品安全有关的诸如 HACCP 一类的项目，对这些项目进行稽核，并在此基础上处理风险。

对监管人员进行合适的培训是建立有效的食品控制体系的重要条件。因为当今的食品制造系统十分复杂，所以，食品监管人员必须在食品科学与技术、公共卫生和食品安全方面受到培训，以理解其工艺流程，区分和确认潜在的食品质量与安全问题，并在上述问题上具备经验和专业知识，才能够收集食品样本，并给出对样本或“事件”的一个全面评价。监管人员必须熟练掌握有关的食品法律和规定，使他们的权力置于这些法律之下，并在法律的授权下调查有关食品流通的各个环节。因为 HACCP 体系在食品工业中的逐渐引入，监管人员还必须经过培训，处理 HACCP 的稽核事宜。很明显，这里需要一个持续不断的人力资源政策，以满足监管人员不断进行培训和提高的需要，尤其是那些特殊的领域，需要形成一个监管专家队伍。

信息的发布和给整个食品产业链上各个环节的代理人提出建议，这类事情在食品控制体系中扮演了越来越重要的角色。这些工作包括对信息进行系统化处理，给消费者提供全面而符合事实的信息，推出面向食品行业关键的行政人员和员工的教育项目，如“培训培训者计划”，以及向农业和卫生部门的广大管理者提供参考文献。

## 9.3 食品安全科技体系

食品安全的科技体系是指国家进行食品安全控制时所需要的科学依据和技术支撑，主要包括基于科学的风险评估、检测监测术、溯源预警和全程控制等支持体系和技术平台。

食品法典委员会（CAC）将风险评估定义为一个以科学为依据的、由以下 4 个步骤组成的过程：①有害物确定；②有害物定性；③暴露量评估；④风险定性。风险评估过程是对特定病原（危害物）-食品组合而导致疾病的严重性和可能性进行评估的方法。风险评估的 4 个步骤使得这种评估能够以系统的方式进行，但是，这些步骤的实施深度将取决于风险评估的范围。该范围可以通过风险管理者和风险评估者不断对话的过程予以明确地界定。风险评估为食品有害物的确定和定性提供信息。在确定有害物的种类及其必要的预防、消除或减少，以至可接受水平的过程中，风险评估信息是十分有用的。该信息对于确定最有效的干预战略也是十分有用的。

除了开展风险评估外，还必须为食品安全管理和监督提供检测和监测技术，特别是快速检测技术和长期监测方法；为食品安全事件产品召回管理和重大责任事故责任判定提供食品和污染物溯源技术；为贯彻预防性原则实施全程质量控制技术，及时为消费者提供信息而开发预警技术。

实验室是食品控制体系的一个基本构成要素。实验室建设需要大量的资金投入，实验室的维持和运作亦十分昂贵。这样，必须精心计划才能得到一个最适宜的结果。实验室的数量和位置取决于体系的目标和工作量的大小。如果需要一个以上实验室，则应考虑分析任务的分配，以达到对食品分析范围最有效的划分。同时应考虑装备一个中央参考实验室，以完成复杂一些的试验和比对试验。

实验室应在物理、化学和微生物分析方面配备适宜的条件。除了相对简单的常规分析，实验室应装备更复杂一些的设备、仪器等硬件条件。这不仅是因为这些装备决定了实验结果的精确性和可信度，而且使分析师的资质和技能得以应用，并保证了方法的可信度。一个食品控制实验室的分析结果常常会在法庭上作为是否符合规定和标准的证据，这样就需要在实验的实施过程中极为细心，以确保实验结果的准确性和有效性。通过引入分析质量保证体系，并由国内或国外适宜的认证机构对实验室进行资质的认证，以确保其分析结果的可靠性、精确性和重现性。

## 9.4 食品安全控制体系之间的关系

国家食品控制体系的一个重要特征就是它的整体性，这种整体性是建立在有法可依、部门职责清晰、科研基础较强、相互关系明确，并可进行有效的合作和沟通的基础上的。

### 9.4.1 法规体系与管理体系之间的关系

一般来说，国家立法机构在与食品安全有关的法规中规定了食品安全管理的权威部门、相关部门、各部门的职责及其关系，从法律上明确了管理机构的定位、职责和权限。例如，欧盟议会通过的欧盟 178/2002 指令提出成立欧盟食品安全局，并明确规定了欧盟食品安全局的职责、权限、编制和预算等，其主要任务是开展风险评估，为欧盟委员会提供科学与技术支持，并非执法或管理部门。管理部门是根据法律规定的职责和权限进行管理运作和执法，并保障管理和执法机构，以及辅助机构的有效运行。管理机构的组织衔接、不同部门的协调性和人力资源的缺乏常常影响管理的有效性和监管的系统性。

### 9.4.2 法规体系与科技体系之间的关系

食品安全法规常常涉及对消费者的保护水平、预防性战略原则、不安全食品的界定、食品安全事件的责任认定等问题，所以，法律常常明确了食品安全风险评估机构的独立性、公正性和唯一性。国家相关部门在法律、指令、标准和指南的制定和发布时应考虑食品安全风险评估的能力、检测监测的能力、科学与技术的支撑能力，以及监督体系的覆盖面和有效监督的可能性。尤其在发展中国家、欠发达地区、新兴工业和市场，食品安全的科技支撑能力常常落后于生产、市场和消费管理的需求。

### 9.4.3 管理体系与科技体系的关系

食品安全管理体系包括管理职能、政策制定、监管督察和风险交流，其核心职能包括建立规范的管理措施，保障监督体系的运行，持续改进硬件条件，提供全部的政策指导和信息服务。这些政府职能都应由国家立法机构给以明确规定。对食品安全的风险采取管理措施的依据来源于风险评估的结果，对利益攸关者的食品安全风险交流和信息发布的基础也主要来自风险评估的建议。食品安全管理部门在实施风险管理和风险交流决策时，除了考虑社会和经济因素外，其决策的根本依据是来自建立在科学基础上的风险评估结论和检测、监测、溯源等技术和信息的支撑。

食品控制体系包括法规体系、管理体系和科技体系。法规体系是管理体系监管和执法的依据；管理体系是实施指导、监督、预警和交流的组织保障；科技体系是法规体系、管理体系建设的科学基础和技术支撑。建设完善的食品安全控制体系的最终目的是保护消费者的健康，保护食品产业的可持续发展，因此，消费者保护和消费者监督体系的建设也正在一些工业化国家付诸实践。

（魏益民）

## 参考文献


魏益民，毕金峰．2006．欧盟的食物政策与管理模式．中国食物与营养，(12)：9～12

魏益民，吴永宁，周乃原等．2005．中国食品安全科技发展方向讨论．中国工程科学，7 (11)：1～4

魏益民，徐俊，安道昌等．2007．论食品安全学的理论基础与技术体系．中国工程科学，9 (3)：6～10

魏益民．2007．加强国家食品安全控制体系建设．农业部专家咨询委员会秘书处，咨询动态，(5)：1～6

Borrello S. 2007. The Italian Organization of Food Safety Services at National Level. Sino-Italian Workshop on Food Safety Problems in a Globalized World Cooperation among Countries and Institutions. 19～21 March, Nanning China

FAO/WHO. 2003. Assuring Food Safety and Quality: Guideline for Strengthening National Food Control System. FAO/WHO, Rome

Ianieri A, Borrello S. 2007. Introduction of Italian Food Safety and Quality Management. Workshop on Food Safety Management of EU Countries and China. 22～24 May, Beijing China

Liu Weijun, Wei Yimin, Han Jun et al. 2007. Food safety control system in China. China Standardization, (6): 2～9

Scopetani E. 2007. Food safety legislation in the European Union. Sino-Italian Workshop on Food Safety Problems in a Globalized World Cooperation among Countries and Institutions. 19～21 March, Nanning China

WHO. 2003. WHO Global Strategy for Food Safety: Safer Food for Better Health. Geneva: WHO

# 附录1 术 语

**从农田到餐桌**（from farm to table）：食品生产的全过程，包括种植、储存、处理、分配和食物准备。

**等同性**（equivalence）：一种认可过程，对同一种产品，对一国用的卫生和植物卫生措施另一个国家认可为相当，尽管两国之间这些措施有所不同。

**法典分委员会**（Codex Committees）：是食品法典委员会的附属机构，包括9个专业委员会、15个特别商品委员会、6个地区合作委员会和临时的有关特殊主题的政府间工作组（Intergovernmental Task Forces）。

**风险分析**（risk analysis）：是指对食品的安全性进行风险评估、风险管理和风险交流的过程。

**风险管理**（risk management）：是由政府或部门对风险评估的结果进行咨询，对消费者的保护水平和可接受程度进行讨论，对公平贸易的影响程度进行评估，以及对政策变更的影响程度进行权衡，选择适宜的预防和控制措施的过程。

**风险交流**（risk communication）：是指在食品安全科学工作者、管理者、生产者、消费者以及感兴趣的团体之间进行风险评估结果、管理决策基础意见和见解传递的过程。

**风险评估**（risk assessment）：是以科学为基础对食品可能存在的危害进行界定、特征描述、暴露量评估和风险描述的过程。

**风险特征**（risk characterization）：在危害确认、危害定位及暴露量评估的基础上，对给定人群已知的或潜在的不利健康状态发生的可能性和严重性，以及临床的预计，进行定量的或定性的估计。

**关键控制点**（critical control point）：通过控制（食品加工中的）主要环节，可以防止或根除食品危害，或将危害降至可接受水平。

**稽核**（audit）：对实际发生的事件是否符合文件规定程序的系统检查。

**良好操作规范**（Good Manufacturing Practices，GMP）：按照国际、国内、地方或行业颁布的操作规程、规范和法律要求，进行食品的生产、加工、处理、标识和销售，有意识地防范公共疾病和假冒伪劣食品。

**良好农业规范**（Good Agriculture Practices，GAP）：食品的初级原料生产者（如农民和渔民）按照食品法律和规范，所需采用保证安全和健全的农业措施。

**食品法典委员会**（Codex Alimentarius Commission）：是联合国粮农组织和世界卫生组织的一个附属机构。该委员会被委托进行国际食品标准的制定，以保护消费者的健康，确保食品的公平贸易。

**食品监督**（food surveillance）：一种持续的监管行为，防止消费者暴露于有害健康的食品成分，如化学污染物或生物危害。

**食品检验**（food inspection）：由具有规范职能和（或）强制功能的授权机构，对食品产品或食品系统的原料生产、加工和销售过程中的质量控制进行检查，以确定食品或食品系统是否符合规范要求。

**食品控制**（food control）：一种由国家或地方当局从事的强制性规范行为，为消费者提供保护，并确保所有食品在生产、加工、储存、运输及销售过程中是安全、健康和宜于人类消费的，符合安全及质量要求，以及依照法律所述诚实准确地予以标注。

**食品卫生**（food hygiene）：在食物链所有阶段上，为确保食品的安全性和适应性，所需采取的一切条件和措施的总称。

**食品污染物**（food contaminant）：食品中生物的或化学的外来成分，或其他非人为添加的物质，可能会危及食品安全性或适应性。

**危害**（hazard）：一些生物的、化学的或物理的因素，在食品中或在某种条件下，导致潜在的健康损害。

**危害分析**（hazard analysis）：一种收集和解释信息的过程，通过对危害及其产生条件的信息收集，确认显著影响食品安全的危害，并将其置于HACCP计划中。

**验证**（verification）：在HACCP活动中，除HACCP本身的方法、程序和试验以外，采用办法监管HACCP过程，以确定活动是否符合HACCP计划，和（或）HACCP计划是否需要修订，以增强食品安全性。

**GMO**（genetically modified organism）：转基因生物。

**HACCP计划**（HACCP plan）：应用HACCP原理，对食品链上那些被认为是显著影响到食品安全的环节，确保控制其危害而准备的书面文件。

**HACCP体系**（HACCP system）：危害分析和关键控制点体系是一个科学而系统地强化食品安全的途径。通过分辨和评价食品链上的各种危害，并采取措施控制其危害，使食品从初级原料到最终产品在安全保护之下。HACCP是进行危害估计和建立控制体系的一种工具，这种工具的核心在于预防性控制，而不是主要依靠对最终成品的检查。

**JECFA**：FAO/WHO食品添加剂联合专家委员会。

**JMPR**：FAO/WHO农药残留联席会。

**RIA**（regulatory impact assessment）：法规效应评估。

**SPS**：世界贸易组织卫生和植物卫生协定。

**TBT**：世界贸易组织技术性贸易壁垒协定。

**WTO**：世界贸易组织。WTO是旨在建立贸易国之间规则体系的国际组织。其核心是大量有关世界贸易的协定、谈判和签约机制，这些协定为成员国议会所批准。WTO的目标是帮助货物和服务的生产者、进口者和出口者处理其贸易事宜。

## 参考文献


魏益民，徐俊，安道昌等 . 2007. 论食品安全学的理论基础与技术体系 . 中国工程科学，9 (3)：6～10

FAO/WHO. 2003. Assuring Food Safety and Quality：Guideline for Strengthening National Food Control System. FAO/WHO，Rome. 20～22

Healy M 等 . 2004. 食品法规管理体系框架 . 潘家荣，毕金峰，吴永宁译 . 澳大利亚与新西兰食品标准局 (SFANZ)（内部交流资料）

# 附录2 缩 略 语

ADI acceptable daily intake 每日允许摄入量

AFC the Panel on Food Additives, Flavourings, Processing Aids and Materials in Contact with Food 欧盟食品安全局中负责食品添加剂、调味料、加工佐剂和食品原料的工作小组

AIMS Australia Import Management System 澳大利亚进口管理系统

AQIS Australian Quarantine and Inspection Service 澳大利亚检验检疫局

ALARA as low as reasonably achievable 可达到的合理的最低水平

ALOP appropriate level of protection 适当保护水平

ANZFFC Australia New Zealand Food Standards Code 澳大利亚新西兰食品标准法典

ANZFRMC Australia New Zealand Food Regulation Ministerial Council 澳大利亚新西兰食品法规部长级会议

APHIS Animal and Plant Health Inspection Service（美国农业部）动植物卫生检疫局

AQIS Australian Quarantine and Inspection Service 澳大利亚检验检疫局

ArfD acute reference dose 急性参照剂量

BSE bovine spongiform encephalopathy 牛海绵状脑病（疯牛病）

CAC Codex Alimentarius Commission 食品法典委员会

CAP chloramphenicol 氯霉素

CCFAC Codex Committee on Food Additives and Contaminants 食品添加剂和污染物法典委员会

CCFBT Ad-Hoc Intergovernment Task Force on Foods Derived from Biotechnology 政府间生物技术食品临时工作组

CCFH Codex Committee on Food Hygiene 食品卫生法典委员会

CCGP Commission for Certification in Geriatric Pharmacy 老年病用药认定委员会

CCPR Codex Commission on Pesticide Residues 农药残留法典委员会

CCRVDF Codex Committee on Residues of Veterinary Drugs in Food 食品中兽药残留法典委员会

CDC Centre for Disease Control 疾病控制中心

DHHS Department of Health and Human Services 人力资源与卫生部

ECA Export Control Act 出口控制法案

1，3-DCP 1，3-dichloro-2-propanol 1，3 二氯-2-丙醇

EFSA European Food Safety Authority 欧洲联盟食品安全机构

EPA Environmental Protection Agency（美国）环境保护署

EU European Union 欧洲联盟

EtO ethylene oxide 环氧乙烷

FAO/WHO Food and Agriculture Organization/World Health Organization UN 联合国粮食及农业组织/世界卫生组织

FEEDAP the Panel on Additives and Products of Substances Used in Animal Feed 动物饲料添加剂和物质产品工作小组

FDA Food and Drug Administration 食品与药品管理局

FSANZ Food Standards Australia New Zealand 澳大利亚新西兰食品标准局

FSC Food Standards Code 食品标准法典

FSIS Food Safety and Inspection Service（美国农业部）食品安全检疫局

GAP Good Agricultural Practice 良好农业规范

GEMS Global Environment Monitoring System 全球环境监测系统

GLP Good Laboratory Practice 良好实验室规范

GM Food genetically modified food 转基因食品

GMO genetically modified organisms 转基因生物

GMP Good Manufacturing Practice 良好操作规范

HACCP Hazard Analysis Critical Control Point 危害分析与关键控制点

HIV human immunodeficiency virus 人类免疫缺陷病毒

IET information, education and raining 信息、教育与培训

IFIS Imported Food Inspection Scheme 进口食品检验方案

ISO International Organization for Standardization 国际标准化组织

JECFA Joint FAO/WHO Expert Committee on Food Additives 食品添加剂专家联合委员会

JMPR Joint FAO/WHO Meeting on Pesticide Residues 农药残留联席会

JEMRA Joint FAO/WHO Expert Meetings on Microbiological Risk Assessment FAO/WHO 微生物风险评估专家联席会

ML maximum limit 最大限量

MOH Ministry of Health 卫生部

MOU memorandum of understanding 谅解备忘录

MRA microbiological risk assessments 微生物风险评估

MRL maximum residue limit 最大残留限量

ND not detected 未检出

NATA　National Association of Testing Authorities 国家联合检验局

NNDSS　National Notifiable Diseases Surveillance System 国家申报疾病监管系统

NOEL　no observed effect level 未观察到不良反应剂量水平

NSW　New South Wales, Australia 澳大利亚新南威尔士州

OECD　Organization for Economic Co-operation and Development 经济合作与发展组织

OIE　World Organisation For Animal Health 世界动物卫生组织

PAH　polycyclic aromatic hydrocarbon 多环芳香烃

PCB　polychlorinated biphenyl 多氯联苯

PFGE　pulsed field gel electrophoresis 脉冲场凝胶电泳

PPP　primary production and processing 原产及加工

PPR　Panel on Plant Health, Plant Protection Products and Their Residues 植物卫生、植物保护产品及残留分委员会

PSP　paralytic shellfish poisoning toxin 麻痹性贝类毒素

PTDI　provisional tolerable daily intake 暂定每日耐受摄入量

PTWI　provisional tolerable weekly intake 暂定每周耐受摄入量

QA　quality analysis 质量分析

RDI　recommended dietary intake 推荐膳食摄入量

SPC　standard plate count 标准平板计数法

SPS　Agreement on Sanitary and Phytosanitary Measures 卫生和植物卫生措施协定

TBT　Agreement on Technical Barrier to Trade 贸易技术壁垒协定

TDI　tolerable daily intake 每日耐受摄入量

TMI　tolerable monthly intake 每月耐受摄入量

TRIPS　trade-related aspects of intellectual property rights 知识产权贸易特征

TWI　tolerable weekly intake 每周耐受摄入量

USDA　U. S. Department of Agriculture's 美国农业部

vCJD　variant Creutzfeldt-Jacob Disease 变异性克-雅氏病

WHO　World Health Organization 世界卫生组织

WPR　World Population Report 世界人口报道

WTO　World Trade Organization 世界贸易组织

# 附录3　中华人民共和国食品安全法

中华人民共和国主席令

第九号

《中华人民共和国食品安全法》已由中华人民共和国第十一届全国人民代表大会常务委员会第七次会议于 2009 年 2 月 28 日通过，现予公布，自 2009 年 6 月 1 日起施行。

中华人民共和国主席　胡锦涛

2009 年 2 月 28 日

中华人民共和国食品安全法

（2009 年 2 月 28 日第十一届全国人民代表大会常务委员会第七次会议通过）

目　录



## 第一章　总　则

第一条　为保证食品安全，保障公众身体健康和生命安全，制定本法。

第二条　在中华人民共和国境内从事下列活动，应当遵守本法：

（一）食品生产和加工（以下称食品生产），食品流通和餐饮服务（以下称食品经营）；

（二）食品添加剂的生产经营；

（三）用于食品的包装材料、容器、洗涤剂、消毒剂和用于食品生产经营的工具、设备（以下称食品相关产品）的生产经营；

（四）食品生产经营者使用食品添加剂、食品相关产品；

（五）对食品、食品添加剂和食品相关产品的安全管理。

供食用的源于农业的初级产品（以下称食用农产品）的质量安全管理，遵守

《中华人民共和国农产品质量安全法》的规定。但是，制定有关食用农产品的质量安全标准、公布食用农产品安全有关信息，应当遵守本法的有关规定。

第三条　食品生产经营者应当依照法律、法规和食品安全标准从事生产经营活动，对社会和公众负责，保证食品安全，接受社会监督，承担社会责任。

第四条　国务院设立食品安全委员会，其工作职责由国务院规定。

国务院卫生行政部门承担食品安全综合协调职责，负责食品安全风险评估、食品安全标准制定、食品安全信息公布、食品检验机构的资质认定条件和检验规范的制定，组织查处食品安全重大事故。

国务院质量监督、工商行政管理和国家食品药品监督管理部门依照本法和国务院规定的职责，分别对食品生产、食品流通、餐饮服务活动实施监督管理。

第五条　县级以上地方人民政府统一负责、领导、组织、协调本行政区域的食品安全监督管理工作，建立健全食品安全全程监督管理的工作机制；统一领导、指挥食品安全突发事件应对工作；完善、落实食品安全监督管理责任制，对食品安全监督管理部门进行评议、考核。

县级以上地方人民政府依照本法和国务院的规定确定本级卫生行政、农业行政、质量监督、工商行政管理、食品药品监督管理部门的食品安全监督管理职责。有关部门在各自职责范围内负责本行政区域的食品安全监督管理工作。

上级人民政府所属部门在下级行政区域设置的机构应当在所在地人民政府的统一组织、协调下，依法做好食品安全监督管理工作。

第六条　县级以上卫生行政、农业行政、质量监督、工商行政管理、食品药品监督管理部门应当加强沟通、密切配合，按照各自职责分工，依法行使职权，承担责任。

第七条　食品行业协会应当加强行业自律，引导食品生产经营者依法生产经营，推动行业诚信建设，宣传、普及食品安全知识。

第八条　国家鼓励社会团体、基层群众性自治组织开展食品安全法律、法规以及食品安全标准和知识的普及工作，倡导健康的饮食方式，增强消费者食品安全意识和自我保护能力。

新闻媒体应当开展食品安全法律、法规以及食品安全标准和知识的公益宣传，并对违反本法的行为进行舆论监督。

第九条　国家鼓励和支持开展与食品安全有关的基础研究和应用研究，鼓励和支持食品生产经营者为提高食品安全水平采用先进技术和先进管理规范。

第十条　任何组织或者个人有权举报食品生产经营中违反本法的行为，有权向有关部门了解食品安全信息，对食品安全监督管理工作提出意见和建议。

## 第二章　食品安全风险监测和评估

第十一条　国家建立食品安全风险监测制度，对食源性疾病、食品污染以及食品中的有害因素进行监测。

国务院卫生行政部门会同国务院有关部门制定、实施国家食品安全风险监测计划。省、自治区、直辖市人民政府卫生行政部门根据国家食品安全风险监测计划，结合本行政区域的具体情况，组织制定、实施本行政区域的食品安全风险监测方案。

第十二条　国务院农业行政、质量监督、工商行政管理和国家食品药品监督管理等有关部门获知有关食品安全风险信息后，应当立即向国务院卫生行政部门通报。国务院卫生行政部门会同有关部门对信息核实后，应当及时调整食品安全风险监测计划。

第十三条　国家建立食品安全风险评估制度，对食品、食品添加剂中生物性、化学性和物理性危害进行风险评估。

国务院卫生行政部门负责组织食品安全风险评估工作，成立由医学、农业、食品、营养等方面的专家组成的食品安全风险评估专家委员会进行食品安全风险评估。

对农药、肥料、生长调节剂、兽药、饲料和饲料添加剂等的安全性评估，应当有食品安全风险评估专家委员会的专家参加。

食品安全风险评估应当运用科学方法，根据食品安全风险监测信息、科学数据以及其他有关信息进行。

第十四条　国务院卫生行政部门通过食品安全风险监测或者接到举报发现食品可能存在安全隐患的，应当立即组织进行检验和食品安全风险评估。

第十五条　国务院农业行政、质量监督、工商行政管理和国家食品药品监督管理等有关部门应当向国务院卫生行政部门提出食品安全风险评估的建议，并提供有关信息和资料。

国务院卫生行政部门应当及时向国务院有关部门通报食品安全风险评估的结果。

第十六条　食品安全风险评估结果是制定、修订食品安全标准和对食品安全实施监督管理的科学依据。

食品安全风险评估结果得出食品不安全结论的，国务院质量监督、工商行政管理和国家食品药品监督管理部门应当依据各自职责立即采取相应措施，确保该食品停止生产经营，并告知消费者停止食用；需要制定、修订相关食品安全国家标准的，国务院卫生行政部门应当立即制定、修订。

第十七条　国务院卫生行政部门应当会同国务院有关部门，根据食品安全风险评估结果、食品安全监督管理信息，对食品安全状况进行综合分析。对经综合分析表明可能具有较高程度安全风险的食品，国务院卫生行政部门应当及时提出食品安全风险警示，并予以公布。

## 第三章　食品安全标准

第十八条　制定食品安全标准，应当以保障公众身体健康为宗旨，做到科学合理、安全可靠。

第十九条　食品安全标准是强制执行的标准。除食品安全标准外，不得制定其他的食品强制性标准。

第二十条　食品安全标准应当包括下列内容：

（一）食品、食品相关产品中的致病性微生物、农药残留、兽药残留、重金属、污染物质以及其他危害人体健康物质的限量规定；

（二）食品添加剂的品种、使用范围、用量；

（三）专供婴幼儿和其他特定人群的主辅食品的营养成分要求；

（四）对与食品安全、营养有关的标签、标识、说明书的要求；

（五）食品生产经营过程的卫生要求；

（六）与食品安全有关的质量要求；

（七）食品检验方法与规程；

（八）其他需要制定为食品安全标准的内容。

第二十一条　食品安全国家标准由国务院卫生行政部门负责制定、公布，国务院标准化行政部门提供国家标准编号。

食品中农药残留、兽药残留的限量规定及其检验方法与规程由国务院卫生行政部门、国务院农业行政部门制定。

屠宰畜、禽的检验规程由国务院有关主管部门会同国务院卫生行政部门制定。

有关产品国家标准涉及食品安全国家标准规定内容的，应当与食品安全国家标准相一致。

第二十二条　国务院卫生行政部门应当对现行的食用农产品质量安全标准、食品卫生标准、食品质量标准和有关食品的行业标准中强制执行的标准予以整合，统一公布为食品安全国家标准。

本法规定的食品安全国家标准公布前，食品生产经营者应当按照现行食用农产品质量安全标准、食品卫生标准、食品质量标准和有关食品的行业标准生产经营食品。

第二十三条　食品安全国家标准应当经食品安全国家标准审评委员会审查通过。食品安全国家标准审评委员会由医学、农业、食品、营养等方面的专家以及国务院有关部门的代表组成。

制定食品安全国家标准，应当依据食品安全风险评估结果并充分考虑食用农产品质量安全风险评估结果，参照相关的国际标准和国际食品安全风险评估结果，并广泛听取食品生产经营者和消费者的意见。

第二十四条　没有食品安全国家标准的，可以制定食品安全地方标准。

省、自治区、直辖市人民政府卫生行政部门组织制定食品安全地方标准，应当参照执行本法有关食品安全国家标准制定的规定，并报国务院卫生行政部门备案。

第二十五条　企业生产的食品没有食品安全国家标准或者地方标准的，应当制定企业标准，作为组织生产的依据。国家鼓励食品生产企业制定严于食品安全国家标准或者地方标准的企业标准。企业标准应当报省级卫生行政部门备案，在本企业内部适用。

第二十六条　食品安全标准应当供公众免费查阅。

## 第四章　食品生产经营

第二十七条　食品生产经营应当符合食品安全标准，并符合下列要求：

（一）具有与生产经营的食品品种、数量相适应的食品原料处理和食品加工、包装、贮存等场所，保持该场所环境整洁，并与有毒、有害场所以及其他污染源保持规定的距离；

（二）具有与生产经营的食品品种、数量相适应的生产经营设备或者设施，有相应的消毒、更衣、盥洗、采光、照明、通风、防腐、防尘、防蝇、防鼠、防虫、洗涤以及处理废水、存放垃圾和废弃物的设备或者设施；

（三）有食品安全专业技术人员、管理人员和保证食品安全的规章制度；

（四）具有合理的设备布局和工艺流程，防止待加工食品与直接入口食品、原料与成品交叉污染，避免食品接触有毒物、不洁物；

（五）餐具、饮具和盛放直接入口食品的容器，使用前应当洗净、消毒，炊具、用具用后应当洗净，保持清洁；

（六）贮存、运输和装卸食品的容器、工具和设备应当安全、无害，保持清洁，防止食品污染，并符合保证食品安全所需的温度等特殊要求，不得将食品与有毒、有害物品一同运输；

（七）直接入口的食品应当有小包装或者使用无毒、清洁的包装材料、餐具；

（八）食品生产经营人员应当保持个人卫生，生产经营食品时，应当将手洗净，穿戴清洁的工作衣、帽；销售无包装的直接入口食品时，应当使用无毒、清洁的售货工具；

（九）用水应当符合国家规定的生活饮用水卫生标准；

（十）使用的洗涤剂、消毒剂应当对人体安全、无害；

（十一）法律、法规规定的其他要求。

第二十八条　禁止生产经营下列食品：

（一）用非食品原料生产的食品或者添加食品添加剂以外的化学物质和其他可能危害人体健康物质的食品，或者用回收食品作为原料生产的食品；

（二）致病性微生物、农药残留、兽药残留、重金属、污染物质以及其他危害人体健康的物质含量超过食品安全标准限量的食品；

（三）营养成分不符合食品安全标准的专供婴幼儿和其他特定人群的主辅食品；

（四）腐败变质、油脂酸败、霉变生虫、污秽不洁、混有异物、掺假掺杂或者感官性状异常的食品；

（五）病死、毒死或者死因不明的禽、畜、兽、水产动物肉类及其制品；

（六）未经动物卫生监督机构检疫或者检疫不合格的肉类，或者未经检验或者检验不合格的肉类制品；

（七）被包装材料、容器、运输工具等污染的食品；

（八）超过保质期的食品；

（九）无标签的预包装食品；

（十）国家为防病等特殊需要明令禁止生产经营的食品；

（十一）其他不符合食品安全标准或者要求的食品。

第二十九条　国家对食品生产经营实行许可制度。从事食品生产、食品流通、餐饮服务，应当依法取得食品生产许可、食品流通许可、餐饮服务许可。

取得食品生产许可的食品生产者在其生产场所销售其生产的食品，不需要取得食品流通的许可；取得餐饮服务许可的餐饮服务提供者在其餐饮服务场所出售其制作加工的食品，不需要取得食品生产和流通的许可；农民个人销售其自产的食用农产品，不需要取得食品流通的许可。

食品生产加工小作坊和食品摊贩从事食品生产经营活动，应当符合本法规定的与其生产经营规模、条件相适应的食品安全要求，保证所生产经营的食品卫生、无毒、无害，有关部门应当对其加强监督管理，具体管理办法由省、自治区、直辖市人民代表大会常务委员会依照本法制定。

第三十条　县级以上地方人民政府鼓励食品生产加工小作坊改进生产条件；鼓励食品摊贩进入集中交易市场、店铺等固定场所经营。

第三十一条　县级以上质量监督、工商行政管理、食品药品监督管理部门应当依照《中华人民共和国行政许可法》的规定，审核申请人提交的本法第二十七条第一项至第四项规定要求的相关资料，必要时对申请人的生产经营场所进行现场核查；对符合规定条件的，决定准予许可；对不符合规定条件的，决定不予许可并书面说明理由。

第三十二条　食品生产经营企业应当建立健全本单位的食品安全管理制度，加强对职工食品安全知识的培训，配备专职或者兼职食品安全管理人员，做好对所生产经营食品的检验工作，依法从事食品生产经营活动。

第三十三条　国家鼓励食品生产经营企业符合良好生产规范要求，实施危害分析与关键控制点体系，提高食品安全管理水平。

对通过良好生产规范、危害分析与关键控制点体系认证的食品生产经营企业，认证机构应当依法实施跟踪调查；对不再符合认证要求的企业，应当依法撤销认证，及时向有关质量监督、工商行政管理、食品药品监督管理部门通报，并向社会公布。认证机构实施跟踪调查不收取任何费用。

第三十四条　食品生产经营者应当建立并执行从业人员健康管理制度。患有痢疾、伤寒、病毒性肝炎等消化道传染病的人员，以及患有活动性肺结核、化脓性或者渗出性皮肤病等有碍食品安全的疾病的人员，不得从事接触直接入口食品的工作。

食品生产经营人员每年应当进行健康检查，取得健康证明后方可参加工作。

第三十五条　食用农产品生产者应当依照食品安全标准和国家有关规定使用农药、肥料、生长调节剂、兽药、饲料和饲料添加剂等农业投入品。食用农产品的生产企业和农民专业合作经济组织应当建立食用农产品生产记录制度。

县级以上农业行政部门应当加强对农业投入品使用的管理和指导，建立健全农业投入品的安全使用制度。

第三十六条　食品生产者采购食品原料、食品添加剂、食品相关产品，应当查验供货者的许可证和产品合格证明文件；对无法提供合格证明文件的食品原料，应当依照食品安全标准进行检验；不得采购或者使用不符合食品安全标准的食品原料、食品添加剂、食品相关产品。

食品生产企业应当建立食品原料、食品添加剂、食品相关产品进货查验记录制度，如实记录食品原料、食品添加剂、食品相关产品的名称、规格、数量、供货者名称及联系方式、进货日期等内容。

食品原料、食品添加剂、食品相关产品进货查验记录应当真实，保存期限不得少于二年。

第三十七条　食品生产企业应当建立食品出厂检验记录制度，查验出厂食品的检验合格证和安全状况，并如实记录食品的名称、规格、数量、生产日期、生产批号、检验合格证号、购货者名称及联系方式、销售日期等内容。

食品出厂检验记录应当真实，保存期限不得少于二年。

第三十八条　食品、食品添加剂和食品相关产品的生产者，应当依照食品安全标准对所生产的食品、食品添加剂和食品相关产品进行检验，检验合格后方可出厂或者销售。

第三十九条　食品经营者采购食品，应当查验供货者的许可证和食品合格的证明文件。

食品经营企业应当建立食品进货查验记录制度，如实记录食品的名称、规格、数量、生产批号、保质期、供货者名称及联系方式、进货日期等内容。

食品进货查验记录应当真实，保存期限不得少于二年。

实行统一配送经营方式的食品经营企业，可以由企业总部统一查验供货者的许可证和食品合格的证明文件，进行食品进货查验记录。

第四十条　食品经营者应当按照保证食品安全的要求贮存食品，定期检查库存食品，及时清理变质或者超过保质期的食品。

第四十一条　食品经营者贮存散装食品，应当在贮存位置标明食品的名称、生产日期、保质期、生产者名称及联系方式等内容。

食品经营者销售散装食品，应当在散装食品的容器、外包装上标明食品的名称、生产日期、保质期、生产经营者名称及联系方式等内容。

第四十二条　预包装食品的包装上应当有标签。标签应当标明下列事项：

（一）名称、规格、净含量、生产日期；

（二）成分或者配料表；

（三）生产者的名称、地址、联系方式；

（四）保质期；

（五）产品标准代号；

（六）贮存条件；

（七）所使用的食品添加剂在国家标准中的通用名称；

（八）生产许可证编号；

（九）法律、法规或者食品安全标准规定必须标明的其他事项。

专供婴幼儿和其他特定人群的主辅食品，其标签还应当标明主要营养成分及其含量。

第四十三条　国家对食品添加剂的生产实行许可制度。申请食品添加剂生产许可的条件、程序，按照国家有关工业产品生产许可证管理的规定执行。

第四十四条　申请利用新的食品原料从事食品生产或者从事食品添加剂新品种、食品相关产品新品种生产活动的单位或者个人，应当向国务院卫生行政部门提交相关产品的安全性评估材料。国务院卫生行政部门应当自收到申请之日起六十日内组织对相关产品的安全性评估材料进行审查；对符合食品安全要求的，依法决定准予许可并予以公布；对不符合食品安全要求的，决定不予许可并书面说明理由。

第四十五条　食品添加剂应当在技术上确有必要且经过风险评估证明安全可靠，方可列入允许使用的范围。国务院卫生行政部门应当根据技术必要性和食品安全风险评估结果，及时对食品添加剂的品种、使用范围、用量的标准进行修订。

第四十六条　食品生产者应当依照食品安全标准关于食品添加剂的品种、使用范围、用量的规定使用食品添加剂；不得在食品生产中使用食品添加剂以外的化学物质和其他可能危害人体健康的物质。

第四十七条　食品添加剂应当有标签、说明书和包装。标签、说明书应当载明本法第四十二条第一款第一项至第六项、第八项、第九项规定的事项，以及食品添加剂的使用范围、用量、使用方法，并在标签上载明“食品添加剂”字样。

第四十八条　食品和食品添加剂的标签、说明书，不得含有虚假、夸大的内容，不得涉及疾病预防、治疗功能。生产者对标签、说明书上所载明的内容负责。

食品和食品添加剂的标签、说明书应当清楚、明显，容易辨识。

食品和食品添加剂与其标签、说明书所载明的内容不符的，不得上市销售。

第四十九条　食品经营者应当按照食品标签标示的警示标志、警示说明或者注意事项的要求，销售预包装食品。

第五十条　生产经营的食品中不得添加药品，但是可以添加按照传统既是食品又是中药材的物质。按照传统既是食品又是中药材的物质的目录由国务院卫生行政部门制定、公布。

第五十一条　国家对声称具有特定保健功能的食品实行严格监管。有关监督管理部门应当依法履职，承担责任。具体管理办法由国务院规定。

声称具有特定保健功能的食品不得对人体产生急性、亚急性或者慢性危害，其标签、说明书不得涉及疾病预防、治疗功能，内容必须真实，应当载明适宜人群、不适宜人群、功效成分或者标志性成分及其含量等；产品的功能和成分必须与标签、说明书相一致。

第五十二条　集中交易市场的开办者、柜台出租者和展销会举办者，应当审查入场食品经营者的许可证，明确入场食品经营者的食品安全管理责任，定期对入场食品经营者的经营环境和条件进行检查，发现食品经营者有违反本法规定的行为的，应当及时制止并立即报告所在地县级工商行政管理部门或者食品药品监督管理部门。

集中交易市场的开办者、柜台出租者和展销会举办者未履行前款规定义务，本市场发生食品安全事故的，应当承担连带责任。

第五十三条　国家建立食品召回制度。食品生产者发现其生产的食品不符合食品安全标准，应当立即停止生产，召回已经上市销售的食品，通知相关生产经营者和消费者，并记录召回和通知情况。

食品经营者发现其经营的食品不符合食品安全标准，应当立即停止经营，通知相关生产经营者和消费者，并记录停止经营和通知情况。食品生产者认为应当召回的，应当立即召回。

食品生产者应当对召回的食品采取补救、无害化处理、销毁等措施，并将食品召回和处理情况向县级以上质量监督部门报告。

食品生产经营者未依照本条规定召回或者停止经营不符合食品安全标准的食品的，县级以上质量监督、工商行政管理、食品药品监督管理部门可以责令其召回或者停止经营。

第五十四条　食品广告的内容应当真实合法，不得含有虚假、夸大的内容，不得涉及疾病预防、治疗功能。

食品安全监督管理部门或者承担食品检验职责的机构、食品行业协会、消费者协会不得以广告或者其他形式向消费者推荐食品。

第五十五条　社会团体或者其他组织、个人在虚假广告中向消费者推荐食品，使消费者的合法权益受到损害的，与食品生产经营者承担连带责任。

第五十六条　地方各级人民政府鼓励食品规模化生产和连锁经营、配送。

## 第五章　食 品 检 验

第五十七条　食品检验机构按照国家有关认证认可的规定取得资质认定后，方可从事食品检验活动。但是，法律另有规定的除外。

食品检验机构的资质认定条件和检验规范，由国务院卫生行政部门规定。

本法施行前经国务院有关主管部门批准设立或者经依法认定的食品检验机构，可以依照本法继续从事食品检验活动。

第五十八条　食品检验由食品检验机构指定的检验人独立进行。

检验人应当依照有关法律、法规的规定，并依照食品安全标准和检验规范对食品进行检验，尊重科学，恪守职业道德，保证出具的检验数据和结论客观、公正，不得出具虚假的检验报告。

第五十九条　食品检验实行食品检验机构与检验人负责制。食品检验报告应当加盖食品检验机构公章，并有检验人的签名或者盖章。食品检验机构和检验人对出具的食品检验报告负责。

第六十条　食品安全监督管理部门对食品不得实施免检。

县级以上质量监督、工商行政管理、食品药品监督管理部门应当对食品进行定期或者不定期的抽样检验。进行抽样检验，应当购买抽取的样品，不收取检验费和其他任何费用。

县级以上质量监督、工商行政管理、食品药品监督管理部门在执法工作中需要对食品进行检验的，应当委托符合本法规定的食品检验机构进行，并支付相关费用。对检验结论有异议的，可以依法进行复检。

第六十一条　食品生产经营企业可以自行对所生产的食品进行检验，也可以委托符合本法规定的食品检验机构进行检验。

食品行业协会等组织、消费者需要委托食品检验机构对食品进行检验的，应当委托符合本法规定的食品检验机构进行。

## 第六章　食品进出口

第六十二条　进口的食品、食品添加剂以及食品相关产品应当符合我国食品安全国家标准。

进口的食品应当经出入境检验检疫机构检验合格后，海关凭出入境检验检疫机构签发的通关证明放行。

第六十三条　进口尚无食品安全国家标准的食品，或者首次进口食品添加剂新品种、食品相关产品新品种，进口商应当向国务院卫生行政部门提出申请并提交相关的安全性评估材料。国务院卫生行政部门依照本法第四十四条的规定作出是否准予许可的决定，并及时制定相应的食品安全国家标准。

第六十四条　境外发生的食品安全事件可能对我国境内造成影响，或者在进口食品中发现严重食品安全问题的，国家出入境检验检疫部门应当及时采取风险预警或者控制措施，并向国务院卫生行政、农业行政、工商行政管理和国家食品药品监督管理部门通报。接到通报的部门应当及时采取相应措施。

第六十五条　向我国境内出口食品的出口商或者代理商应当向国家出入境检验检疫部门备案。向我国境内出口食品的境外食品生产企业应当经国家出入境检验检疫部门注册。

国家出入境检验检疫部门应当定期公布已经备案的出口商、代理商和已经注册的境外食品生产企业名单。

第六十六条　进口的预包装食品应当有中文标签、中文说明书。标签、说明书应当符合本法以及我国其他有关法律、行政法规的规定和食品安全国家标准的要求，载明食品的原产地以及境内代理商的名称、地址、联系方式。预包装食品没有中文标签、中文说明书或者标签、说明书不符合本条规定的，不得进口。

第六十七条　进口商应当建立食品进口和销售记录制度，如实记录食品的名称、规格、数量、生产日期、生产或者进口批号、保质期、出口商和购货者名称及联系方式、交货日期等内容。

食品进口和销售记录应当真实，保存期限不得少于二年。

第六十八条　出口的食品由出入境检验检疫机构进行监督、抽检，海关凭出入境检验检疫机构签发的通关证明放行。

出口食品生产企业和出口食品原料种植、养殖场应当向国家出入境检验检疫部门备案。

第六十九条　国家出入境检验检疫部门应当收集、汇总进出口食品安全信息，并及时通报相关部门、机构和企业。

国家出入境检验检疫部门应当建立进出口食品的进口商、出口商和出口食品生产企业的信誉记录，并予以公布。对有不良记录的进口商、出口商和出口食品生产企业，应当加强对其进出口食品的检验检疫。

## 第七章　食品安全事故处置

第七十条　国务院组织制定国家食品安全事故应急预案。

县级以上地方人民政府应当根据有关法律、法规的规定和上级人民政府的食品安全事故应急预案以及本地区的实际情况，制定本行政区域的食品安全事故应急预案，并报上一级人民政府备案。

食品生产经营企业应当制定食品安全事故处置方案，定期检查本企业各项食品安全防范措施的落实情况，及时消除食品安全事故隐患。

第七十一条　发生食品安全事故的单位应当立即予以处置，防止事故扩大。事故发生单位和接收病人进行治疗的单位应当及时向事故发生地县级卫生行政部门报告。

农业行政、质量监督、工商行政管理、食品药品监督管理部门在日常监督管理中发现食品安全事故，或者接到有关食品安全事故的举报，应当立即向卫生行政部门通报。

发生重大食品安全事故的，接到报告的县级卫生行政部门应当按照规定向本级人民政府和上级人民政府卫生行政部门报告。县级人民政府和上级人民政府卫生行政部门应当按照规定上报。

任何单位或者个人不得对食品安全事故隐瞒、谎报、缓报，不得毁灭有关证据。

第七十二条　县级以上卫生行政部门接到食品安全事故的报告后，应当立即会同有关农业行政、质量监督、工商行政管理、食品药品监督管理部门进行调查处理，并采取下列措施，防止或者减轻社会危害：

（一）开展应急救援工作，对因食品安全事故导致人身伤害的人员，卫生行政部门应当立即组织救治；

（二）封存可能导致食品安全事故的食品及其原料，并立即进行检验；对确认属于被污染的食品及其原料，责令食品生产经营者依照本法第五十三条的规定予以召回、停止经营并销毁；

（三）封存被污染的食品用工具及用具，并责令进行清洗消毒；

（四）做好信息发布工作，依法对食品安全事故及其处理情况进行发布，并对可能产生的危害加以解释、说明。

发生重大食品安全事故的，县级以上人民政府应当立即成立食品安全事故处置指挥机构，启动应急预案，依照前款规定进行处置。

第七十三条　发生重大食品安全事故，设区的市级以上人民政府卫生行政部门应当立即会同有关部门进行事故责任调查，督促有关部门履行职责，向本级人民政府提出事故责任调查处理报告。

重大食品安全事故涉及两个以上省、自治区、直辖市的，由国务院卫生行政部门依照前款规定组织事故责任调查。

第七十四条　发生食品安全事故，县级以上疾病预防控制机构应当协助卫生行政部门和有关部门对事故现场进行卫生处理，并对与食品安全事故有关的因素开展流行病学调查。

第七十五条　调查食品安全事故，除了查明事故单位的责任，还应当查明负有监督管理和认证职责的监督管理部门、认证机构的工作人员失职、渎职情况。

## 第八章　监督管理

第七十六条　县级以上地方人民政府组织本级卫生行政、农业行政、质量监督、工商行政管理、食品药品监督管理部门制定本行政区域的食品安全年度监督管理计划，并按照年度计划组织开展工作。

第七十七条　县级以上质量监督、工商行政管理、食品药品监督管理部门履行各自食品安全监督管理职责，有权采取下列措施：

（一）进入生产经营场所实施现场检查；

（二）对生产经营的食品进行抽样检验；

（三）查阅、复制有关合同、票据、账簿以及其他有关资料；

（四）查封、扣押有证据证明不符合食品安全标准的食品，违法使用的食品原料、食品添加剂、食品相关产品，以及用于违法生产经营或者被污染的工具、设备；

（五）查封违法从事食品生产经营活动的场所。

县级以上农业行政部门应当依照《中华人民共和国农产品质量安全法》规定的职责，对食用农产品进行监督管理。

第七十八条　县级以上质量监督、工商行政管理、食品药品监督管理部门对食品生产经营者进行监督检查，应当记录监督检查的情况和处理结果。监督检查记录经监督检查人员和食品生产经营者签字后归档。

第七十九条　县级以上质量监督、工商行政管理、食品药品监督管理部门应当建立食品生产经营者食品安全信用档案，记录许可颁发、日常监督检查结果、违法行为查处等情况；根据食品安全信用档案的记录，对有不良信用记录的食品生产经营者增加监督检查频次。

第八十条　县级以上卫生行政、质量监督、工商行政管理、食品药品监督管理部门接到咨询、投诉、举报，对属于本部门职责的，应当受理，并及时进行答复、核实、处理；对不属于本部门职责的，应当书面通知并移交有权处理的部门处理。有权处理的部门应当及时处理，不得推诿；属于食品安全事故的，依照本法第七章有关规定进行处置。

第八十一条　县级以上卫生行政、质量监督、工商行政管理、食品药品监督管理部门应当按照法定权限和程序履行食品安全监督管理职责；对生产经营者的同一违法行为，不得给予二次以上罚款的行政处罚；涉嫌犯罪的，应当依法向公安机关移送。

第八十二条　国家建立食品安全信息统一公布制度。下列信息由国务院卫生行政部门统一公布：

（一）国家食品安全总体情况；

（二）食品安全风险评估信息和食品安全风险警示信息；

（三）重大食品安全事故及其处理信息；

（四）其他重要的食品安全信息和国务院确定的需要统一公布的信息。

前款第二项、第三项规定的信息，其影响限于特定区域的，也可以由有关省、自治区、直辖市人民政府卫生行政部门公布。县级以上农业行政、质量监督、工商行政管理、食品药品监督管理部门依据各自职责公布食品安全日常监督管理信息。

食品安全监督管理部门公布信息，应当做到准确、及时、客观。

第八十三条　县级以上地方卫生行政、农业行政、质量监督、工商行政管理、食品药品监督管理部门获知本法第八十二条第一款规定的需要统一公布的信息，应当向上级主管部门报告，由上级主管部门立即报告国务院卫生行政部门；必要时，可以直接向国务院卫生行政部门报告。

县级以上卫生行政、农业行政、质量监督、工商行政管理、食品药品监督管理部门应当相互通报获知的食品安全信息。

## 第九章 法律责任

第八十四条 违反本法规定，未经许可从事食品生产经营活动，或者未经许可生产食品添加剂的，由有关主管部门按照各自职责分工，没收违法所得、违法生产经营的食品、食品添加剂和用于违法生产经营的工具、设备、原料等物品；违法生产经营的食品、食品添加剂货值金额不足一万元的，并处二千元以上五万元以下罚款；货值金额一万元以上的，并处货值金额五倍以上十倍以下罚款。

第八十五条 违反本法规定，有下列情形之一的，由有关主管部门按照各自职责分工，没收违法所得、违法生产经营的食品和用于违法生产经营的工具、设备、原料等物品；违法生产经营的食品货值金额不足一万元的，并处二千元以上五万元以下罚款；货值金额一万元以上的，并处货值金额五倍以上十倍以下罚款；情节严重的，吊销许可证：

（一）用非食品原料生产食品或者在食品中添加食品添加剂以外的化学物质和其他可能危害人体健康的物质，或者用回收食品作为原料生产食品；

（二）生产经营致病性微生物、农药残留、兽药残留、重金属、污染物质以及其他危害人体健康的物质含量超过食品安全标准限量的食品；

（三）生产经营营养成分不符合食品安全标准的专供婴幼儿和其他特定人群的主辅食品；

（四）经营腐败变质、油脂酸败、霉变生虫、污秽不洁、混有异物、掺假掺杂或者感官性状异常的食品；

（五）经营病死、毒死或者死因不明的禽、畜、兽、水产动物肉类，或者生产经营病死、毒死或者死因不明的禽、畜、兽、水产动物肉类的制品；

（六）经营未经动物卫生监督机构检疫或者检疫不合格的肉类，或者生产经营未经检验或者检验不合格的肉类制品；

（七）经营超过保质期的食品；

（八）生产经营国家为防病等特殊需要明令禁止生产经营的食品；

（九）利用新的食品原料从事食品生产或者从事食品添加剂新品种、食品相关产品新品种生产，未经过安全性评估；

（十）食品生产经营者在有关主管部门责令其召回或者停止经营不符合食品安全标准的食品后，仍拒不召回或者停止经营的。

第八十六条 违反本法规定，有下列情形之一的，由有关主管部门按照各自职责分工，没收违法所得、违法生产经营的食品和用于违法生产经营的工具、设备、原料等物品；违法生产经营的食品货值金额不足一万元的，并处二千元以上五万元以下罚款；货值金额一万元以上的，并处货值金额二倍以上五倍以下罚款；情节严重的，责令停产停业，直至吊销许可证：

（一）经营被包装材料、容器、运输工具等污染的食品；

（二）生产经营无标签的预包装食品、食品添加剂或者标签、说明书不符合本法规定的食品、食品添加剂；

（三）食品生产者采购、使用不符合食品安全标准的食品原料、食品添加剂、食品相关产品；

（四）食品生产经营者在食品中添加药品。

第八十七条　违反本法规定，有下列情形之一的，由有关主管部门按照各自职责分工，责令改正，给予警告；拒不改正的，处二千元以上二万元以下罚款；情节严重的，责令停产停业，直至吊销许可证：

（一）未对采购的食品原料和生产的食品、食品添加剂、食品相关产品进行检验；

（二）未建立并遵守查验记录制度、出厂检验记录制度；

（三）制定食品安全企业标准未依照本法规定备案；

（四）未按规定要求贮存、销售食品或者清理库存食品；

（五）进货时未查验许可证和相关证明文件；

（六）生产的食品、食品添加剂的标签、说明书涉及疾病预防、治疗功能；

（七）安排患有本法第三十四条所列疾病的人员从事接触直接入口食品的工作。

第八十八条　违反本法规定，事故单位在发生食品安全事故后未进行处置、报告的，由有关主管部门按照各自职责分工，责令改正，给予警告；毁灭有关证据的，责令停产停业，并处二千元以上十万元以下罚款；造成严重后果的，由原发证部门吊销许可证。

第八十九条　违反本法规定，有下列情形之一的，依照本法第八十五条的规定给予处罚：

（一）进口不符合我国食品安全国家标准的食品；

（二）进口尚无食品安全国家标准的食品，或者首次进口食品添加剂新品种、食品相关产品新品种，未经过安全性评估；

（三）出口商未遵守本法的规定出口食品。

违反本法规定，进口商未建立并遵守食品进口和销售记录制度的，依照本法第八十七条的规定给予处罚。

第九十条　违反本法规定，集中交易市场的开办者、柜台出租者、展销会的举办者允许未取得许可的食品经营者进入市场销售食品，或者未履行检查、报告等义务的，由有关主管部门按照各自职责分工，处二千元以上五万元以下罚款；

造成严重后果的，责令停业，由原发证部门吊销许可证。

第九十一条　违反本法规定，未按照要求进行食品运输的，由有关主管部门按照各自职责分工，责令改正，给予警告；拒不改正的，责令停产停业，并处二千元以上五万元以下罚款；情节严重的，由原发证部门吊销许可证。

第九十二条　被吊销食品生产、流通或者餐饮服务许可证的单位，其直接负责的主管人员自处罚决定作出之日起五年内不得从事食品生产经营管理工作。

食品生产经营者聘用不得从事食品生产经营管理工作的人员从事管理工作的，由原发证部门吊销许可证。

第九十三条　违反本法规定，食品检验机构、食品检验人员出具虚假检验报告的，由授予其资质的主管部门或者机构撤销该检验机构的检验资格；依法对检验机构直接负责的主管人员和食品检验人员给予撤职或者开除的处分。

违反本法规定，受到刑事处罚或者开除处分的食品检验机构人员，自刑罚执行完毕或者处分决定作出之日起十年内不得从事食品检验工作。食品检验机构聘用不得从事食品检验工作的人员的，由授予其资质的主管部门或者机构撤销该检验机构的检验资格。

第九十四条　违反本法规定，在广告中对食品质量作虚假宣传，欺骗消费者的，依照《中华人民共和国广告法》的规定给予处罚。

违反本法规定，食品安全监督管理部门或者承担食品检验职责的机构、食品行业协会、消费者协会以广告或者其他形式向消费者推荐食品的，由有关主管部门没收违法所得，依法对直接负责的主管人员和其他直接责任人员给予记大过、降级或者撤职的处分。

第九十五条　违反本法规定，县级以上地方人民政府在食品安全监督管理中未履行职责，本行政区域出现重大食品安全事故、造成严重社会影响的，依法对直接负责的主管人员和其他直接责任人员给予记大过、降级、撤职或者开除的处分。

违反本法规定，县级以上卫生行政、农业行政、质量监督、工商行政管理、食品药品监督管理部门或者其他有关行政部门不履行本法规定的职责或者滥用职权、玩忽职守、徇私舞弊的，依法对直接负责的主管人员和其他直接责任人员给予记大过或者降级的处分；造成严重后果的，给予撤职或者开除的处分；其主要负责人应当引咎辞职。

第九十六条　违反本法规定，造成人身、财产或者其他损害的，依法承担赔偿责任。

生产不符合食品安全标准的食品或者销售明知是不符合食品安全标准的食品，消费者除要求赔偿损失外，还可以向生产者或者销售者要求支付价款十倍的赔偿金。

第九十七条　违反本法规定，应当承担民事赔偿责任和缴纳罚款、罚金，其财产不足以同时支付时，先承担民事赔偿责任。

第九十八条　违反本法规定，构成犯罪的，依法追究刑事责任。

## 第十章　附　　则

第九十九条　本法下列用语的含义：

食品，指各种供人食用或者饮用的成品和原料以及按照传统既是食品又是药品的物品，但是不包括以治疗为目的的物品。

食品安全，指食品无毒、无害，符合应当有的营养要求，对人体健康不造成任何急性、亚急性或者慢性危害。

预包装食品，指预先定量包装或者制作在包装材料和容器中的食品。

食品添加剂，指为改善食品品质和色、香、味以及为防腐、保鲜和加工工艺的需要而加入食品中的人工合成或者天然物质。

用于食品的包装材料和容器，指包装、盛放食品或者食品添加剂用的纸、竹、木、金属、搪瓷、陶瓷、塑料、橡胶、天然纤维、化学纤维、玻璃等制品和直接接触食品或者食品添加剂的涂料。

用于食品生产经营的工具、设备，指在食品或者食品添加剂生产、流通、使用过程中直接接触食品或者食品添加剂的机械、管道、传送带、容器、用具、餐具等。

用于食品的洗涤剂、消毒剂，指直接用于洗涤或者消毒食品、餐饮具以及直接接触食品的工具、设备或者食品包装材料和容器的物质。

保质期，指预包装食品在标签指明的贮存条件下保持品质的期限。

食源性疾病，指食品中致病因素进入人体引起的感染性、中毒性等疾病。

食物中毒，指食用了被有毒有害物质污染的食品或者食用了含有毒有害物质的食品后出现的急性、亚急性疾病。

食品安全事故，指食物中毒、食源性疾病、食品污染等源于食品，对人体健康有危害或者可能有危害的事故。

第一百条　食品生产经营者在本法施行前已经取得相应许可证的，该许可证继续有效。

第一百零一条　乳品、转基因食品、生猪屠宰、酒类和食盐的食品安全管理，适用本法；法律、行政法规另有规定的，依照其规定。

第一百零二条　铁路运营中食品安全的管理办法由国务院卫生行政部门会同国务院有关部门依照本法制定。

军队专用食品和自供食品的食品安全管理办法由中央军事委员会依照本法制定。

第一百零三条　国务院根据实际需要，可以对食品安全监督管理体制作出调整。

第一百零四条　本法自 2009 年 6 月 1 日起施行。《中华人民共和国食品卫生法》同时废止。

# 附录4　中华人民共和国农产品质量安全法

中华人民共和国主席令

第四十九号

《中华人民共和国农产品质量安全法》已由中华人民共和国第十届全国人民代表大会常务委员会第二十一次会议于2006年4月29日通过，现予公布，自2006年11月1日起施行。

中华人民共和国主席　胡锦涛

2006年4月29日

中华人民共和国农产品质量安全法

（2006年4月29日第十届全国人民代表大会常务委员会第二十一次会议通过）

目　录



## 第一章　总　　则

第一条　为保障农产品质量安全，维护公众健康，促进农业和农村经济发展，制定本法。

第二条　本法所称农产品，是指来源于农业的初级产品，即在农业活动中获得的植物、动物、微生物及其产品。

本法所称农产品质量安全，是指农产品质量符合保障人的健康、安全的要求。

第三条　县级以上人民政府农业行政主管部门负责农产品质量安全的监督管理工作；县级以上人民政府有关部门按照职责分工，负责农产品质量安全的有关工作。

第四条　县级以上人民政府应当将农产品质量安全管理工作纳入本级国民经济和社会发展规划，并安排农产品质量安全经费，用于开展农产品质量安全工作。

第五条　县级以上地方人民政府统一领导、协调本行政区域内的农产品质量安全工作，并采取措施，建立健全农产品质量安全服务体系，提高农产品质量安全水平。

第六条　国务院农业行政主管部门应当设立由有关方面专家组成的农产品质量安全风险评估专家委员会，对可能影响农产品质量安全的潜在危害进行风险分析和评估。

国务院农业行政主管部门应当根据农产品质量安全风险评估结果采取相应的管理措施，并将农产品质量安全风险评估结果及时通报国务院有关部门。

第七条　国务院农业行政主管部门和省、自治区、直辖市人民政府农业行政主管部门应当按照职责权限，发布有关农产品质量安全状况信息。

第八条　国家引导、推广农产品标准化生产，鼓励和支持生产优质农产品，禁止生产、销售不符合国家规定的农产品质量安全标准的农产品。

第九条　国家支持农产品质量安全科学技术研究，推行科学的质量安全管理方法，推广先进安全的生产技术。

第十条　各级人民政府及有关部门应当加强农产品质量安全知识的宣传，提高公众的农产品质量安全意识，引导农产品生产者、销售者加强质量安全管理，保障农产品消费安全。

## 第二章　农产品质量安全标准

第十一条　国家建立健全农产品质量安全标准体系。农产品质量安全标准是强制性的技术规范。

农产品质量安全标准的制定和发布，依照有关法律、行政法规的规定执行。

第十二条　制定农产品质量安全标准应当充分考虑农产品质量安全风险评估结果，并听取农产品生产者、销售者和消费者的意见，保障消费安全。

第十三条　农产品质量安全标准应当根据科学技术发展水平以及农产品质量安全的需要，及时修订。

第十四条　农产品质量安全标准由农业行政主管部门商有关部门组织实施。

## 第三章　农产品产地

第十五条　县级以上地方人民政府农业行政主管部门按照保障农产品质量安全的要求，根据农产品品种特性和生产区域大气、土壤、水体中有毒有害物质状况等因素，认为不适宜特定农产品生产的，提出禁止生产的区域，报本级人民政府批准后公布。具体办法由国务院农业行政主管部门商国务院环境保护行政主管部门制定。

农产品禁止生产区域的调整，依照前款规定的程序办理。

第十六条　县级以上人民政府应当采取措施，加强农产品基地建设，改善农产品的生产条件。

县级以上人民政府农业行政主管部门应当采取措施，推进保障农产品质量安全的标准化生产综合示范区、示范农场、养殖小区和无规定动植物疫病区的建设。

第十七条　禁止在有毒有害物质超过规定标准的区域生产、捕捞、采集食用农产品和建立农产品生产基地。

第十八条　禁止违反法律、法规的规定向农产品产地排放或者倾倒废水、废气、固体废物或者其他有毒有害物质。

农业生产用水和用作肥料的固体废物，应当符合国家规定的标准。

第十九条　农产品生产者应当合理使用化肥、农药、兽药、农用薄膜等化工产品，防止对农产品产地造成污染。

## 第四章　农产品生产

第二十条　国务院农业行政主管部门和省、自治区、直辖市人民政府农业行政主管部门应当制定保障农产品质量安全的生产技术要求和操作规程。县级以上人民政府农业行政主管部门应当加强对农产品生产的指导。

第二十一条　对可能影响农产品质量安全的农药、兽药、饲料和饲料添加剂、肥料、兽医器械，依照有关法律、行政法规的规定实行许可制度。

国务院农业行政主管部门和省、自治区、直辖市人民政府农业行政主管部门应当定期对可能危及农产品质量安全的农药、兽药、饲料和饲料添加剂、肥料等农业投入品进行监督抽查，并公布抽查结果。

第二十二条　县级以上人民政府农业行政主管部门应当加强对农业投入品使用的管理和指导，建立健全农业投入品的安全使用制度。

第二十三条　农业科研教育机构和农业技术推广机构应当加强对农产品生产者质量安全知识和技能的培训。

第二十四条　农产品生产企业和农民专业合作经济组织应当建立农产品生产记录，如实记载下列事项：

（一）使用农业投入品的名称、来源、用法、用量和使用、停用的日期；

（二）动物疫病、植物病虫草害的发生和防治情况；

（三）收获、屠宰或者捕捞的日期。

农产品生产记录应当保存二年。禁止伪造农产品生产记录。

国家鼓励其他农产品生产者建立农产品生产记录。

第二十五条　农产品生产者应当按照法律、行政法规和国务院农业行政主管部门的规定，合理使用农业投入品，严格执行农业投入品使用安全间隔期或者休药期的规定，防止危及农产品质量安全。

禁止在农产品生产过程中使用国家明令禁止使用的农业投入品。

第二十六条　农产品生产企业和农民专业合作经济组织，应当自行或者委托检测机构对农产品质量安全状况进行检测；经检测不符合农产品质量安全标准的农产品，不得销售。

第二十七条　农民专业合作经济组织和农产品行业协会对其成员应当及时提供生产技术服务，建立农产品质量安全管理制度，健全农产品质量安全控制体系，加强自律管理。

## 第五章　农产品包装和标识

第二十八条　农产品生产企业、农民专业合作经济组织以及从事农产品收购的单位或者个人销售的农产品，按照规定应当包装或者附加标识的，须经包装或者附加标识后方可销售。包装物或者标识上应当按照规定标明产品的品名、产地、生产者、生产日期、保质期、产品质量等级等内容；使用添加剂的，还应当按照规定标明添加剂的名称。具体办法由国务院农业行政主管部门制定。

第二十九条　农产品在包装、保鲜、储存、运输中所使用的保鲜剂、防腐剂、添加剂等材料，应当符合国家有关强制性的技术规范。

第三十条　属于农业转基因生物的农产品，应当按照农业转基因生物安全管理的有关规定进行标识。

第三十一条　依法需要实施检疫的动植物及其产品，应当附具检疫合格标志、检疫合格证明。

第三十二条　销售的农产品必须符合农产品质量安全标准，生产者可以申请使用无公害农产品标志。农产品质量符合国家规定的有关优质农产品标准的，生产者可以申请使用相应的农产品质量标志。

禁止冒用前款规定的农产品质量标志。

## 第六章　监督检查

第三十三条　有下列情形之一的农产品，不得销售：

（一）含有国家禁止使用的农药、兽药或者其他化学物质的；

（二）农药、兽药等化学物质残留或者含有的重金属等有毒有害物质不符合农产品质量安全标准的；

（三）含有的致病性寄生虫、微生物或者生物毒素不符合农产品质量安全标准的；

（四）使用的保鲜剂、防腐剂、添加剂等材料不符合国家有关强制性的技术规范的；

（五）其他不符合农产品质量安全标准的。

第三十四条　国家建立农产品质量安全监测制度。县级以上人民政府农业行政主管部门应当按照保障农产品质量安全的要求，制定并组织实施农产品质量安全监测计划，对生产中或者市场上销售的农产品进行监督抽查。监督抽查结果由国务院农业行政主管部门或者省、自治区、直辖市人民政府农业行政主管部门按照权限予以公布。

监督抽查检测应当委托符合本法第三十五条规定条件的农产品质量安全检测机构进行，不得向被抽查人收取费用，抽取的样品不得超过国务院农业行政主管部门规定的数量。上级农业行政主管部门监督抽查的农产品，下级农业行政主管部门不得另行重复抽查。

第三十五条　农产品质量安全检测应当充分利用现有的符合条件的检测机构。

从事农产品质量安全检测的机构，必须具备相应的检测条件和能力，由省级以上人民政府农业行政主管部门或者其授权的部门考核合格。具体办法由国务院农业行政主管部门制定。

农产品质量安全检测机构应当依法经计量认证合格。

第三十六条　农产品生产者、销售者对监督抽查检测结果有异议的，可以自收到检测结果之日起五日内，向组织实施农产品质量安全监督抽查的农业行政主管部门或者其上级农业行政主管部门申请复检。

采用国务院农业行政主管部门会同有关部门认定的快速检测方法进行农产品质量安全监督抽查检测，被抽查人对检测结果有异议的，可以自收到检测结果时起四小时内申请复检。复检不得采用快速检测方法。

因检测结果错误给当事人造成损害的，依法承担赔偿责任。

第三十七条　农产品批发市场应当设立或者委托农产品质量安全检测机构，对进场销售的农产品质量安全状况进行抽查检测；发现不符合农产品质量安全标准的，应当要求销售者立即停止销售，并向农业行政主管部门报告。

农产品销售企业对其销售的农产品，应当建立健全进货检查验收制度；经查验不符合农产品质量安全标准的，不得销售。

第三十八条　国家鼓励单位和个人对农产品质量安全进行社会监督。任何单位和个人都有权对违反本法的行为进行检举、揭发和控告。有关部门收到相关的检举、揭发和控告后，应当及时处理。

第三十九条　县级以上人民政府农业行政主管部门在农产品质量安全监督检查中，可以对生产、销售的农产品进行现场检查，调查了解农产品质量安全的有关情况，查阅、复制与农产品质量安全有关的记录和其他资料；对经检测不符合农产品质量安全标准的农产品，有权查封、扣押。

第四十条　发生农产品质量安全事故时，有关单位和个人应当采取控制措施，及时向所在地乡级人民政府和县级人民政府农业行政主管部门报告；收到报告的机关应当及时处理并报上一级人民政府和有关部门。发生重大农产品质量安全事故时，农业行政主管部门应当及时通报同级食品药品监督管理部门。

第四十一条　县级以上人民政府农业行政主管部门在农产品质量安全监督管理中，发现有本法第三十三条所列情形之一的农产品，应当按照农产品质量安全责任追究制度的要求，查明责任人，依法予以处理或者提出处理建议。

第四十二条　进口的农产品必须按照国家规定的农产品质量安全标准进行检验；尚未制定有关农产品质量安全标准的，应当依法及时制定，未制定之前，可以参照国家有关部门指定的国外有关标准进行检验。

## 第七章 法律责任

第四十三条 农产品质量安全监督管理人员不依法履行监督职责，或者滥用职权的，依法给予行政处分。

第四十四条 农产品质量安全检测机构伪造检测结果的，责令改正，没收违法所得，并处五万元以上十万元以下罚款，对直接负责的主管人员和其他直接责任人员处一万元以上五万元以下罚款；情节严重的，撤销其检测资格；造成损害的，依法承担赔偿责任。

农产品质量安全检测机构出具检测结果不实，造成损害的，依法承担赔偿责任；造成重大损害的，并撤销其检测资格。

第四十五条 违反法律、法规规定，向农产品产地排放或者倾倒废水、废气、固体废物或者其他有毒有害物质的，依照有关环境保护法律、法规的规定处罚；造成损害的，依法承担赔偿责任。

第四十六条 使用农业投入品违反法律、行政法规和国务院农业行政主管部门的规定的，依照有关法律、行政法规的规定处罚。

第四十七条 农产品生产企业、农民专业合作经济组织未建立或者未按照规定保存农产品生产记录的，或者伪造农产品生产记录的，责令限期改正；逾期不改正的，可以处二千元以下罚款。

第四十八条 违反本法第二十八条规定，销售的农产品未按照规定进行包装、标识的，责令限期改正；逾期不改正的，可以处二千元以下罚款。

第四十九条 有本法第三十三条第四项规定情形，使用的保鲜剂、防腐剂、添加剂等材料不符合国家有关强制性的技术规范的，责令停止销售，对被污染的农产品进行无害化处理，对不能进行无害化处理的予以监督销毁；没收违法所得，并处二千元以上二万元以下罚款。

第五十条 农产品生产企业、农民专业合作经济组织销售的农产品有本法第三十三条第一项至第三项或者第五项所列情形之一的，责令停止销售，追回已经销售的农产品，对违法销售的农产品进行无害化处理或者予以监督销毁；没收违法所得，并处二千元以上二万元以下罚款。

农产品销售企业销售的农产品有前款所列情形的，依照前款规定处理、处罚。

农产品批发市场中销售的农产品有第一款所列情形的，对违法销售的农产品依照第一款规定处理，对农产品销售者依照第一款规定处罚。

农产品批发市场违反本法第三十七条第一款规定的，责令改正，处二千元以上二万元以下罚款。

第五十一条 违反本法第三十二条规定，冒用农产品质量标志的，责令改正，没收违法所得，并处二千元以上二万元以下罚款。

第五十二条　本法第四十四条、第四十七条至第四十九条、第五十条第一款、第四款和第五十一条规定的处理、处罚，由县级以上人民政府农业行政主管部门决定；第五十条第二款、第三款规定的处理、处罚，由工商行政管理部门决定。

法律对行政处罚及处罚机关有其他规定的，从其规定。但是，对同一违法行为不得重复处罚。

第五十三条　违反本法规定，构成犯罪的，依法追究刑事责任。

第五十四条　生产、销售本法第三十三条所列农产品，给消费者造成损害的，依法承担赔偿责任。

农产品批发市场中销售的农产品有前款规定情形的，消费者可以向农产品批发市场要求赔偿；属于生产者、销售者责任的，农产品批发市场有权追偿。消费者也可以直接向农产品生产者、销售者要求赔偿。

## 第八章　附　则

第五十五条　生猪屠宰的管理按照国家有关规定执行。

第五十六条　本法自2006年11月1日起施行。

# 附录5　加强国家食品安全控制体系建设的建议

食品安全是全球消费者和所有国家共同面临的问题。发达国家有发达国家的问题，发展中国家有发展中国家的困难。随着经济全球化进程的加快，食品工业的发展、食品贸易范围的扩大和消费者自我保护意识的提高，食品安全已成为全球性的热点问题和敏感问题。在联合国粮农组织（FAO）和世界卫生组织（WHO）的大力倡导下，联合国各成员国都在加强本国的食品安全控制，改组和完善国家食品安全控制体系。

经过近30年的改革和发展，我国的经济实力和人民生活水平显著提高，但我国食品安全问题也日益凸显，暴发了数次震动世界的食品安全事件。由于我国在世界范围内的政治、经济和贸易地位的变化，食品安全问题变得更加敏感，也备受国内和国际社会的关注。加强我国国家食品安全控制体系已成为落实"以人为本，和谐发展"理念的重要内容，在建设和谐社会的实践中显得尤为重要和迫切。

一、国际国内食品安全面临的挑战

在经济全球化快速推进的时代，全球性的食物供应链正在形成。世界贸易组织（WTO）制定了卫生和植物检疫措施协议（SPS）、技术性贸易壁垒协议（TBT）等文件，以促进国际食品安全控制体系建设。这些使国家和消费者对食品的质量与安全标准、贸易规则以及在国家层面上建立食品安全控制机构等问题产生了前所未有的关注和重视。

目前，各国食品安全管理部门都面临着共同挑战。一是食源性疾病的危害日益严重，新的食源性危害物不断出现，如禽流感、猪链球菌等；二是因新技术的应用，使食品生产、加工、储藏、流通和市场迅速发生变化，如方便食品、冷冻食品、转基因食品、奶制品等；三是由于消费者自我保护意识快速提升，需要发展一种以保护消费者为宗旨的、科学的食品安全控制体系，为消费者提供更多的信息与保障。

在食品制造业迅速发展、国际食品贸易量不断扩大、国内消费者要求更高安全水平的新形势下，我国食品安全控制面临着前所未有的挑战和压力。一是我国是一个发展中的人口和食品消费大国，农业生产和部分食品生产规模小，管理和技术水平较低；二是城市化进程加快，人民生活方式发生明显变化，消费者的食品安全意识越来越强；三是食品安全控制体系由多部门管理，"从农田到餐桌"的产业链被割裂，食品安全法规体系和监管体系建设赶不上食品生产、加工、储藏、流通、市场和消费变化的需求；四是食品安全风险分析技术基础薄弱，监管技术支撑不足，从事研究和技术开发的专业队伍缺乏，等等。

二、国际食品安全控制体系改革与发展趋势

联合国粮农组织和世界卫生组织在“强化国家食品控制指南”中指出，在改进、加强或建立国家食品控制体系时，国家决策层面应从以下几方面考虑食品安全控制行动的原则和价值取向：一是在食物链中尽可能应用预防性原则，最大限度地降低食品危害风险；二是对“从农田到餐桌”的食品产业链进行定位；三是针对危害物建立应急机制，如产品召回制度、成立应急专家工作组等；四是发展基于科学原理的食品控制战略；五是建立风险分析优先的制度和有效的管理措施；六是建立针对目标风险和经济影响的统一综合行动；七是认可食品控制需要所有利益攸关者积极参与、认真负责。

从世界范围看，食品控制体系的机构组成类型主要有三种：第一种是多元的机构体系，即由多个机构对食品控制体系负责，如美国；第二种是单一的机构体系，即由单一的机构对食品控制体系负责，如欧盟成员国；第三种是统一的机构体系，国家统一对食品控制体系负责，如加拿大、日本等。中国属于多元的机构体系，即同一产业链的分段管理，但又不同于美国。

多元机构体系容易导致出现重复管理、管理缺位、协调不力和缺少沟通等问题：一是缺乏国家层面上的全面协调；二是权限上频发矛盾和执行上出现低效；三是经验和资源不同，使行动不一致；四是公众健康目标与贸易及工业开发产生冲突；五是决策过程的科技投入被分散使用；六是由于缺乏连贯性而出现违规和拖延问题；七是在信誉体系中降低了本国消费者和外国买家的信任度。

统一的食品安全控制越来越受到国际社会的重视。在建立统一的机构体系时，国家食品安全控制机构主要负责制定政策、进行风险评估、制订安全标准和规则，以及开展食品控制活动监管、审计和协调，同时在检验、执行、教育、培训等方面保留多元化的机构设置。这种统一机构体系的优势在于：一是使国家食品控制体系具有连贯性；二是没有打乱其他机构日常的检验和执行工作，使改革更易于被接受；三是通过国家权力使控制措施在整个食物链上统一使用；四是风险评估与风险管理职能分离，落实消费者保护措施，取得国内消费者的信任和国际购买者的信誉；五是改进决策的透明度和执行能力。

一个统一的国家食品控制机构应关注“从农田到餐桌”的全部食物链，应有权向优先领域转移资源，关注重要的风险源头。这一机构的建立不应承担日常的食品检验工作，而应是保持与现有的国家部门、省（市、区）、地方层面已有机构的联系，还应考虑私营分析、检验、认证服务机构，特别是在出口贸易方面的作用。

三、加强国家食品安全控制体系的建议

我国于1982年颁布了《食品卫生法》，1995年对该法进行了修订。2003年全国人民代表大会决定成立国家食品药品监督管理部门。2004年，国务院发布了《关于进一步加强食品安全工作的决定》，从中央到省、地（市）、县建立了相应的监管机构，进一步强化了国家食品安全管理体系。2007 年，国务院又发布了《关于加强食品等产品安全监督管理的特别规定》，成立了国务院产品质量和食品安全领导小组，设立了办公机构，协调解决产品质量和食品安全工作中的重大问题，开展了一系列轰轰烈烈的行动，表现了中国政府对强化食品安全监管的决心。值得讨论的问题是：这些措施未能阻止重大食品安全事件的频繁发生。

加强食品安全控制体系建设是一项长期而艰巨的任务，必须立足当前，规划长远，标本兼治，着力治本，逐步建立、健全国家统一的食品安全管理体系。目前，我国食品安全控制体系亟待按国际规范进行调整和改革，应完善食品监管的法律体系和各项基本制度，坚持从源头狠抓食品质量与安全，强化食品安全监管。

具体建议有以下五点。

第一，以科学发展观为指导，以社会发展和消费需求为宗旨，制定《食品安全法》；修订与《食品安全法》不一致的技术法规以及执行和操作层面的指南和标准，建立结构完善、适应性较广的食品安全法律体系。

第二，成立国务院食品安全委员会，制定国家食品安全控制发展战略、相关政策、指导意见；负责协调部委、省级食品安全监管工作；进而组建由食品安全专家、管理人员、社会团体组成的国家食品安全专家委员会，设立常设监管机构和相应的风险评估机构，逐步过渡到国家统一的管理体系模式。

第三，在制定《食品安全法》时，应体现风险管理职能与风险评估职能分离的原则，明确风险管理的任务和责任，理清风险评估机构的作用、地位和关系，以提高风险管理的效益和适时性，保障风险评估的科学性和公正性。

第四，本着预防为主，基于科学的风险分析和保护消费者健康的原则，建立国家统一的、权威性的风险监测、风险评估、风险预警、信息交流体系，即国家食品安全委员会及研究机构，以食品安全危害风险评估和监督预警为优先领域，为保障消费者健康和公平贸易提供科学依据和人力保障。

第五，建立地方逐级负责制度，在省、地（市）、县层面加强食品安全的日常监督、检验、预防和应急体系建设，强化食品和农产品安全源头控制管理，并逐级培训管理、监管和检测人员。

（本文由魏益民撰写，曾刊登于农业部专家咨询委员会《咨询动态》2007 年第 5 期，现有修改。）

# 附录 6　加强农产品质量与安全控制体系建设

20 世纪 90 年代末，由食品安全引发的社会、政治、经济、健康和贸易问题时有发生，国际社会和各国政治家对此高度关注。食品安全问题引发了世界性的食品安全控制体系改革讨论和管理实践。

进入 21 世纪以来，中国的食品安全问题受到了国际社会和国内消费者的高度关注。2007 年以来，因三聚氰胺造成的食品污染问题，再次掀起了有关食品安全控制体系改革的大讨论。食品污染的源头控制、滥用添加剂问题、食品安全立法和监管、食物链分段管理的弊端，引起了国内消费者的普遍关注，中国的食品安全控制体系也因此面临着严峻的挑战。国内有媒体评论指出，食品安全已经成为一个“国家议题”，跨越了政治、经济、科技等不同领域，涉及道德和法律共同构成的社会规范，影响到公众信心和国家形象。农业部孙政才部长针对农产品质量与安全监管问题指出，要在风险评估的基础上，针对当前存在的主要问题和突出隐患，采取更加有效的措施加以整治。

2006 年 4 月 29 日第十届全国人民代表大会常务委员会第二十一次会议通过了《中华人民共和国农产品质量安全法》（简称《农产品质量安全法》），自 2006 年 11 月 1 日起执行。《农产品质量安全法》的颁布，对农产品质量与安全控制体系建设，提高农产品的质量与安全水平，保护消费者的身体健康，保证农业的可持续发展具有重要的现实意义和深远的历史意义。但就如何更好地落实法律条文，解决目前屡屡发生的包括农产品在内的食品安全事件，应对食品安全问题的挑战，还有一些问题值得磋商。

1. 存在问题

《农产品质量安全法》第一章总则第三条指出，“县级以上人民政府农业行政主管部门负责农产品质量安全的监督管理工作”。由于食品安全是各级政府执政面临的新问题，也是对执政能力的新挑战，各级政府怎样管理，如何监督，推动哪些改革，走什么样的路线，还有待实践和探索。

《农产品质量安全法》第一章总则第六条指出，“国务院农业行政主管部门应当设立由有关方面专家组成的农产品质量安全风险评估专家委员会，对可能影响农产品质量安全的潜在危害进行风险分析和评估。”“国务院农业行政管理部门应当根据农产品质量安全风险评估结果采取相应的管理措施，并将农产品质量安全风险评估结果及时报告国务院有关部门。”第二章第十二条指出，“制定农产品质量安全标准应当充分考虑农产品质量安全风险评估结果，并听取农产品生产者、销售者、消费者的意见，保障消费安全。”农业部于 2007 年 5 月在北京成立了国家农产品质量安全风险评估专家委员会及其委员会办公室，但该委员会的工作程序不清，没有常设机构，缺少人力资源支撑，在数次农产品质量与安全事件中未见以“委员会”名义发布的评估报告或调查，标准评审中也未见有风险评估报告说明，难以完成对“主要问题和突出隐患”的确定。

《农产品质量安全法》第一章总则第九条指出，“国家支持农产品质量安全科学技术研究，推行科学的质量安全管理方法，推广先进安全的生产技术。”从“十一五”计划开始，科学技术部设立了重大科技专项“食品安全关键技术”，但该项目由于经费所限，偏重具体技术研究，很少开展风险评估研究和污染物或潜在危害物的风险评估，很难谈得上对食品安全控制决策和管理措施的制定提供全面的科技支撑。我国食品安全标准阈值的确定，极少有系统的风险评估作为科学依据。对相当一部分生产和流通企业的各种名目的“认证”缺少实地的调查、检测、监测和分析数据作基础。

《农产品质量安全法》第一章总则第六条指出，“销售的农产品必须符合农产品质量安全标准，生产者可以申请使用无公害农产品标志。”此处法律界定不清。国际农产品或食品质量认证多采取政府政策倡导或委托，第三方操作，依靠制度、检测、监测、信誉体系支撑，生产者和消费者自己选择和评判的模式，政府不直接参与或授权任何官方机构操作，以确保政府在食品安全管理中的公正性，减少政府的政治风险。

《农产品质量安全法》从内涵来讲，只涉及通过食源性摄入有可能危害消费者健康的农产品及直接相关材料，未涉及农产品质量问题，也未涉及其他公共安全问题；农产品质量安全概念表述与国际表述有差异，易造成混淆，给监管执法带来困难。

2. 原因分析

产生以上问题的历史和现实原因可以概括为以下三点。

第一，新兴工业化国家易凸显食品安全问题。1976 年联合国粮农组织（FAO）已提出了加强国家食品安全控制体系建设的建议。发达国家虽然在第二次世界大战前就有有关食品安全的立法，但引起政府全面重视也仅仅是 20 世纪 90 年代末的事情。二噁英、疯牛病、口蹄疫和禽流感事件的发生，极大地震动了国际社会，引起了国际社会和各国政府的高度重视。2005 年，欧盟和欧盟成员国进行了前所未有的国家食品安全控制体系改革，初步构建了有效的食品安全管理网络。新兴工业化国家由于法制建设落后，管理体系薄弱，生产结构复杂，支撑力量不足，消费要求高涨，更易凸显由食品安全事件导致的影响。

第二，食品安全风险分析机制不健全。2003 年的非典型肺炎（SARS）流行使中国政府开始重视风险管理、危机管理、应急管理问题，有了风险分析意识。2008 年 9 月发生的“三聚氰胺污染奶粉事件”再次表现出了食品安全控制体系的问题和漏洞。其根本原因可能在于法制体系建设落后于生产发展、食品安全风险分析机制不健全、政府决策和管理缺少科学依据、科学研究缺少有序组织、信息交流不对称或缺少渠道等。

第三，科学研究积累严重不足。21世纪以前，我国仅仅在国家公共卫生系统有零星的公共卫生和食源性流行病学研究；进入21世纪以后，由于世界性的食源性疾病暴发，各国都加强了食品安全科学与技术的研究投入，但中国的经费投入不足，研究资源有限（主要是专业人力资源缺少），研究重点不够突出，过分强调标准、认证、检测等具体工作，忽视了对发展战略问题、管理机制问题、重大科学问题、核心技术问题，如风险评估技术、重要危害物的风险评估、管理和监督体系及队伍建设等的研究。

3. 几点建议

第一，修订《农产品质量安全法》。以科学发展观为指导，以社会发展和消费需求为宗旨，以食品安全学为科学基础，修订《农产品质量安全法》中的模糊概念、含糊表述，或不准确的部分，删除不属于政府职能的内容，增加应该由农业行政部门管理的农产品条款，如生猪产业链管理问题，建立结构完善、适应性较广的农产品质量与安全法律体系。

第二，制定农产品质量与安全控制战略。发展并履行国家统一的农产品质量与安全控制战略，运作国家农产品质量与安全控制计划，争取资金并分配资源，建立国家农产品质量与安全控制体系。

第三，成立国家农产品质量与安全风险评估研究所。明确国家管理机构在风险分析中的责任和义务，体现风险管理职能与风险评估职能分离的原则，明确风险管理的任务、责任和程序；理清风险评估机构的作用、地位和关系；在国家农产品质量安全风险评估专家委员会下成立国家农产品质量与安全风险评估研究所，整合农药、兽药、饲料、添加剂、农产品加工和产地环境研究的力量，从事专业农产品质量与安全风险评估工作，将与农产品质量与安全有关的农药残留、兽药残留、添加剂、农产品加工、产地环境等危害物纳入国家风险评估体系，保障风险评估的科学性和公正性，也可大大提高风险管理的效益和适时性。

第四，设立农产品质量与安全研究计划和培训计划。通过设立农产品质量与安全研究计划和培训计划，为落实农产品质量与安全控制计划提供科学技术依据、人力资源保障和设备仪器支持；逐级培训管理、监管和检测人员。

第五，指导省、市相关部门和机构在地（市）、县层面加强农产品质量与安全的日常监管、检验、预防和应急体系建设，强化农产品质量与安全的源头控制和生产基地管理。

（魏益民）

# 附录7 案例：三聚氰胺风险评估报告

三聚氰胺（melamine），化学式为 $C_3H_6N_6$，学名三氨三嗪，国际纯粹与应用化学联合会（IUPAC）命名为“1,3,5-三嗪-2,4,6-三氨基”，是一种三嗪类含氮杂环有机化合物，被用作化工原料。三聚氰胺是白色单斜晶体，几乎无味，微溶于水（3.1g/L，常温），可溶于甲醇、甲醛、乙酸、热乙二醇、甘油、吡啶等，对身体有害。

食品工业中常常需要测定食品的蛋白质含量，由于直接测量蛋白质在技术上比较复杂，所以常用凯氏定氮法，即通过测定氮原子的含量来间接推算食品中蛋白质的含量。有分析表明，在奶粉中，每增加一个百分点的三聚氰胺，通过凯氏定氮法测得奶粉中的蛋白质含量将会升高四个百分点。所以，三聚氰胺常被一些造假者利用，添加在食品中，造成食品蛋白质含量较高的假象，也造成诸如2007年美国宠物食品污染事件、2008年婴幼儿奶粉事件等。针对三聚氰胺对人体健康造成的潜在威胁，必须对其进行食品安全风险评估，以保障消费者的身体健康。

1 三聚氰胺的毒性研究

研究表明三聚氰胺本身为低毒性的，一般成年人身体会排出大部分的三聚氰胺，但长期摄入三聚氰胺，会造成生殖、泌尿系统的损害，且因其具有较强的黏性，可吸附形成结石的草酸、鞣酸及钙等物质沉积于泌尿系统，形成肾、输尿管和膀胱结石，还可诱发膀胱癌。

1.1 急性毒性

Lipschitz 等人早在1945年进行的一项实验表明，用大剂量的三聚氰胺饲喂给猪、兔和狗后，没有观察到明显的急性中毒现象。而中国化学品技术安全说明书（MSDS）中对三聚氰胺的急性毒性报道为：小鼠和大鼠的经口染毒半数致死量分别为4550mg/kg和3000mg/kg。经济合作发展组织（OECD）于1998年报道三聚氰胺口服半致死量 $LD_{50}$：老鼠为3161mg/kg，猫、狗为1250mg/kg。我国学者林祥梅（2008）对三聚氰胺的急性毒性进行的初步研究表明，5000mg/kg三聚氰胺经口攻毒没有造成试验大鼠死亡。参考国家药物急性毒性分级标准（LD50＞5000mg/kg），可以初步认定三聚氰胺为微毒或基本无毒。

1.2 慢性毒性

1.2.1 致癌性

世界卫生组织农药残留联席会议（JMPR）2006年报道，啮齿类动物经口染毒三聚氰胺225mg/(kg bw·day)，为期103周。结果可导致雄性大鼠产生膀胱癌，但雌性大鼠及雄性或雌性小鼠则未发现膀胱癌病例。美国公共服务与健康部国家毒物学计划组（DHHS/NTP）在 1983 年的研究表明，肿瘤与膀胱结石高度相关，并与摄入高剂量三聚氰胺有关。但并没有证据表明三聚氰胺存在基因毒性。Okumura 等研究表明，饲喂三聚氰胺含量为 3%的饲料 36 周后，可以导致 79%的大鼠产生膀胱癌和 5%的大鼠产生输尿管癌。

世界卫生组织国际癌症研究机构报道，在造成膀胱结石的情况下，三聚氰胺具有致癌性。1999 年国际癌症研究机构（IARC）将三聚氰胺对人类致癌性定义为 3 级，即对人类的致癌性尚无法分类。

根据风险评估理论，对无基因毒性的致癌性物质可以根据慢性毒性研究数据设定安全限量标准。

1.2.2　其他非致癌毒性

研究表明人体长期大量摄入三聚氰胺可能造成膀胱或肾结石、膀胱癌、生殖能力损害等泌尿生殖系统损伤。

2007 年 5 月 25 日美国食品与药物管理局食品安全与应用营养中心发布公告称，研究发现用 263mg/(kg bw · d) 三聚氰胺持续饲喂 2 年会造成雄性大鼠膀胱结石，并增加其膀胱、尿道出现恶性肿瘤的风险。另外，Okumura 等研究表明，饲喂三聚氰胺含量为 1%和 3%的饲料 36 周后，大鼠膀胱结石的发生率分别达到 70%和 100%。

虽然经过长期大量的研究，但人们对于三聚氰胺形成肾结石的机制还并不清楚。有研究认为，三聚氰胺常混合有其结构类似物三聚氰酸，这两种物质在摄入人体后，会结合形成结晶并沉积，从而造成肾结石并堵塞肾小管，并有可能导致肾衰竭。由于每千克水中可以溶解 3.1g 的三聚氰胺，经常饮水，且泌尿系统成熟的成年人体内不易形成三聚氰胺结石；但饮水较少且肾脏发育不完全的哺乳期婴儿体内，则较易形成结石。

三聚氰酸是三聚氰胺脱氨基后的产物，常与三聚氰胺并存。Puschner (2007) 用猫作为试验动物，证明了单独喂养三聚氰胺和三聚氰酸并不能导致猫肾脏产生结石及其他毒性效果，但使用三聚氰胺和三聚氰酸联合攻毒，可导致猫的肾脏水肿，皮髓质交界处出血，肾小管中出现结晶状物质。这证明三聚氰胺和三聚氰酸联合对猫产生肾脏毒性。Dobson（2008）也做了类似研究，证明三聚氰胺、三聚氰酸、三聚氰酸二酰胺、三聚氰酸一酰胺都不具有明显的肾脏毒性，但将它们混合饲喂，便会造成试验动物肾结石，甚至肾衰竭，进而导致动物死亡。

2　人群三聚氰胺暴露量

2.1　正常情况下环境污染导致人群三聚氰胺暴露量

三聚氰胺是一种用途广泛的有机化工中间产品，最主要的用途是作为生产三聚氰胺-甲醛树脂（MF）的原料。这种树脂具有阻燃、耐水、耐热、耐老化、耐电弧、耐化学腐蚀、高机械强度等良好的应用特性，所以被广泛应用于木材、塑料、涂料、造纸、纺织、皮革、电气、医药等行业。除此之外，三聚氰胺还是植物、山羊、鸡和鼠的杀虫剂环丙氨嗪的代谢物。一些化肥也使用了三聚氰胺。此外，酸性食物（如柠檬汁或橙汁或凝乳）在高温高压环境下也可能会产生三聚氰胺。考虑到这些来源，经口摄入的三聚氰胺量估计约为 0.007mg/(kg bw·d)。所以说，在目前食品安全事件之外，消费者接触三聚氰胺的程度较低。

2.2 “三聚氰胺事件”导致婴幼儿的暴露量

2008 年中国三鹿婴幼儿奶粉事件检测出婴幼儿奶粉三聚氰胺含量最高为 2563mg/kg。按照婴儿奶粉消耗量 17g/(kg bw·d) 计算，得出婴儿的三聚氰胺实际暴露量为 44.6mg/(kg bw·d)。

3 国家或地区给出的三聚氰胺限量

3.1 美国

2007 年 5 月 25 日，美国食品药品管理局（FDA）为回应美国宠物三聚氰胺中毒事件，发布家禽、鱼类含三聚氰胺对人类健康的影响的风险评估报告，文章指出人体对三聚氰胺的 TDI 值（每日耐受剂量）为 0.63mg/(kg bw·d)。此值是根据使用大鼠作为试验动物进行 13 周的三聚氰胺染毒实验中所观察到的 NOAEL 值（最大无作用剂量）63mg/(kg bw·d)，除以 100 的安全系数（safety margin）得出的。其中，100 的安全系数包括人与大鼠因为物种间差异带来的 10 倍的安全系数乘以人体因为个体差异带来的物种内差异带来的 10 倍安全系数。这个 TDI 值表示的意义为，一个体重为 60kg 的成年人若每天累积摄取三聚氰胺小于 0.63mg/(kg bw·d) ×60kg＝37.8mg，将不会带来健康风险。2008 年 10 月 3 日，由于中国三聚氰胺婴幼儿奶粉事件，引起了美国 FDA 的重视。经过研究发现三聚氰胺与其类似物氰尿酸能产生毒性大于这两种物质的联合毒性，所以将安全系数提高 10 倍，来保证人体安全。美国 FDA 新提供的 TDI 值为 0.063mg/(kg bw·d)。并假设一个 60 千克的成年人若每天摄入 1.5kg 遭三聚氰胺污染的食物，只要被污染食物中三聚氰胺含量低于 2.5mg/kg，就不会立即对成年人造成明显的健康风险。同时，考虑到以下三个原因，美国 FDA 没有设立婴幼儿奶粉三聚氰胺限量标准的建议：第一，婴幼儿奶粉中还含有三聚氰胺的同系物，如氰尿酸等，这些物质的存在会导致三聚氰胺的毒性增加；第二，奶粉有可能作为婴儿饮食的唯一来源，会加大三聚氰胺对婴儿的暴露量；第三，某些早产儿的肾脏功能并不成熟，且面对比正常婴儿更长时间、更大剂量的奶粉摄入，放大了三聚氰胺的潜在风险。

3.2 中国香港

2008 年 9 月 22 日香港政府紧急立法，制定《2008 年食物内有害物质（修订）规例》。新法律规定：考虑到在某种程度上，食物处理过程中三聚氰胺的转移及环境污染本底，奶类以及供 36 个月以下婴幼儿、孕妇及供哺乳女性食用的食物中，三聚氰胺含量不得高于 1mg/kg，而其他食物三聚氰胺含量则要求低于

2.5mg/kg。

3.3 欧盟

欧盟制定的三聚氰胺 TDI 值为 0.5mg/(kg bw·d)，欧盟执委会于 9 月 26 日向成员国发出紧急通报，通报中清楚指出，所有含三聚氰胺量超过 2.5mg/kg 的产品应立即销毁。

3.4 新西兰

2008 年 9 月 26 日，新西兰食品安全局参考欧盟制定的 TDI 值 0.5mg/(kg bw·d)，决定以一般食物 5.0mg/kg、婴儿食品 1.0mg/kg 为食品残留三聚氰胺的暂定检验判定标准来规范本国食品市场。市售食物含量如低于此值，则不再发布风险警告，不过若有发现此值会造成消费者三聚氰胺摄入量超过 TDI 值，会随时对此暂时标准进行讨论，并修订。

3.5 中国

2008 年 10 月 8 日，中国卫生部、工业和信息化部、农业部、国家工商行政管理总局和国家质量监督检验检疫总局联合发布公告，制定三聚氰胺在乳与乳制品中的临时管理值：婴幼儿配方乳粉中三聚氰胺的限量值为 1mg/kg，高于 1mg/kg 的产品一律不得销售。液态奶（包括原料乳）、奶粉、其他配方乳粉中三聚氰胺的限量值为 2.5mg/kg，高于 2.5mg/kg 的产品一律不得销售。含乳 15%以上的其他食品中三聚氰胺的限量值为 2.5mg/kg，高于 2.5mg/kg 的产品一律不得销售。

3.6 世界卫生组织风险分析结果

2008 年 12 月 1 日，世界卫生组织和联合国粮农组织在加拿大渥太华市联合召开专家会议，对三聚氰胺问题提出风险评估建议。根据专家讨论研究结果，考虑到风险评估所使用的试验动物与人类的差异，决定将安全系数设定为 200。并给出了新的三聚氰胺 TDI（人体每日耐受剂量）值为 0.2mg/(kg bw·d)。

4 展望与建议

(1) 毒理学要求对一种化学物质的毒性评估需要两种或两种以上的试验动物数据 [12]，此次三聚氰胺的安全限量 0.63mg/kg，是根据大鼠试验 NOAEL 值 63mg/kg 除以 100 的安全系数确定的。由于缺乏其他动物试验数据支持，此安全限量值还需进一步试验确证。

(2) 已经有研究表明三聚氰胺和氰尿酸可以产生联合毒性，但并没有试验研究三聚氰胺与氰尿酸联合毒性的大小和剂量-效应关系。导致美国 FDA 在 2008 年公布的 *Interim Safety and Risk Assessment of Melamine and its Analogues in Food for Humans* 中认为，由于三聚氰胺和氰尿酸的联合毒性导致风险评估数据高度不确定，致使在原有安全限量 0.63mg/kg 的基础上再增加 10 倍的安全系数（即 100 × 10 = 1000），将安全限量降为 0.063mg/kg。新的安全限量 0.063mg/kg 的合理性还需要进一步的联合毒性研究数据支持。

（3）由于婴幼儿肾脏系统发育不完善，摄食种类单一，如果作为婴幼儿主要营养来源的牛奶中存在三聚氰胺，将对婴幼儿造成远超过成人所面对的风险。且目前并没有关于三聚氰胺及其类似物对婴幼儿身体损伤研究的风险评估数据，美国 FDA 在 2008 年发布的风险分析报告中没有对婴幼儿食品中的三聚氰胺制定安全限量。面对环境中可能出现的三聚氰胺污染，要求科研工作者对三聚氰胺对婴幼儿的危害进行进一步的研究，对环境中所存在的三聚氰胺是否对婴幼儿健康造成威胁进行风险评估。

（4）现阶段研究发现的三聚氰胺毒性主要包括结石、炎症反应和膀胱增生等，但对三聚氰胺是否具有其他毒性缺乏研究证实。目前，还缺乏对三聚氰胺致癌、致突变，及其发育毒性与致畸作用的研究数据，还需要开展三聚氰胺毒性试验，丰富毒性试验数据，得出更为完善的风险评估报告。

（魏　帅　魏益民）

## 参考文献①


顾祖维．2005．现代毒理学概论．北京：化学工业出版社．34～35

林祥梅，王建峰，贾广乐等．2008．三聚氰胺的毒性研究．毒理学杂志，22（3）：216～218

邵静君，温家琪，徐世文．2007．三聚氰胺毒理学研究进展．现代畜牧兽医，(12)：52～54

谢荣国，武晓宏，杨俊华．2008．饲料中三聚氰胺检测及其危害．饲料广角，(9)：20～22

Brown C A，Jeong K S，Poppenga R H．2007．Outbteaks of renal failure associated with melamine and cyanuric acid in dogs and cats in 2004 and 2007．J Vet Diagn Invest，19：525～531

Dobson R L，Motlagh S，Quijano M et al．2008．Identification and characterization of toxicity of contaminants in pet food leading to an outbreak of renal toxicity in cats and dogs．Toxicological Sciences，106（1）：251～262

Heck H D，Tyl R W．1985．The induction of bladder stones by terephthalic acid，dimethyl terephthalate，and melamine（2，4，6-triamino-s-triazine）and its relevance to risk assessment．Regul Toxicol Pharmacol，5（3）：294～313

IARC．1999．Some chemicals that cause tumors of the kidney，or urinary bladder in rodents and some other substances．IARC Monogr Eval Carcinogen Risks Hum，73：329～338

Lipschitz W L，Stokey E．1945．The mode of action of three new diuretics：melamine．adenine and formoguanamine，Journal of Pharmacology And Experimental Therapeutics，83（4）：235～249

Okumura M，Hasegawa R，Shirai T．1992．Relationship between calculus formation and carcinogenesis in


---

① 本章部分内容参考以下机构和网站等信息：

［1］美国卫生及公共服务部（U．S．Department of health and human services）；美国食品药品管理局（FDA）；美国食品安全与应用营养中心（CFSAN）；香港特别行政区政府食物环境卫生署；国际癌症研究机构（IARC）；世界卫生组织（WHO）；新西兰食品安全局（NZFSA）；欧盟食品安全局（EFSA）；华盛顿邮报；维基百科等机构编写相关资料及网站。

［2］三聚氰胺化学品安全说明书（MSDS）。

［3］国际化学品安全卡片 ICSC：1154。

the urinary bladder of rats administered the non-genotoxic agents thymine or melamine. Carcinogenesis, 13: 1043~1045

Puschner B, Poppenga R H, Lowenstine L J et al. 2007. Assessment of melamine and cyanuric acid toxicity in cats. J Vet Diagn Invest, 19 (6): 616~624

Thompson M E, Lewin-Smith M R, Kalasinsky V F et al. 2008. Characterization of melamine-containing and calcium oxalate crystals in three dogs with suspected pet food-induced nephrotoxicosis. Vet Pathol, 45: 417~426

# 附录8 国际及国家食品安全管理机构

1 FAO

联合国粮食与农业组织（Food and Agriculture Organization of the United Nations，简称FAO，也称联合国粮农组织）是联合国专门机构之一，是各成员国间讨论粮食和农业问题的国际组织。1943年5月根据美国总统F. D. 罗斯福的倡议，在美国召开了由44个国家参加的粮农会议，决定成立粮农组织筹委会，拟订粮农组织章程。1945年10月16日粮农组织在加拿大魁北克正式成立，1946年12月14日成为联合国专门机构，总部设在意大利罗马。截至2006年4月，其共有189个成员国和一个成员组织（欧洲联盟）。

粮农组织的宗旨是提高各成员国人民的营养和生活水平；实现农、林、渔业一切粮食和农业产品生产和分配效率的改进；改善农村人口的生活状况，从而为发展世界经济做出贡献。

粮农组织由成员国组成的大会管理，大会是该组织的最高权力机构，由成员国委派代表1人组成，每两年召开一次会议，对本组织开展的工作进行审议，批准下两年度的工作计划和预算，同时通过行动规章和财务制度。理事会是大会的执行机构，在大会休会期间执行大会所赋予的权力。理事会由大会选出的49个理事国（任期3年）各派代表1人组成，它负责监督世界粮食状况，并提出适当的行动建议。理事会下设计划和财政、农业、林业、渔业、商品问题及世界粮食安全委员会，协助理事会研究和审查各种专门问题，提出相应的建议。秘书处负责执行粮农组织计划，负责人是总干事，由大会选出，任期6年，可连任。现任总干事雅克·迪乌夫博士系塞内加尔人，于1994年1月开始为期6年的任期，再次当选后于2000年1月开始第二个任期，于2006年1月开始第三个任期。

粮农组织拥有3600多名工作人员，其中有大约1600名专业人员和2000名一般服务人员。除了在罗马的总部以外，目前还设有5个区域办事处、9个分区域办事处、5个联络处以及74个建制完善的驻国家办事处（不包括那些设在区域和分区域办事处内的办公室）。粮农组织在亚太、西非、东非和拉美设有区域办事处，在欧洲设有区域代表，另外在联合国纽约总部和华盛顿特区设有联络办事处。

为了实现其宗旨，粮农组织致力于收集、分析、解释、传播与营养、粮食和农业有关的信息。对各国以及国际社会在粮农领域内应采取的行动提出建议，并在各国政府的要求下提供这方面的技术援助。1963年粮农组织的活动进一步扩展，同一年，为了以粮食为手段促进经济和社会发展，以及提供紧急救济，联合国和粮农组织合办的世界粮食计划署正式开始工作。粮食计划署一方面为天灾人祸的受害者提供紧急救济，另一方面为发展中国家的经济和社会发展项目提供支持。

粮食组织还负责实施联合国开发计划署资助的各项农业技术援助计划，参与联合国儿童基金、世界银行、国际劳工组织以及其他机构有关粮农计划的实际活动，指导世界范围内免于饥饿；同时对国际农产品市场形势的分析和质量预测组织政府间协商，推进农产品的国际贸易。

粮农组织的出版物有《粮农状况》(*State of Food and Agriculture*)年度报告和《谷物女神》(*Ceres*)双月刊。其中，《粮农状况》被粮农组织理事会看作是向成员国提出建议的依据。

粮农组织由8个部组成，即：农业及消费者保护部；经济及社会发展部；渔业及水产养殖部；林业部；人力、财政及物质资源部；知识及交流部；自然资源管理及环境部；技术合作部。

2 WHO

世界卫生组织（World Health Organization，简称WHO，也称世卫组织）是联合国下属的一个专门机构，只有主权国家才能参加。其前身可以追溯到1907年成立于巴黎的国际公共卫生局和1920年成立于日内瓦的国际联盟卫生组织。第二次世界大战之后，经联合国经社理事会决定，64个国家的代表于1946年7月在纽约举行了一次国际卫生会议，签署了《世界卫生组织组织法》。1948年4月7日，该法得到26个联合国会员国批准后生效，世界卫生组织宣告成立。每年的4月7日也就成为全球性的"世界卫生日"。同年6月24日，世界卫生组织在日内瓦召开的第一届世界卫生大会上正式成立，总部设在瑞士日内瓦。2007年陈冯富珍女士正式出任世界卫生组织总干事一职。来自150多个国家的8000多人在147个国家办事处、6个区域办事处以及总部为本组织工作，负责对全球卫生事务提供领导，拟定卫生研究议程，制定规范和标准，阐明以证据为基础的政策方案，向各国提供技术支持，以及监测和评估卫生趋势。

除了医生、公共卫生专家、科学家和流行病学家之外，世卫组织工作人员还包括受过培训能够掌管行政、财务和信息系统的人员，以及卫生统计学、经济学和紧急援救方面的专家。

世卫组织的宗旨是使全世界人民获得尽可能高水平的健康。该组织给健康下的定义为"身体、精神及社会生活中的完美状态"。世卫组织的主要职能包括：促进流行病和地方病的防治；提供和改进公共卫生、疾病医疗和有关事项的教学与训练；推动确定生物制品的国际标准。目前，世卫组织共有193个成员国。

世界卫生大会是世卫组织的最高权力机构，每年召开一次，主要任务是审议总干事的工作报告、规划预算、接纳新会员国和讨论其他重要议题。执委会是世界卫生大会的执行机构，负责执行大会的决议、政策和委托的任务，它由32位有资格的卫生领域的技术专家组成，每位成员均由其所在的成员国选派，由世界卫生大会批准，任期三年，每年改选1/3。根据世界卫生组织的君子协定，联合国安理会5个常任理事国是必然的执委成员国，但席位第三年后轮空一年。常设机构秘书处下设非洲、美洲、欧洲、东地中海、东南亚、西太平洋6个地区办事处。

世卫组织在日益复杂和迅速变化的局势中运作。公共卫生行动的界限已经模糊，延及至能够影响卫生机会与结果的其他部门。世卫组织通过一个六项目议程来应对这些挑战。这六个项目涉及两项卫生目标、两项战略需要，以及两个业务办法。世卫组织的总体绩效将根据其工作对妇女健康和非洲卫生保健的影响来衡量。

2.1 促进发展

过去十年中，卫生作为社会经济进步的重要推动因素，受到了前所未有的重视，获得的资源比以往任何时候都多．然而，贫困继续造成健康不佳，而健康不佳又使许多人群深陷贫困之中。卫生发展以公平这一道德原则为指导，不得以不公平的理由，包括那些基于经济或社会的理由，拒绝提供拯救生命或促进健康的干预措施。坚持这一原则可以确保以卫生发展为目标的世界卫生组织活动优先重视在穷困、处境不利或弱势群体中取得卫生结果，实现卫生相关千年发展目标、预防和治疗慢性病，以及处理被忽视的热带病是卫生和发展议程的基础。

2.2 促进卫生安全

对卫生安全威胁的共同脆弱性要求采取集体行动。国际卫生安全的最大威胁之一源于新出现疾病和有流行倾向疾病的暴发。这些暴发正日益增多、迅速城市化、环境管理不善、食品生产和贸易的方式，以及抗生素使用和误用的方式等都是促发因素。2007年6月经修订的《国际卫生条例》生效后，世界集体防范疾病暴发的能力将得到加强。

2.3 加强卫生系统

要将改善健康作为一项减贫战略，就必须让穷困和难以获得服务的人群能够获得卫生服务。但是世界许多地区的卫生系统做不到这一点，所以世卫组织必须将加强卫生系统作为一项首要重点。这方面涉及的领域包括提供数量充足并经过适当培训的工作人员，提供充足的资金，收集重要统计资料的适当系统，和获得适当技术，包括基本药物。

2.4 利用研究、信息和证据

证据能够为确定重点、制订战略和衡量成果提供依据。世卫组织通过与重要专家进行协商产生具有权威性的卫生信息，以便制定规范和标准，阐明以证据为基础的政策方案并监测全球卫生状况的发展。

2.5 加强伙伴关系

世界卫生组织开展工作时得到许多伙伴的支持与合作，其中包括联合国各机构和其他国际组织、捐助方、民间社会及私立部门。世界卫生组织利用证据的战略力量鼓励伙伴们在国家内部实施规划，以便使它们的活动与最佳技术准则和做法，以及与各国确定的重点相一致。

2.6 改善绩效

世卫组织参与目前正在进行的改革，目的在于改善它在国际层面以及在国家内部的效率和效益。世卫组织的目标是确保其最雄厚的资产，即其工作人员，能够在一个有动力和有报偿的环境中开展工作。世卫组织编制预算和筹划活动时采用以成果为基础的管理办法，用明确的预期成果来衡量国家、区域和国际各级的绩效。

3 CAC

国际食品法典委员会（Codex Alimentarius Commission，CAC）是由联合国粮农组织（FAO）和世界卫生组织（WHO）共同建立，以保障消费者的健康和确保食品贸易公平为宗旨的一个制定国际食品标准的政府间组织。自 1961 年第 11 届粮农组织大会和 1963 年第 16 届世界卫生大会分别通过了创建 CAC 的决议以来，已有 173 个成员国和 1 个成员国组织（欧盟）加入该组织，覆盖全球 99%的人口。CAC 下设秘书处、执行委员会、6 个地区协调委员会，21 个专业委员会（包括 10 个综合主题委员会、11 个商品委员会）和 1 个政府间特别工作组。

CAC 大会一般每两年在 FAO 总部罗马或是 WHO 总部日内瓦召开一次，遇到特别事件时也会增加召开大会的次数。参加 CAC 大会以国家为单位，由该国政府指派的高级官员带队，团员组成一般为工业界代表、消费者组织以及学术机构等。非法典成员国、其他国际政府组织和非政府组织也可以观察员的身份列席大会。根据 CAC 的传统，这些“观察员”可以在除最后决策环节之外的其他场合表达自己的看法和观点。为了保证法典委员会与各成员国之间的联系，法典委员会在各成员国建立了 CAC 国家联络点，同时，很多成员国建立了自己的国家法典委员会来协调相关的工作。

法典委员会下设三种不同类型的下级委员会，分别是：

(1) 专业委员会，此类型的委员会准备标准草案并提交给大会审议。该类型的委员会又分综合主题委员会和商品委员会两种。综合主题委员会包括一般原则委员会、食品添加剂委员会、食品污染物委员会、食品卫生委员会、食品标识委员会、分析与采样方法委员会以及特殊膳食用途营养品及食品委员会；商品委员会包括脂肪与油脂委员会、鱼及鱼类产品委员会、新鲜水果及蔬菜委员会等。

(2) 协调委员会，此类型的委员会协调地区和国家间的食品标准，同时协调地区间标准的发展。

(3) 特设政府间工作小组，此类型的委员会在特定的时间段内就特定目标开展工作，为非常设委员会。

所有国际食品法典标准主要都在其各下属委员会中讨论和制订，然后经CAC大会审议后通过。CAC标准都是以科学为基础，并在获得所有成员国一致同意的基础上制定出来的。CAC成员国参照和遵循这些标准，既可以避免重复性工作，又可以节省大量人力和财力，而且有效地减少了国际食品贸易摩擦，促进贸易的公平和公正。

国际法典组织的科学建议主要来自于FAO与WHO的专家机构，主要包括：FAO/WHO食品添加剂联合专家委员会（JECFA）、FAO/WHO农药残留联席会（JMPR）、FAO/WHO微生物风险评估专家联席会（JEMRA）。

食品法典已成为全球消费者、食品生产和加工者、各国食品管理机构和国际食品贸易重要的基本参照标准。法典对食品生产、加工者的观念以及消费者的意识已产生了巨大影响，并对保护公众健康和维护公平食品贸易做出了不可估量的贡献。

食品法典对保护消费者健康的重要作用已在1985年联合国第39/248号决议中得到强调，为此，食品法典指南采纳并加强了消费者保护政策的应用。该指南提醒各国政府应充分考虑所有消费者对食品安全的需要，并尽可能地支持和采纳食品法典的标准。

食品法典与国际食品贸易的关系密切，针对已增长的全球市场，特别是作为保护消费者而普遍采用的统一食品标准，食品法典具有明显的优势。因此，实施卫生与植物卫生措施协定（SPS）和技术性贸易壁垒协定（TBT）均鼓励采用协调一致的国际食品标准。作为乌拉圭回合多边贸易谈判的产物，SPS协议引用了法典标准、指南及推荐技术标准，以此作为促进国际食品贸易的措施。因此，法典标准已成为在乌拉圭回合协议法律框架内衡量一个国家食品措施和法规是否一致的基准。

食品法典取得的成效主要体现在以下三个方面。

（一）成为唯一的国际参考标准

自从1961年开始制定国际食品法典以来，负责这一工作的CAC在食品质量和安全方面的工作已得到世界的重视。在过去的40多年中，CAC关注所有与保护消费者健康和维护公平食品贸易有关的工作。FAO和WHO一向支持与食品有关的科学和技术研究与讨论，正因为如此，国际社会对食品安全和相关事宜的认知已提升到了一个史无前例的高度。在相关食品标准制定方面，食品法典也因此成为唯一的、最重要的国际参考标准（附录图1）。

（二）促进国际社会和各国政府对食品安全的认同

在全球范围内，广大消费者和大多数政府对食品质量和安全问题的认识在不断提高，同时也充分认识到选择好的食品对健康的重要性。消费者通常会要求其政府采取立法的措施确保只有符合质量标准的安全食品才能销售，并最大限度地降低食源性健康危害风险。CAC通过制定法典标准和对有关问题进行

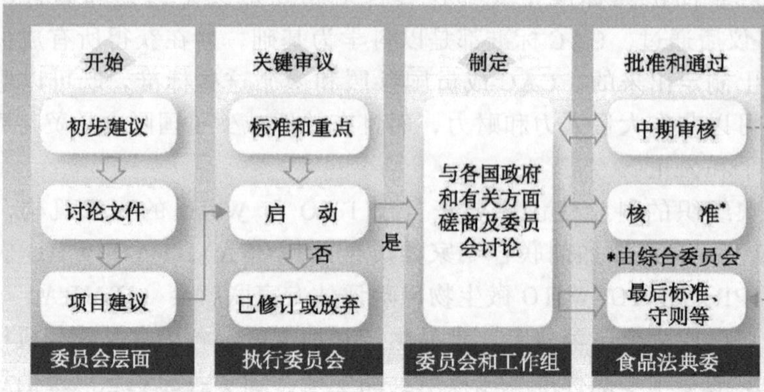


附录图1 食品法典标准进程

探讨，在很大程度上促使食品问题作为一项实质性内容列入各国政府的议事日程。事实上，各国政府十分清楚由于不能满足消费者对食品的要求而带来的政治影响。

（三）增强了对消费者的保护

CAC工作的最基本的准则已得到了社会的广泛支持，那就是人们有权力要求他们所吃的食品是安全优质的。CAC主办的一些国际会议和专业会议在其中发挥了重要的作用，而这些会议本身也影响着委员会的工作，这些会议包括：联合国大会，FAO和WHO关于食品标准、食品中化学物质残留和食品贸易会议（同关税和贸易总协定合办），FAO/WHO关于营养的国际大会，FAO世界食品高峰会议和WHO世界卫生大会。20多年来，凡参加过这些国际性会议的各国代表已推动或承诺他们的国家采取措施来确保食品安全和质量。

4 WTO

世界贸易组织（World Trade Organization，WTO）成立于1995年1月1日，总部设在日内瓦。其宗旨是：促进经济和贸易发展，以提高生活水平、保证充分就业、保障实际收入和有效需求的增长；根据可持续发展的目标合理利用世界资源、扩大商品生产和服务；达成互惠互利的协议，大幅度削减和取消关税及其他贸易壁垒并消除国际贸易中的歧视待遇。截至2008年7月23日，该组织有成员153个，现任总干事是帕斯卡·拉米（Pascal Lamy），其任期为2005～2009年。WTO作为正式的国际贸易组织在法律上与联合国等国际组织处于平等地位。它的职责范围除了关贸总协定原有的组织实施多边贸易协议以及提供多边贸易谈判所和作为一个论坛之外，还负责定期审议其成员的贸易政策和统一处理成员之间产生的贸易争端，并负责加强同国际货币基金组织和世界银行的合作，以实现全球经济决策的一致性。WTO协议的范围包括从农业到纺织品与服装，从服务业到政府采购，从原产地规则到知识产权等多项内容。

WTO的最高决策权力机构是部长会议，至少每两年召开一次会议；下设总理事会和秘书处，负责世贸组织的日常会议和工作。总理事会设有货物贸易、非货物贸易（服务贸易）、知识产权三个理事会和贸易与发展、预算两个委员会。总理事会还下设贸易政策核查机构，它监督各个委员会并负责起草国家政策评估报告。对美国、欧盟、日本、加拿大每两年起草一份政策评估报告，对最发达的16个国家每4年一次，对发展中国家每6年一次。上诉法庭负责对成员间发生的分歧进行仲裁（附录图2）。

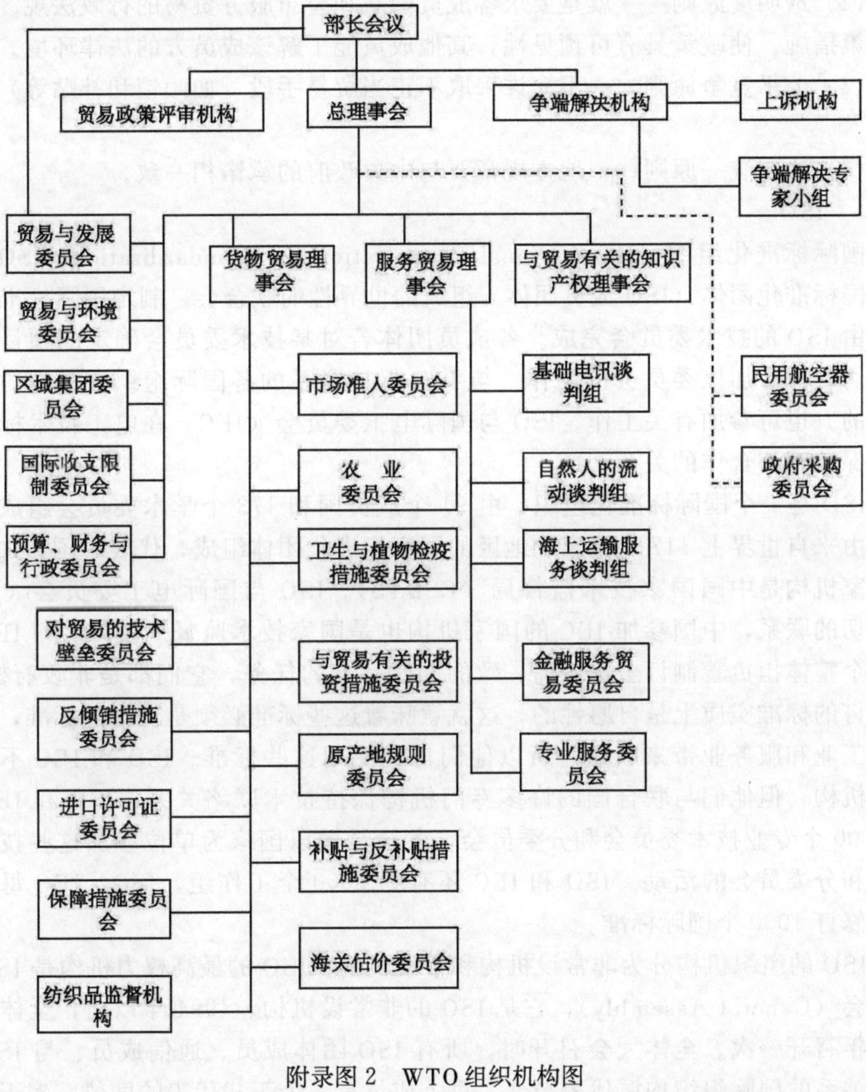


附录图2　WTO组织机构图

与其前身——关贸总协定相比，WTO涵盖货物贸易、服务贸易以及知识产权贸易，而关贸总协定只是用于商品货物贸易。

WTO是一个国际性的贸易组织，其成立的目的就在于要公平、公正地处理各国贸易活动中所发生的争端，建立平等互利的健康国际贸易秩序。WTO所有工作的核心就是促进贸易自由化。

WTO的四项基本原则：

(1) 非歧视性原则——主要体现在最惠国待遇和国民待遇，既不能内外有别，也不能外外有别。

(2) 透明度原则——就是要求各成员国必须公布服务贸易的行政法规、规章和政策措施，使政策具有可预见性，其他成员能了解该成员方的法律环境。

(3) 公平竞争原则——不允许采取不正当贸易手段（如倾销和补贴等）进行竞争。

(4) 法制统一原则——地方规章要与中央政府的承诺相一致。

5 ISO

国际标准化组织（International Organization for Standardization，ISO）是由各国标准化团体（ISO成员团体）组成的世界性的联合会。制定国际标准工作通常由ISO的技术委员会完成。各成员团体若对某技术委员会确定的项目感兴趣，均有权参加该委员会的工作。与ISO保持联系的各国际组织（官方的或非官方的）也可参加有关工作。ISO与国际电工委员会（IEC）在电工技术标准化方面保持密切合作的关系。

ISO是一个国际标准化组织，由91个成员国和173个学术委员会组成。其成员由来自世界上117个国家和地区的国家标准化团体组成，代表中国参加ISO的国家机构是中国国家技术监督局（CSBTS）。ISO与国际电工委员会（IEC）有密切的联系，中国参加IEC的国家机构也是国家技术监督局。ISO和IEC作为一个整体担负着制订全球协商一致的国际标准的任务，它们都是非政府机构，其制订的标准实质上是自愿性的，这就意味着这些标准必须是优秀的标准，它们会给工业和服务业带来收益，所以他们自觉使用这些标准。ISO和IEC不是联合国机构，但他们与联合国的许多专门机构保持技术联络关系。ISO和IEC有约1000个专业技术委员会和分委员会，各会员国以国家为单位参加这些技术委员会和分委员会的活动。ISO和IEC还有约3000个工作组，ISO、IEC每年制订和修订1000个国际标准。

ISO的组织机构分为非常设机构和常设机构。ISO的最高权力机构是ISO全体大会（General Assembly），它是ISO的非常设机构。1994年以前，全体大会每3年召开一次。全体大会召开时，所有ISO团体成员、通信成员、与ISO有联络关系的国际组织均派代表与会，每个成员有3个正式代表的席位，多于3位以上的代表以观察员的身份与会；全体大会的规模大约为200～260人。大会的主要议程包括年度报告中涉及的有关项目的活动情况、ISO 的战略计划以及财政情况等。ISO 中央秘书处承担全体大会、全体大会设立的 4 个政策制定委员会、理事会、技术管理局和通用标准化原理委员会的秘书处的工作。自 1994 年开始根据 ISO 新章程，ISO 全体大会改为一年一次。

ISO 的主要官员有 5 位，他们是：ISO 主席（president）；ISO 副主席（政策）（vice president，Policy）；ISO 副主席（技术）（vice president，Technical Management）；ISO 司库（treasurer）；ISO 秘书长（secretary-general），所有主要官员由理事会任命，享有终身任期；ISO 秘书长负责主持 ISO 的日常工作。

标准的内容涉及广泛，从基础的紧固件、轴承各种原材料到半成品和成品，其技术领域涉及信息技术、交通运输、农业、保健和环境等。每个工作机构都有自己的工作计划，该计划列出需要制订的标准项目（试验方法、术语、规格、性能要求等）。

ISO 的主要功能是为人们制订国际标准达成一致意见提供一种机制，其主要机构及运作规则都在一本名为 ISO/IEC 技术工作导则的文件中予以规定，其技术结构在 ISO 是有 800 个技术委员会和分委员会，它们各有一个主席和一个秘书处，秘书处是由各成员国分别担任，目前承担秘书国工作的成员团体有 30 个，各秘书处与位于日内瓦的 ISO 中央秘书处保持直接联系。通过这些工作机构，ISO 已经发布了 9200 个国际标准，如 ISO 公制螺纹、ISO 的 A4 纸张尺寸、ISO 的集装箱系列（目前世界上 95%的海运集装箱都符合 ISO 标准）、ISO 的胶片速度代码、ISO 的开放系统互联（OS2）系列（广泛用于信息技术领域）和有名的 ISO9000 质量管理系列标准（附录图 3）。

此外，ISO 还与 450 个国际和区域的组织在标准方面有联络关系，特别与国际电信联盟（ITU）有密切联系。在 ISO/IEC 系统之外的国际标准机构共有 28 个。每个机构都在某一领域制订一些国际标准，通常它们在联合国控制之下。一个典型的例子就是世界卫生组织（WHO）。ISO/IEC 制订的 85%的国际标准，剩下的 15%由这 28 个其他国际标准机构制订。

附录图 3　ISO 一些常见标志

6　EFSA

欧盟理事会于 2001 年 1 月发表了“食品安全白皮书”，决定加强对食品“从农场到餐桌”的控制。欧盟委员会和欧洲议会于 2002 年 1 月 28 日正式通过了第 178/2002 号规定，该规定明确了制定欧盟范围统一食品法的基本原则与要求，并且要求建立欧盟食品安全管理局（European Food Safety Authority，EFSA）。

2005 年该局总部在意大利北部城市帕尔玛正式挂牌。成立后的欧盟食品安全管理局的基本职责与美国的食品与药物管理局的不同，欧盟食品安全管理局不具备制定规章制度的权限，但将负责监督整个食品链，根据科学的证据做出风险评估，为政治家制定政策和法规提供信息依据。

欧盟食品安全管理局的职责范围很广，其核心任务是提供独立的科学建议与支持，建立一个与成员国相同的机构进行紧密协作的网络，评估与整个食品链相关的风险，并且就食品风险问题向公众提供相关信息。具体职责是：根据欧盟理事会、欧盟议会和成员国的要求，提供有关食品安全和其他相关事宜（如动物卫生、植物卫生、转基因生物、营养等）的独立的科学建议，作为风险管理决策的基础；就技术性食品问题提供建议，作为制定有关食品链方面的政策与法规的依据；收集和分析有关任何潜在风险的信息，以监视欧盟整个食品链的安全状况；确认和预报正在出现的风险；在危机时期向欧盟理事会提供支持；在其权限范围内向公众提供有关信息。

欧盟食品安全管理局由管理委员会、行政主任、咨询论坛、科学委员会和 8 个专门科学小组组成。

管理委员会：管理委员会的人员结构和选拔程序非常严格，其目的是确保欧盟食品安全管理局拥有一个独立的管理委员会。管理委员会由 14 个成员和欧盟理事会的 1 个代表组成，其中 5 个成员必须具备处理过消费者和行业事宜的经历。

咨询论坛：咨询论坛协助行政主任开展工作，15 个成员国分别派出 1 名代表组成咨询论坛，这些代表都来自各成员国类似于欧盟食品安全管理局的食品风险评估机构。各成员国相关机构的紧密协调非常重要，有助于确保建立一个连接各国科研机构的高效率网络，作为一种有关潜在风险的信息交流和知识积累的机制。

专门科学小组：专门科学小组由独立的学科专家组成，8 个专门科学小组分别是：负责食品添加剂、调味品、加工辅料和与食品相接触物质的小组；负责用于动物饲料的添加剂、产品、或者物质的小组；负责植物卫生、植物保护产品及其残留物的小组；负责转基因生物的小组；负责饮食产品、营养和变应性的小组；负责生物危险（包括疯牛病）的小组；负责食品链污染的小组；负责动物卫生与福利的小组。

科学委员会：科学委员会负责总体协调，确保各个专门科学小组的意见保持一致。该委员会由各个专门科学小组组长和6名不属于任何专门科学小组的独立专家组成。

欧盟食品安全管理局除了负责确认正在出现的风险之外，还在风险管理方面提供必要的支援。在发生食品危机时，欧盟理事会将立即成立一个危机处置小组，欧盟食品安全管理局将负责为该小组提供必要的科学和技术建议。危机处置小组将收集和鉴定所有相关信息，确定有效和迅速防止、减缓或者消除风险的意见，并且确定向公众通报情况的措施。欧盟食品安全管理局还是欧盟理事会所管理的快速预警体系的成员之一。各成员国相关机构必须将本国有关食品或者饲料对人类健康造成直接或间接的严重风险，以及为限制某种产品出售所采取措施的任何信息，通报给欧盟快速预警体系。欧盟理事会则立即将收到的通报转发给欧盟快速预警体系的其他成员，即各成员国和欧盟食品安全管理局。

为了增强透明度，科学委员会和专门科学小组的意见将附带少数人的意见一起公开发表；管理委员会将公开举行会议，并可能邀请消费者代表或者其他感兴趣的组织来观察欧盟食品安全管理局的一些活动；欧盟食品安全管理局将确保公众可以广泛获取该局掌握的文件。

7 FSANZ

澳大利亚新西兰食品标准局（Food Standards Australia New Zealand, FSANZ）是在《澳新食品标准法案1991》下建立的独立法定机构，其为澳大利亚和新西兰两国服务，在两国内建立统一的食品标准体系，为两国建立食品标准。FSANZ是澳大利亚政府健康与老龄部的一部分。卫生部长的议会秘书对FSANZ负有行政责任。

FSANZ的宗旨是：安全的食品供应和透明的消费者知情权。FSANZ制定食品标准和工业生产相关的法律，包括在澳大利亚、新西兰内售卖的食品的含量及标签。此外，FSANZ还根据澳大利亚国内的食品安全事件建立适用于澳大利亚的食品标准，包括对初级加工品的要求及其农药和兽药残留的最大残留限量（MRL）。FSANZ在澳大利亚还承担其他任务，如协助国家食品监管和食品召回体系，为消费者提供食品处理建议，针对进口食品开展研究并在进口食品的控制上支持澳大利亚检验检疫局。

澳大利亚新西兰食品标准局决策时的科学建议来自于其专家平台，这个平台目前共12人，分别来自于不同的领域：公共卫生、食品科学、人类营养、消费者事务、食品致敏学、医学、微生物学、食品安全学、生物技术、兽医学、初级食品生产、食品工业、食品加工或零售、国际贸易、食品法规、消费者权力和消费者事务政策、澳大利亚健康与医疗委员会（NHMRC）和政府部门。除FSANZ的首席执行官以外，所有的成员都是兼职的。平台成员每年至少碰面5次，也可能通过远程电信会议讨论紧急事务。FSANZ平台会议的成果会定期的通过FSANZ网站发布（附录图4）。

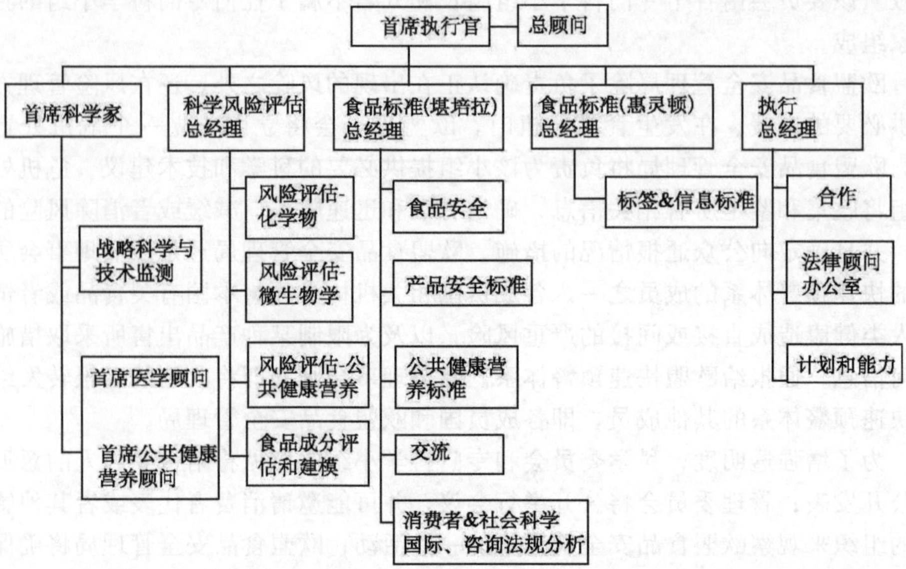


附录图 4　FSANZ 组织结构图

8　FDA

美国食品药品监督管理局（Food and Drug Administration，FDA）隶属于美国卫生教育福利部，负责全国药品、食品、生物制品、化妆品、兽药、医疗器械以及诊断用品等的管理。FDA 是一个由医生、律师、微生物学家、药理学家、化学家和统计学家等专业人士组成的致力于保护、促进和提高国民健康的政府卫生管制的监控机构。

作为一家科学管理机构，FDA 的职责是确保美国本国生产或进口的食品、化妆品、药物、生物制剂、医疗设备和放射产品的安全。它是最早以保护消费者为主要职能的联邦机构之一，该机构与每一位美国公民的生活都息息相关。在国际上，FDA 被公认为是世界上最大的食品与药物管理机构之一，其他许多国家都通过寻求和接收 FDA 的帮助来促进并监控其本国产品的安全。

FDA 主管范围是：食品、药品（包括兽药）、医疗器械、食品添加剂、化妆品、动物食品及药品、酒精含量低于 7% 的葡萄酒饮料以及电子产品的监督检验；产品在使用或消费过程中产生的离子、非离子辐射影响人类健康和安全项目的测试、检验和出证。根据规定，上述产品必须经过 FDA 检验证明其安全后，方可在市场上销售。FDA 有权对生产厂家进行视察，有权对违法者提出起诉。

FDA 下设 6 个中心及一个区域工作管理机构。美国食品药品管理机构共有职工约 7500 人，FDA 总部有 1143 人，其中药品局为 350 人。下设的 6 个中心分别描述如下。

8.1　食品安全和实用营养中心（CFSAN）

该中心是 FDA 工作量最大的部门，它负责除了美国农业部管辖的肉类、家禽及蛋类以外的全美国的食品安全。尽管美国是世界上食品供应最安全的国家，但是，每年还是有大约有 76 000 000 人次食源性疾病发生，325 000 人因食源性疾病需要住院治疗，约 5000 人死于食源性疾病。食品安全和营养中心致力于减少食源性疾病，促进食品安全，并促进各种计划，如 HACCP 计划的推广实施等。

该中心的职能包括：确保在食品中添加的物质及色素的安全；确保通过生物工艺开发的食品和配料的安全；负责在正确标识食品（如成分、营养健康声明）和化妆品方面的管理活动；制定相应的政策和法规，以管理膳食补充剂、婴儿食物配方和医疗食品；确保化妆品成分及产品的安全，确保正确标识；监督和规范食品行业的售后行为；进行消费者教育和行为拓展；与州和地方政府的合作项目；协调国际食品标准和安全等。

8.2　药品评估和研究中心（CDER）

该中心旨在确保处方药和非处方药的安全和有效，在新药上市前对其进行评估，并监督市场上销售的 100 00 余种药品以确保产品满足不断更新的最高标准。同时，该中心还监管电视、广播以及出版物上的药品的广告的真实性，严格监管药品，提供给消费者准确安全的信息。

8.3　设备安全和放射线保护健康中心（CDRH）

该中心旨在确保新上市的医疗器械的安全和有效。因为在世界各地有 20 000 多家企业生产从血糖监测仪到人工心脏瓣膜等超过 80 000 种各种类型的医疗器械。这些产品都是同人的生命息息相关的，因而该中心同时还监管全国范围内的售后服务等。对于一些像微波炉、电视机、移动电话等能产生放射线的产品，该中心也确定了一些相应的安全标准。

8.4　生物制品评估和研究中心（CBER）

该中心监管那些能够预防和治疗疾病的生物制品，因此比化学综合性药物更加复杂，它包括对血液、血浆、疫苗等的安全性和有效性进行科学研究。

8.5　兽用药品中心（CVM）

该中心监管动物的食品及药品，以确保这些产品在维持生命、减轻痛苦等方面的实用性、安全性和有效性.

8.6　全国毒理学研究中心（NCTR）

NCTR 通过开展基础研究，为 FDA 的各中心提供所需的科学支持。NCTR 以动物作为研究对象来开展毒理学试验，并根据研究结果推断相关毒素对人类的影响。

以上六大中心具体执行 FDA 的各项法令，负责审批新药，观察、监督和抽查产品，以及从事科学研究，同时负责对要求进入美国市场的产品进行法律法规解释。在此需要提及的是，CDER 主要负责评审药品，保证批准上市的药品安全有效，说明书、标签与药品内在的质量、功效应当相符。所以说，FDA一丝不苟地把守着美国食品和药品市场的大门，要想进入美国这个世界上最大的市场，必须严格按美国的游戏规则去做。

美国FDA制定的食品药品管理法规具有很高的水平，堪称是世界上最为完善和最为严格的管理制度，这也为该机构在国际上赢得了极高的声望。因此有人说，获得了FDA的批准，就等于拿到了通往世界各国医药市场的“通行证”。

（陈天金）

# 附录9 《食品安全学导论》作者发表的相关论文目录

1. 丁武，魏益民．2003. 关于转基因食品．中国食物与营养，(1)：18～19

2. 魏益民，欧阳韶晖，刘为军，毕金峰，潘家荣．2005. 食品安全管理与科技研究进展．中国农业科技导报，7 (5)：55～58

3. 魏益民，吴永宁，周乃元，潘家荣．2005. 中国食品安全科技发展方向讨论．中国工程科学，7 (11)：1～4

4. 魏益民．2005. 国家食品安全管理体系概述．中国食物与营养，(7)：7～9

5. 魏益民，刘为军．2005. 澳大利亚新西兰食品召回体系及其对我国的借鉴．中国食物与营养，(4)：7～9

6. 毕金峰，魏益民．2005. 美国进口食品安全管理机构责权剖析．中国食物与营养，(12)：14～16

7. 魏益民，吴永宁，周乃元，潘家荣．2005. 中国食品安全科技发展方向讨论．中国工程科学，7 (11)：1～4

8. 魏益民，徐俊，安道昌，吴永宁，周乃元，潘家荣．2005. 论食品安全学的理论基础与技术体系．农产品加工学刊，(9)：43～46

9. 刘为军，魏益民．2005. 江苏省“苏果食品安全控制模式”考察报告．中国科技论坛，(5)：69～73

10. 刘为军，魏益民，韩俊，罗丹，潘家荣．2005. 中国食品安全控制体系及其发展方向分析．中国农业科技导报，7 (5)：59～62

11. 毕金峰，魏益民，潘家荣．2005. 欧盟食品安全法规体系及其借鉴．中国食物与营养，(3)：11～13

12. 毕金锋，魏益民．2005. 食品安全利益相关者责权剖析．中国食物与营养，(7)：10～12

13. 刘为军，魏益民，韩俊，罗丹，潘家荣．2005. 我国食品安全控制体系及其发展方向分析．中国农业科技导报，7 (5)：59～62

14. 郭波莉，魏益民，潘家荣．2006. 食品中丙烯酰胺风险评估及其形成机理研究进展．食品科学，27 (3)：247～251

15. 潘家荣，吴永宁，魏益民，叶志华，安道昌，周乃元．2006. 欧盟食品安全管理体系的特点．中国食物与营养，(3)：8～11

16. 魏益民，徐俊，安道昌，吴永宁，周乃元，潘家荣．2007. 论食品安全

学的理论基础与技术体系．中国工程科学，9（3）：6～10

17. 魏益民，李育峰，潘家荣，毕金峰，刘为军，郭波莉．2007. 意大利食品安全管理体系及其启示．中国食物与营养，（12）：12～13

18. 陈天金，魏益民，潘家荣．2007. 食品中铅对人体危害的风险评估．中国食物与营养，（2）：15～18

19. 李君，潘家荣，魏益民．2007. 食品中铅镉联合毒性研究进展．食品研究与开发，28（3）：158～160

20. 李君，潘家荣，魏益民．2007. 铅镉联合作用对大鼠脂质过氧化影响．中国公共卫生，（8）：957～958

21. 刘为军，魏益民，赵清华，周乃元，潘家荣．2007. 陕西苹果产业链安全生产控制模式．中国食物与营养，（1）：18～21

22. Liu Weijun, Wei Yimin, Han Jun, Luo Dan, Pan Jiarong. 2007 . Food safety control system in China. China Standardization，（7）：2～9

23. 魏益民．2008. 论国家食品安全控制体系及其相互关系．中国食物与营养，（9）：9～11

24. 刘为军，魏益民，潘家荣，赵清华，周乃元．2008. 现阶段中国食品安全控制绩效的关键影响因素分析——基于9省（市）食品安全示范区的实证研究．商业研究，375（7）：127～131

25. 魏帅，魏益民，郭波莉，潘家荣，杨鸣琦，文一．2009. 铅暴露对猪免疫功能影响．中国公共卫生，25（2）：199～200

26. 马静，魏益民，郭波莉，潘家荣，师俊玲．2009. 铅对人体和动物毒性作用．中国公共卫生，25（3）：369～370

# 后 记

2002年西北农林科技大学食品质量与安全专业被批准招生之后，我萌发了编写《食品安全学导论》的想法。

2004年5月17～28日，根据《中华人民共和国科学技术部与澳大利亚新西兰食品标准局食品安全科技合作谅解备忘录》，科技部“十五”重大科技专项——食品安全关键技术管理办公室与澳大利亚新西兰食品标准局（FSANZ）在南京举办了一期食品安全科技培训班。澳大利亚新西兰食品标准局首席科学家Marion Healy率领的专家小组为培训班编写了《食品法规框架》讲义，作为培训班的培训教材。本书的大部分作者参与了《食品法规框架》的编译、审校工作，并全程参加了食品安全培训班。通过这次培训，使作者系统地了解到了国际组织（FAO、WHO、CAC）和工业化国家，特别是澳大利亚和新西兰的食品安全的法规体系和管理体系，以及国际社会对发展中国家，特别是对中国食品安全管理及事件的关注，并得到了大量的文件和资料。由此，开始了编写《食品安全学导论》的准备工作。

联合国粮农组织和世界卫生组织出版的《保证食品质量与安全——强化国家食品控制指南》是《食品安全学导论》编写的框架基础。在本书的编写过程中，世界卫生组织食品安全司Jorgen Schlundt博士，食品法典委员会前主席、瑞典食品安全局常务副局长Sturt A. Slorach博士等，提供了大量的资料和信息。这些讲义、资料和信息为本书的编写提供了知识基础。

《食品安全学导论》在编写过程中得到了科技部“十五”国家重大科技专项——食品安全关键技术“食品安全信息共享平台建设”课题（2001BA804A42）、科技部“十一五”国家科技支撑计划——食品安全关键技术重大项目“食品污染溯源技术”课题（2006BAK02A16）的资助；科技部“十五”国家重大科技专项——食品安全关键技术总体咨询专家组及专家组办公室给作者提供了大量的科研实践和交流机会，收集到了较多的资料、信息和案例。这些研究结果、科研实践、学术交流，丰富了本书的内涵。

中国农业科学院农产品加工研究所食品安全课题组、上海海洋大学食品经济管理系、西北农林科技大学食品科学与工程学院的部分老师、研究生也为本书的出版提供了有益的帮助，借此机会向他们表示诚挚的感谢。

魏益民

2009年2月14日于北京

# 主编简介

魏益民，博士，教授，男，1957年11月23日出生，汉族，陕西省咸阳市人。1982年1月毕业于西北农学院农学系，获学士学位。1990年5月毕业于德国吉森李比西大学，获农学博士学位。1991年3月获德国卡塞尔大学项目管理博士后证书。1991年2月回到西北农林科技大学任教，曾任西北农林科技大学食品学院副教授、教授、博士生导师，西北农林科技大学科研处副处长、科研处处长、副校长。2002年12月任中国农业科学院农产品加工研究所所长、中国农业科学院一级岗位杰出人才、博士生导师。任国际美国谷物化学师学会会员（AACC）、澳大利亚皇家谷物化学师学会会员（RACI）、国际食品技术学会会员（IFT），中国农业工程学会常务理事、中国粮油学会常务理事、北京食品学会常务理事等职；为农业部专家咨询委员会成员、农业部科学技术委员会委员、科技部"十五"、"十一五"食品安全关键技术项目总体咨询专家组成员。

魏益民博士在粮食、植物蛋白质工程和食品安全方面做了大量的基础与应用技术研究工作；先后承担中国农业科学院杰出人才基金课题、国家引进国际农业先进技术课题、农业部跨越计划课题、"863"课题、"十五"重大科技专项食品安全关键技术课题、"十一五"科技支撑计划重大项目食品安全关键技术课题、科技部中国-阿根廷科技国际合作课题等；获陕西省农业技术推广成果二等奖1项（主持人）、陕西省优秀教学成果二等奖1项（第二名）、陕西省科技进步三等奖1项（主持人）；在国内外发表重要学术论文百余篇，其中SCI、EI收录十余篇，作为主编或副主编出版《谷物品质与食品品质》、《谷物品质与食品加工》、《荞麦籽粒品质与加工》、《食品安全学导论》、《中国食品安全控制研究》、《牛肉产地溯源技术研究》等研究专著6部。